影像学核心复习系列丛书

Chirayu Shah / Marques Bradshaw

Nuclear Medicine：*A Core Review*

核医学

核心复习

主　编　〔美〕齐拉育·萨哈
　　　　　　　马凯斯·布拉德绍

主　审　王　铁

主　译　卢　洁

天津出版传媒集团
天津科技翻译出版有限公司

著作权合同登记号:图字:02-2019-101

图书在版编目(CIP)数据

核医学:核心复习/(美)齐拉育·萨哈(Chirayu Shah),(美)马凯斯·布拉德绍(Marques Bradshaw)主编;卢洁主译.—天津:天津科技翻译出版有限公司,2021.4
(影像学核心复习系列丛书)
书名原文:Nuclear Medicine: A Core Review
ISBN 978-7-5433-4048-0

Ⅰ.①核… Ⅱ.①齐… ②马… ③卢… Ⅲ.①核医学-影像诊断 Ⅳ.①R814

中国版本图书馆CIP数据核字(2020)第172910号

Chirayu Shah, Marques Bradshaw: Nuclear Medicine: A Core Review. ISBN: 978-1-4963-0062-1

授权单位:Wolters Kluwer Health, Inc.
出　　版:天津科技翻译出版有限公司
出 版 人:刘子媛
地　　址:天津市南开区白堤路244号
邮政编码:300192
电　　话:(022)87894896
传　　真:(022)87895650
网　　址:www.tsttpc.com
印　　刷:山东临沂新华印刷物流集团有限责任公司
发　　行:全国新华书店
版本记录:889mm×1194mm 16开本 14.25印张 380千字
2021年4月第1版 2021年4月第1次印刷
定价:128.00元

(如发现印装问题,可与出版社调换)

译校者名单

主　审　王　铁

主　译　卢　洁

副主译　艾　林　梁志刚　杨吉刚　杨敏福　张晓丽

译校者　(按姓氏汉语拼音排序)

常　智　常玉婷　陈　谦　陈碧希　崔碧霄
崔春蕾　董　薇　樊　迪　冯怡博　高　伟
候亚琴　焦　建　阚　英　李　坦　李　艳
刘　洁　刘英峰　刘志谋　卢　霞　鲁　瑶
孟晶晶　乔　真　单宝慈　尚　琨　宋天彬
苏　航　田　晶　王　凯　王　曼　王　巍
王　昱　温庆祥　武姣妍　席笑迎　许燕峰
杨　旭　杨园园　袁磊磊　张　腾　张　颖
张海琴　张抒欣　赵晓斌　紫　薇

编者名单

Twyla Bartel, DO, MBA, FACNM
Associate Professor
Diagnostic Radiology
UAMS
Little Rock, Arkansas

Adam J. Bobbey, MD
Pediatric Radiology Fellow
Department of Radiology
Monroe Carell Jr. Children's Hospital at Vanderbilt
Nashville, Tennessee

Ishani Dalal, MD, MBBS
Senior Staff
Department of Radiology
Henry Ford Hospital
Detroit, Michigan

Jonathan David Perry, MD
Resident Physician
Department of Radiology
Medical University of South Carolina
Charleston, South Carolina

中文版序言

核医学内容涉及临床医学、核化学、核物理、影像设备、辐射防护与测量等领域。近年来，我国医学人才培养体系的变革逐步与国际接轨，核医学科从业者队伍日益壮大，人员组成及岗位逐渐细化。年轻的核医学科医师和技术人员需要参加各类职业资格考试，如医师资格考试、核医学物理师资格考试、核医学化学师资格考试等。

《核医学：核心复习》一书由美国范德比尔特大学医学中心的齐拉育·萨哈博士和南卡罗来纳医科大学的马凯斯·布拉德绍博士主编，由首都医科大学宣武医院卢洁教授担任主译。本书内容涵盖了全身各系统的核医学临床应用以及核物理、放射性药物、质量控制等基础知识，内容由浅入深、由点到面，答案解析翔实、具体，适合核医学科初级、中级阶段的医技人员参考阅读。

王 铁

中国医师协会核医学医师分会会长

北京医学会核医学分会主任委员

中文版前言

由齐拉育·萨哈博士和马凯斯·布拉德绍博士主编的《核医学：核心复习》一书提供了300道选择题，涵盖全身各系统临床核医学应用、放射性药物、质量控制等相关知识，这些问题均经过精心挑选，能够帮助核医学科实习医师、研究生、住院医师和主治医师等加深对临床核医学的理解。本书特点在于以问题为导向，使读者能够从问题中得到启发，从而掌握基本概念和知识要点。本书内容按照不同系统进行论述，读者也可以根据自身需要进行选择性的学习。每个问题无论对错都有详细的答案解析，并附有相关参考文献，便于读者进行深入学习。希望本书能够对大家平时的临床工作有所帮助。

首都医科大学核医学系的专家及同道历时半年对本书进行翻译，并邀请国内相关领域的教授进行审校，力求达到精准无误。在此衷心感谢参与本书翻译的各位译者，在繁忙的工作之余完成译稿！由于译者水平有限，书中难免存在不当之处，敬请广大同道给予批评和指正！

卢　洁
首都医科大学宣武医院副院长

丛书序言

《核医学:核心复习》是《影像学核心复习系列丛书》的第6本,涵盖了核医学最重要的方面。我相信本书对于住院医师是一个非常有价值的参考指南,能够帮助他们评估自身知识掌握情况,复习有关知识,这类似于美国放射学委员会(ABR)核心考试模式。

本书由齐拉育·萨哈博士和马凯斯·布拉德绍博士主编,很好地诠释了《影像学核心复习系列丛书》的理念和目标。书中涵盖了核医学科医师需要掌握的关键知识点,并提供了高质量的图像。放射性同位素安全考试(RISE)涉及的辐射物理和管理不属于本书范畴,相关内容请参阅其他图书。多项选择题按照类别划分章节,以便读者根据需要选择特定主题进行阅读。每道选择题都有相应的答案解析,不仅对正确选项进行了解释,而且分析了错误选项的原因。每道选择题都提供了相关的参考文献,方便读者进行深入研究,也有助于放射科医师准备每年的维持认证(MOC)考试。

《影像学核心复习系列丛书》旨在为住院医师、专科医师或执业医师,以类似于ABR核心考试的模式,提供300道多项选择题,对专业重要概念、理论和临床实践等进行复习。《影像学核心复习系列丛书》并不是详尽无遗,而是提供在ABR核心考试中可能出现的并且是临床实践中需要掌握的内容。

作为《影像学核心复习系列丛书》的主编,我很高兴能与全国许多为该丛书做出贡献的优秀专家合作。这一系列丛书凝聚了许多专家的心血,没有他们的辛苦付出,就没有该系列丛书的出版。

感谢齐拉育·萨哈博士、马凯斯·布拉德绍博士及其他参与者的杰出工作。我相信,《核医学:核心复习》一书将成为住院医师复习备考的宝贵资料,并为专科医师和放射科执业医师的临床实践提供有价值的参考。

比伦·A. 沙哈

丛书主编

前 言

由于美国放射学委员会(ABR)认证程序进行改革,导致住院医师考试准备方式也发生了变化,主要是引入了核心考试,即放射科住院医师培训36个月后的初级资格考试。这个考试采用图像为主的计算机考核,旨在评估住院医师对疾病病程、图像采集/处理以及相关物理知识、质量控制和检查安全的全面了解。住院医师需要从多个选项中选出最佳答案,而不是用语言向考官证明自己是一位睿智、可靠的放射科医师。目前尚缺乏针对核心考试的学习材料,我们希望本书能够成为住院医师有用的工具,不仅能够帮助他们通过考试,还能帮助他们实现职业目标。

有时专注于中期目标可能会让我们忽视最终目标。每位放射科医师的最终目标是成为优秀的医师,但由于资格考试压力的影响,大家有时忽略了最终目标。只要我们坚守最终目标理想,职业考试一定会顺利通过。我们创建的ABR核心考试模拟题库共300道选择题,包括最主要的知识点,涵盖住院医师需要熟悉的所有核医学基本概念,每道问题都对影像表现、诊断以及鉴别诊断进行了详细解析,希望进行深入学习的读者还可以阅读附加参考文献,这种形式有助于已获得资格证书的放射科医师的继续教育。我们希望本书的关键知识点不仅对住院医师核心考试有帮助,对日常临床工作也有重要的实用价值。

多位专家为本书的出版付出了艰辛的努力,他们的聪明才智和尽职尽责的工作,使本书得以按期完稿,在此对所有人表示衷心的感谢。同时要感谢Wolters Kluwer的工作人员对本书的出版给予的指导。最后,感谢家人一如既往的鼓励和支持,陪伴我们一起渡过这艰辛漫长的时期。

齐拉育·萨哈

马凯斯·布拉德绍

致　谢

衷心感谢 Biren Shah 教授对本书给予的指导和支持。感谢 William H. Martin 教授分享宝贵的教学病例,没有他的帮助,这本书就难以具有临床实用价值。感谢 Lippincott 的 Lauren Pecarich 和 Ryan Shaw 在书稿修改和出版方面提供的帮助和支持。感谢 Wolters Kluwer 和 SPi Global 工作人员的辛苦付出,他们在短短 6 个月内就完成了本书的出版工作,因此,我们对本书的出版倍感珍惜。

感谢我的父母 Yatin 和 Anjana Shah，他们无条件的爱和支持让我有机会去追寻梦想。他们努力工作，满足我们的需求，使我们可以轻松地丰满自己的羽翼。

感谢我的妻子 Payal Shah，在我需要的时候陪在我身边，她的爱和支持让我可以长期自由支配时间，从而能够实现我的愿望。

感谢我们的女儿 Kavya Shah，你的到来使我们的生活丰富多彩，并且赋予我灵感和启发。

感谢我的导师、同事以及范德比尔特大学医学中心和纳什维尔退伍军人医院的工作人员，感谢你们一直以来的支持和指导。

齐拉肓·萨哈

感谢我的父母 Joyce 和 James Bradshaw，感谢他们为我实现梦想而做出的牺牲以及辛苦工作。感谢我的家人多年来的支持，激励我努力做到最好。

感谢我的妻子 Francesca Bradshaw，她的爱是我坚强的后盾，她料理家里的一切事务，帮助我成为优秀的临床教育工作者。

感谢我的孩子 Mckinley、Sydney 和 Ethan，做他们的爸爸、兼职超级英雄和玩伴是我的幸运，感谢他们理解我由于工作而不能陪伴他们。

感谢一路走来所有帮助我的人，你们的帮助使我能够进入医学院、成为住院医师，你们提供专业建议、教我如何做研究、指导我脚踏实地工作、给予我温暖无私的帮助。谢谢你们！

马凯斯·布拉德绍

目 录

第 1 章　放射性药物

问题

1　如图所示，该放射性药物的光子能量是：

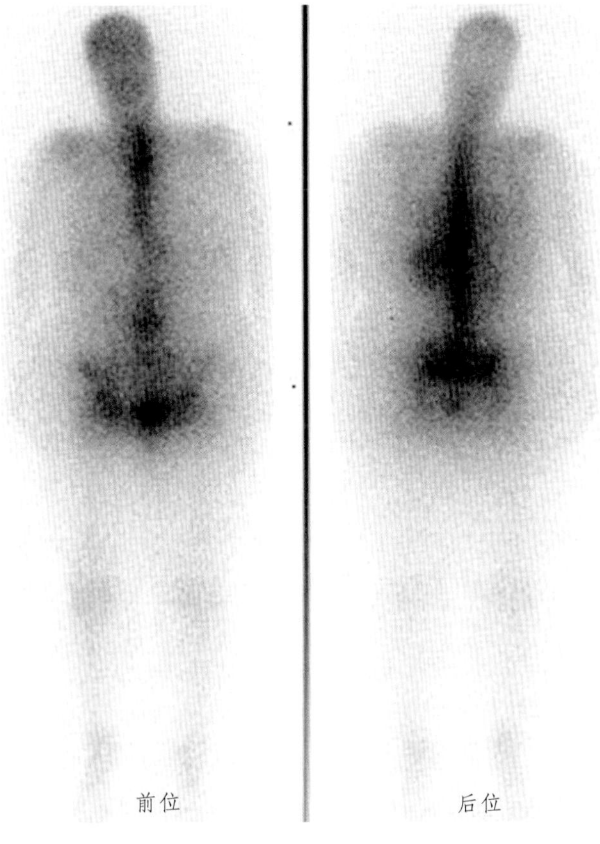

A. 69 ~ 83keV（Hg X 线）　　B. 140keV

C. 159keV　　D. 93keV、185keV、300keV 和 395keV

E. 171keV 和 240keV　　F. 364keV

2　下图放射性药物的物理半衰期是：

A. 6h　　B. 13h

C. 2.8 天　　D. 3.0 天

E. 3.2 天　　F. 8 天

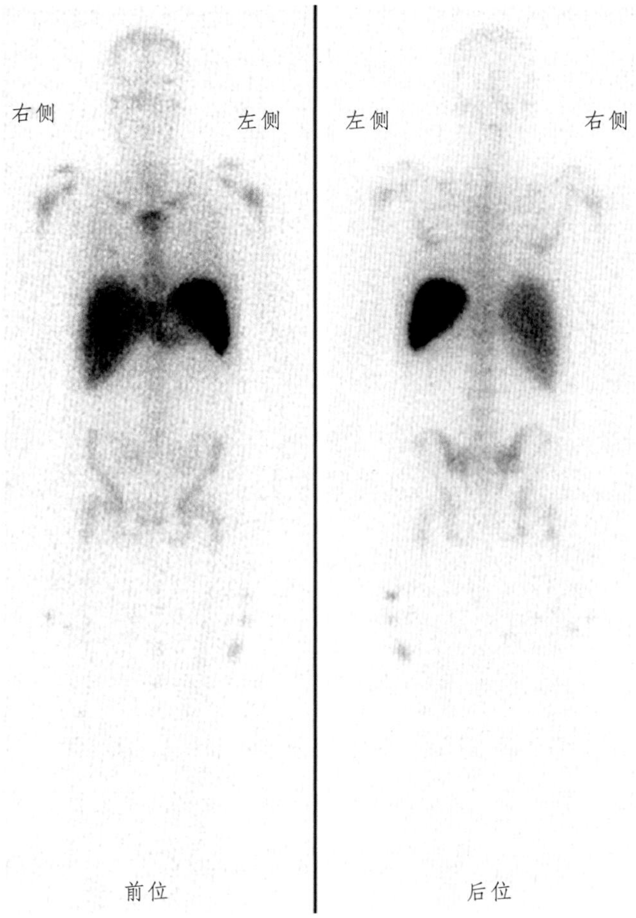

3 正常心肌最不可能摄取下列哪种放射性药物?

A. ^{99m}Tc－替曲膦(Tetrofosmin)
B. ^{99m}Tc－甲氧基异丁基异腈(MIBI)
C. ^{201}铊(^{201}Tl)
D. ^{123}I－间碘苯甲胍(MIBG)
E. ^{18}F－氟比他班(Florbetaben)
F. ^{18}F－氟代脱氧葡萄糖(FDG)

4 反映细胞增殖的最佳显像剂是:

A. ^{11}C－胆碱(Choline)
B. ^{18}F－氟代胸腺嘧啶脱氧核苷(FLT)
C. ^{18}F－氟代脱氧葡萄糖(FDG)
D. ^{18}F－米索硝唑(FMISO)

5 用于细胞凋亡显像的放射性药物是:

A. ^{11}C－乙酸盐(Acetate)
B. ^{64}Cu－ATSM
C. ^{99m}Tc－膜联蛋白V(Annexin V)
D. ^{68}Ga－DOTA－TOC

6 用活度计分别测量钼/锝发生器洗脱液瓶置于和不置于6mm厚铅容器内的放射性活度,目的是为了检测:

A. 化学杂质
B. 放射性化学杂质
C. 放射性核素杂质
D. 物理杂质

7 将钼/锝发生器洗脱液置于特殊试纸上,其颜色改变,检测的是:

A. 化学杂质
B. 放射性化学杂质
C. 放射性核素杂质
D. 物理杂质

8 薄层色谱分析^{99m}Tc－亚甲基二磷酸盐(MDP)检测的是:

A. 化学杂质　　B. 放射性化学杂质

C. 放射性核素杂质　　D. 物理杂质

9 某种同位素的生物半衰期为 2h,物理半衰期为 6h,其有效半衰期为:

A. 1.5h　　B. 2h

C. 4h　　D. 6h

答案与解析

1　**答案 B**。图像所示为骨显像剂^{99m}Tc－MDP 或^{99m}Tc－亚甲基羟基二磷酸盐(HDP)在骨骼和肾集合系统的分布。^{99m}Tc 主光子能量为 140keV。图像分辨率低是由于采集时间点不是靶器官对药物的摄取高峰时间。两幅图像为同一患者,第一幅图采集能窗是(140±20)keV,第二幅是注射药物后 1.5h 而不是 3h 采集的骨显像图像,因此软组织和肾脏摄取增加。

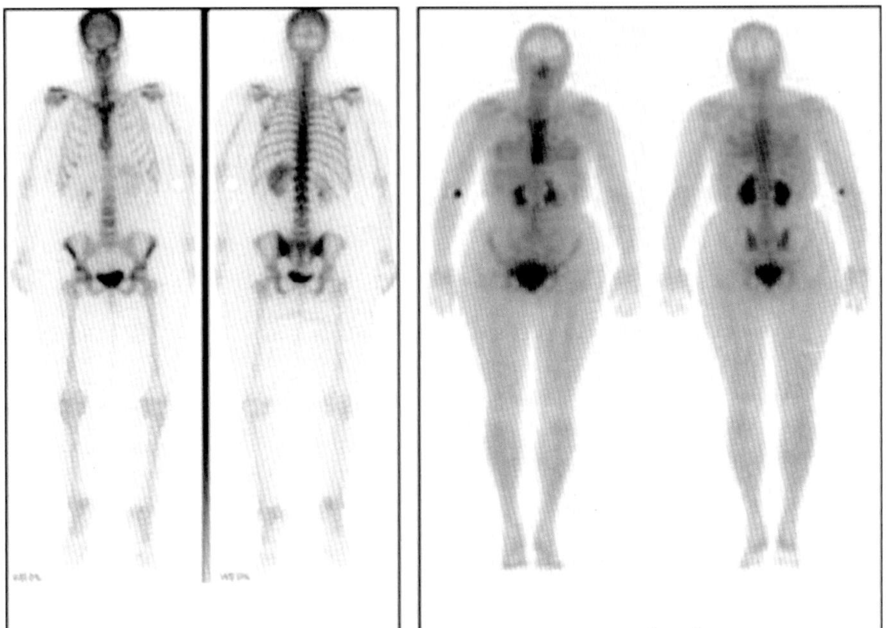

3h 骨显像(140keV)　　1.5h 骨显像

其他放射性药物包括^{67}Ga、标记白细胞(^{111}In 或^{99m}Tc－HMPAO)、^{99m}Tc－硫胶体和 FDG 均可使骨骼显影;^{67}Ga、^{99m}Tc－硫胶体、标记白细胞和^{18}F－FDG 显像时,肝脏和脾脏中会有部分生理性放射性核素分布。该图中肝脾未见显影,故可排除上述显像剂。^{123}I 和^{131}I 在骨骼中没有生理性分布,而鼻咽、唾液腺、甲状腺、胃、膀胱和肠道对其有生理性摄取。

下表为核医学中常用放射性核素的主光子能量和物理半衰期。

放射性核素	物理半衰期	主光子能量[keV(%丰度)]
^{201}Tl	3.0 天	69～83(Hg X 线)
^{99m}Tc	6.0h	140(89)
^{123}I	13.2h	159(83)
^{67}Ga	3.2 天	93(37), 185(20), 300(17), 395(5)
^{111}In	2.8 天	171(90), 245(94)
^{131}I	8.0 天	364(81)
^{133}Xe	5.2 天	81(37)

参考文献: Ziessman HA, O'Malley JP, Thrall JH. *Nuclear medicine: the requisites*, 4th ed. Philadelphia, PA: Saunders, 2014: 322－333.

2 **答案 C**。前位和后位全身图像显示肝脏、脾脏和骨髓对放射性药物的生理性摄取，摄取程度由高到低依次为脾脏、肝脏、骨髓。图像质量差提示此为多能峰的中等能量放射性药物，如^{111}In 标记白细胞。^{111}In 的物理半衰期为 2.8 天。

^{99m}Tc－HMPAO 标记白细胞显像时，肝脏和脾脏也有放射性摄取，但由于图像采集时间早(4h，^{111}In 为 24h)，因此血池可见更多显像剂浓聚。此外，由于^{99m}Tc 显像良好，其成像效果优于^{111}In 标记白细胞。

其他放射性药物如^{99m}Tc－硫胶体和^{67}Ga 在肝、脾和骨髓中也有分布。由于^{99m}Tc 显像特性良好，硫胶体显像效果也很好。传统^{99m}Tc－硫胶体肝脾显像时，肝脏比脾脏摄取明显，只有胶体颗粒平均体积发生变化时才会出现骨髓显影。^{67}Ga 生理性分布包括鼻咽、泪腺、唾液腺、肝脏、脾脏、肾集合系统(最初 12～24h)和肠道(24h 后)。^{67}Ga 显像时，肝脏摄取比白细胞更高。镓是一种多能峰的中等能量放射性核素，显像质量较差。

参考文献：Ziessman HA，O'Malley JP，Thrall JH. *Nuclear medicine*：*the requisites*，4th ed. Philadelphia，PA：Saunders，2014：322－333.

3 **答案 E**。^{18}F－氟比他班(Florbetaben)PET 显像可以检测 β 淀粉样斑块，用于诊断阿尔茨海默病。正常情况下心脏不摄取，利用 β 淀粉样斑块显像剂评价心脏淀粉样变的价值尚处于研究中。^{99m}Tc－替曲膦(Tetrofosmin)和^{99m}Tc－MIBI 是心肌灌注显像剂，与细胞质线粒体结合，经肝胆系统排泄。因此，肝胆系统和肠道内可见生理性分布。^{201}Tl 是钾离子类似物，经 Na^+－K^+－ATP 酶泵进入心肌细胞的细胞质，与^{99m}Tc 标记的心肌灌注显像剂不同，^{201}Tl 由肾脏排出。心脏受交感神经支配，所以^{123}I－MIBG 显像心肌可见显影。心脏代谢利用葡萄糖或脂肪酸，因此可见不同程度的^{18}F－FDG 摄取。

参考文献：Ziessman HA，O'Malley JP，Thrall JH. *Nuclear medicine*：*the requisites*，4th ed. Philadelphia，PA：Saunders，2014：378－381，412，422－423.

4 **答案 B**。^{18}F－氟代胸腺嘧啶脱氧核苷(FLT)是反映细胞增殖的显像剂。^{18}F－FDG 是细胞葡萄糖代谢的显像剂。^{18}F－甲基硝基咪唑乙醇(FMISO)主要用于肿瘤乏氧检测。^{11}C－胆碱是放射性标记的胆碱类似物，是细胞膜磷脂生物合成所必需的前体，已被 FDA 批准用于评估前列腺癌。

参考文献：Ziessman HA，O'Malley JP，Thrall JH. *Nuclear medicine*：*the requisites*，4th ed. Philadelphia，PA：Saunders，2014：18－23.

5 **答案 C**。Annexin V 与膜结合－磷脂酰丝氨酸(PS)结合，其通常只分布在双层脂质细胞膜内侧。细胞发生凋亡时，磷脂酰丝氨酸选择性暴露在细胞表面。因此，Annexin V 这样的分子可用于细胞凋亡显像，主要用于监测肿瘤疗效。^{11}C－乙酸盐用于脂质代谢显像，^{64}Cu－ATSM 用于评价肿瘤乏氧，^{68}Ga－DOTA－TOC(奥曲肽)与生长抑素受体结合，主要用于评估神经内分泌肿瘤。

参考文献：Ziessman HA，O'Malley JP，Thrall JH. *Nuclear medicine*：*the requisites*，4th ed. Philadelphia，PA：Saunders，2014：18－23.

6 **答案 C**。放射性核素杂质测量是指不用于显像的放射性核素活度与总放射性活度的比值。以^{99m}Tc 为例，测量的是^{99}Mo/^{99m}Tc 比值。^{99}Mo 是^{99m}Tc 放射性药物中最重要的放射性核素杂质。^{99}Mo 半衰期较长，发射 β 射线，增加患者辐射剂量。因此，NRC 设定：给药时,1mCi ^{99m}Tc 中^{99}Mo 的限值为 0.15μCi。

测量方法为:将装有^{99m}Tc 的瓶子置于 6mm 厚的铅容器内,用活度计先测量一次;然后在未置于铅容器的情况下,再次测量装有^{99m}Tc 的瓶子。相对低能的光子(140keV)被铅容器遮挡减少至一百万分之一,而高能的^{99}Mo 光子(366keV、740keV、778keV)仅减少至 1/10,这样就可以测定^{99}Mo/^{99m}Tc 比值。

参考文献: Ziessman HA, O'Malley JP, Thrall JH. *Nuclear medicine: the requisites*, 4th ed. Philadelphia, PA: Saunders, 2014:4 – 8.

7 **答案 A**。化学杂质测量的是不需要的化学物质与需要的化学物质的比值。以^{99m}Tc 为例,主要化学杂质是发生器洗脱液中的氧化铝。铝过量会干扰一些标记反应,出现放射性化学杂质。洗脱液中氧化铝的最高限值为 10μg/mL。通过定性比色法测定,将发生器洗脱液置于对铝离子化学敏感的特殊试纸上,过量的铝干扰放射化学纯度,使纸张变成粉红色,与标准比色卡进行比较,估计铝含量。

参考文献: Ziessman HA, O'Malley JP, Thrall JH. *Nuclear medicine: the requisites*, 4th ed. Philadelphia, PA: Saunders, 2014:4 – 8.

8 **答案 B**。放射性化学杂质是指带有放射性的不需要的化学物质。例如,^{99m}Tc – MDP 中的游离高锝酸盐和不溶性胶体。薄层色谱是测定^{99m}Tc – 标记化合物的放射性化学纯度最常用的方法。《美国药典》要求所需化学物质(如^{99m}Tc – MDP)的放射性化学纯度 >95%。

参考文献: Ziessman HA, O'Malley JP, Thrall JH. *Nuclear medicine: the requisites*, 4th ed. Philadelphia, PA: Saunders, 2014:4 – 8.

9 **答案 A**。有效半衰期 =(物理半衰期 × 生物半衰期)/(物理半衰期 + 生物半衰期)=(12/8)=1.5h。

参考文献: Mettler FA, Guiberteau MJ. *Essentials of nuclear medicine imaging*, 6th ed. Philadelphia, PA: Saunders, 2012:5.

(樊迪 译 赵晓斌 卢洁 校)

第 2 章　内分泌系统

问题

1　^{131}I 在衰变过程中破坏甲状腺滤泡细胞是利用其所发射的：

A. α 粒子　　B. β 粒子

C. γ 粒子　　D. 正电子

2　^{131}I 的半衰期是：

A. 13h　　B. 2.8 天

C. 3.2 天　　D. 8.1 天

E. 13.2 天

3　下图是哪种放射性核素生成的？

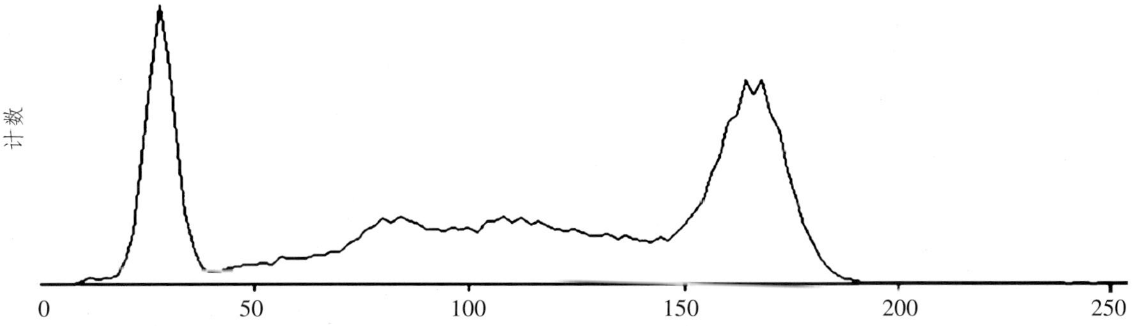

A. ^{131}I　　B. ^{111}In

C. ^{123}I　　D. ^{99m}Tc

E. ^{201}Tl

4　现有 30mCi ^{123}I，患者预约 2 天后行 ^{123}I 扫描，则预约检查当天 ^{123}I 的剩余剂量是：

A. 25.3mCi　　B. 18.9mCi

C. 8.3mCi　　D. 2.3mCi

E. 1.2mCi　　F. 0.646mCi

5　下列哪种放射性示踪剂能被甲状腺滤泡细胞捕获而不被有机化：

A. ^{99m}Tc－高锝酸盐　　B. ^{123}I－碘化钠

C. ^{131}I－MIBG　　D. ^{111}In－奥曲肽（Pentetreotide）

E. ^{99m}Tc－MIBI

6　下图所示是一种常用于甲状腺吸碘试验的闪烁扫描探头。下列选项中的仪器与闪烁探头关系最密切的是：

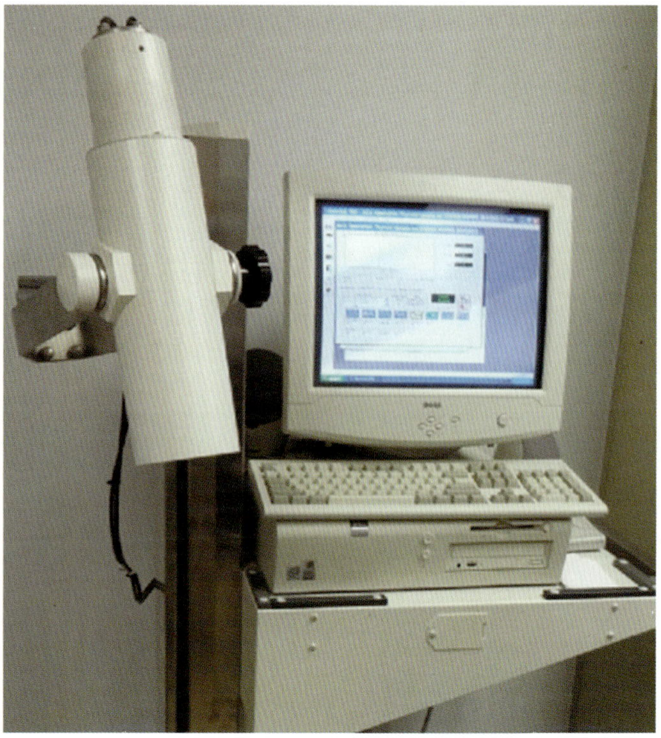

A. 盖革－米勒计数器　　　　B. 电离室

C. 井型计数器　　　　D. 活度计

7 患者男,67 岁,分化型甲状腺癌(DTC),接受 101mCi ^{131}I－碘化钠治疗。通常应用下列哪种仪器测量患者出院前体内的放射性活度?

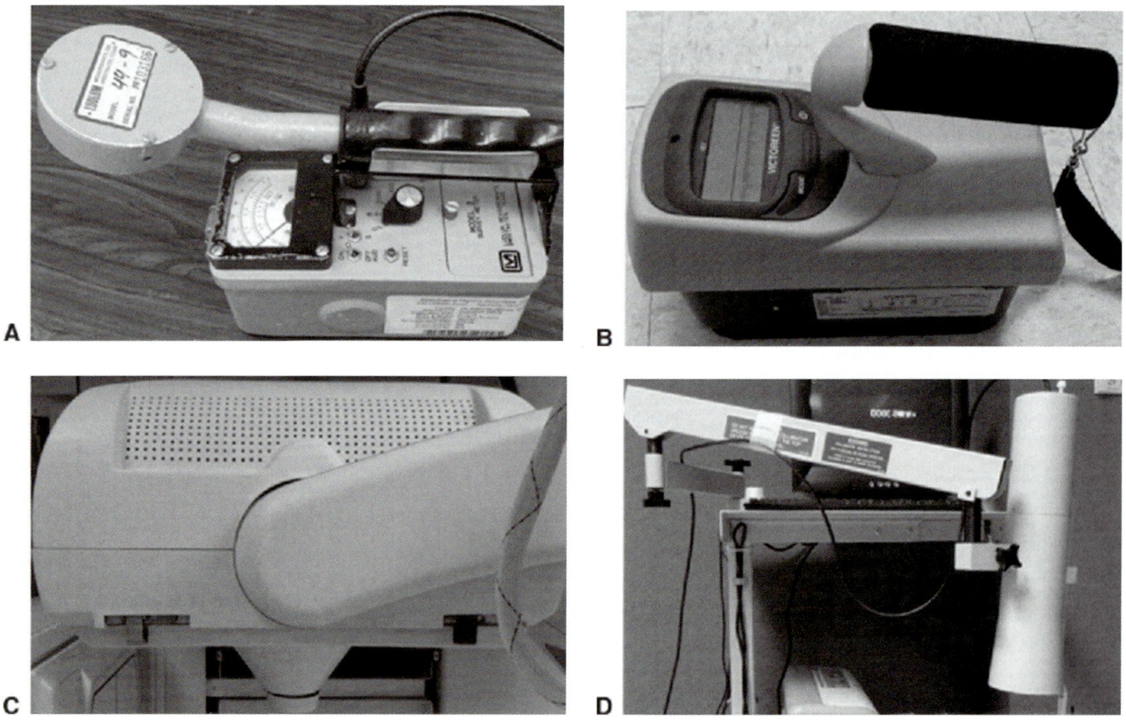

8 患者女,25 岁,甲状腺功能亢进,^{99m}Tc－高锝酸盐甲状腺显像图像如下所示。该患者的 24h ^{123}I 放射性碘摄取率(RAIU)最可能为:

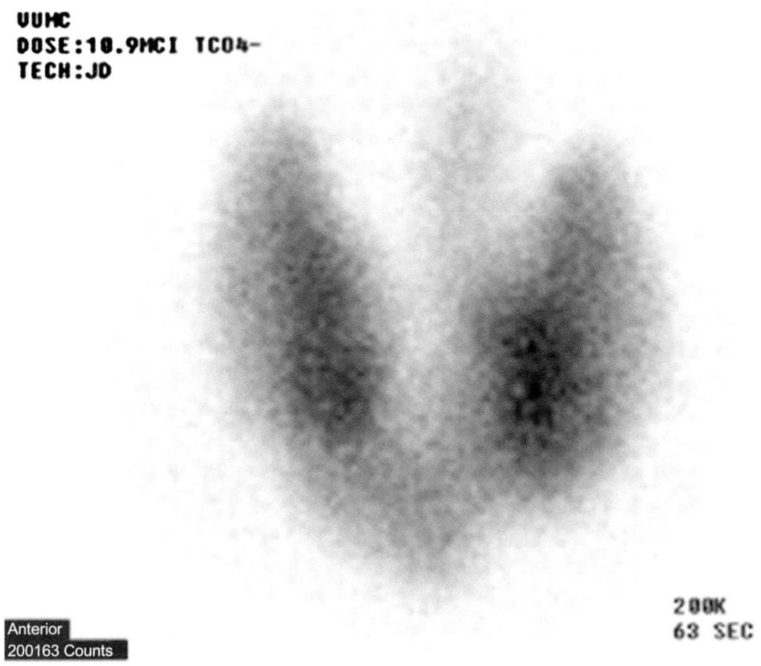

A. 5%　　　　B. 15%

C. 30%　　　　D. 60%

9 ^{123}I 甲状腺显像常用的准直器是：

A. 低能高分辨（LEHR）　　　　B. 中能

C. 高能　　　　D. 针孔

10a 患者女，21 岁，近期有上呼吸道病毒感染史，主诉心悸和震颤。最可能的诊断是：

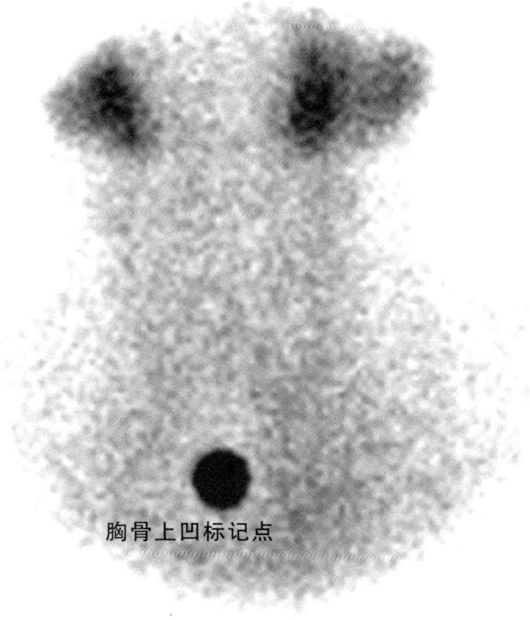

A. Plummer 病　　　　B. 亚急性甲状腺炎

C. Graves 病　　　　D. 急性化脓性甲状腺炎

E. 原发性甲状腺功能减退症

10b 这类患者发生甲状腺功能亢进的原因是:

A. 促甲状腺免疫球蛋白增加　　B. 甲状腺激素生成增加

C. 垂体 TSH 分泌增加　　D. 储存的甲状腺激素释放

E. 抗甲状腺过氧化物酶抗体

11 下列哪种症状最有助于诊断亚急性肉芽肿性甲状腺炎?

A. 甲状腺触诊疼痛　　B. 甲状腺触诊未触及

C. 有甲状腺结节　　D. 突眼

E. 心动过速

12 ^{131}I 治疗 Graves 病最合适的剂量是:

A. 1 ~4mCi　　B. 5 ~20mCi

C. 30 ~100mCi　　D. 101 ~200mCi

13 下图患者^{131}I 治疗最合适的剂量是:

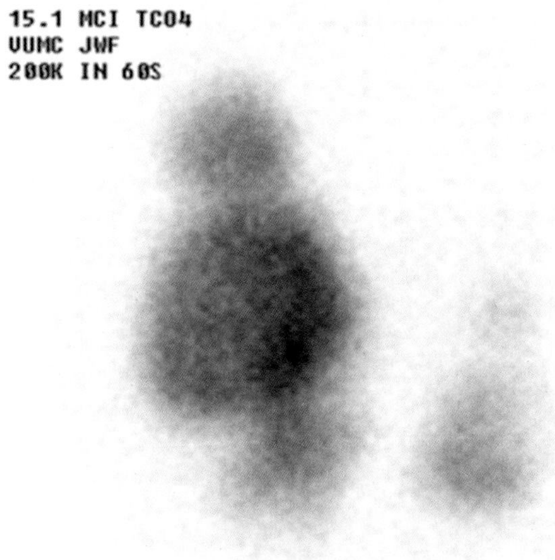

前位

A. 5mCi　　B. 10mCi

C. 30mCi　　D. 100mCi

14 下列哪种疾病会导致甲状腺放射性碘摄取增高?

A. 病毒性甲状腺炎　　B. 碘缺乏导致的甲状腺功能减退症

C. Jod – Basedow 现象(碘致甲状腺功能亢进)　　D. 人为性甲状腺功能亢进

15 患者服用^{131}I 后多长时间可以恢复哺乳?

A. 8 天　　B. 80 天

C. 8 个月　　D. 下次妊娠

16 患者服用^{123}I 后多长时间可以恢复哺乳?

A. 24h　　B. 48h

C. 8 天　　D. 下次妊娠

17 下列哪种血清肿瘤标记物检测高分化型乳头状或滤泡型甲状腺癌复发最准确?

A. 三碘甲状腺原氨酸　　B. 甲状腺球蛋白

C. 外源性重组人促甲状腺素(Thyrogen)　　D. 甲状腺过氧化物酶抗体

E. 降钙素　　F. 促甲状腺免疫球蛋白

18 全身碘扫描用于下列哪种肿瘤的检测和分期最有效?

A. 甲状腺髓样癌　　B. 甲状腺乳头状癌

C. 甲状腺 Hurthle 细胞癌　　D. 甲状腺未分化癌

19 下图是^{131}I 治疗后的全身显像。患者为高危、高分化型甲状腺乳头状癌,7 天前接受 157mCi 剂量的^{131}I 治疗。肝脏内放射性药物摄取的意义是:

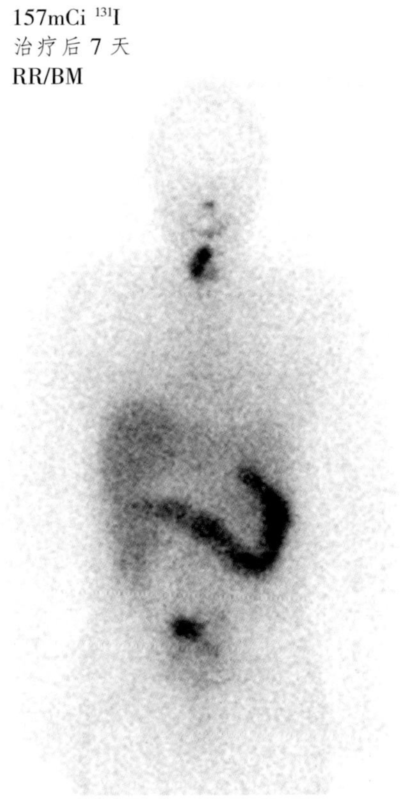

A. 生理性分布　　B. 肝脏转移

C. 脂肪肝　　D. 肝炎

E. 肝硬化

20 下图为^{123}I 全身显像。患者 5 年前因分化型甲状腺癌行甲状腺切除术及放射性碘治疗,目前血清甲状腺球蛋白(Tg)水平逐渐升高,外源性重组人促甲状腺素 α(Thyrogen)刺激状态下的 Tg 水平为 23ng/mL。下一步最适当的措施是:

A. 6 个月后行^{123}I 扫描随访　　B. 1 年后行^{123}I 扫描随访

C. 腹部 CT 检查　　D. ^{131}I 治疗

E. FDG PET/CT 检查

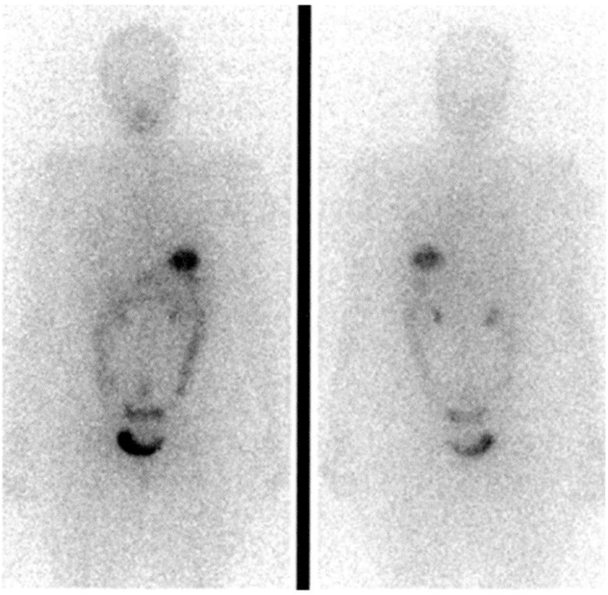

21 高危分化型甲状腺癌(DTC)患者接受放射性碘治疗前需停用甲状腺激素，使其血清 TSH 值大于多少才能保证最佳治疗效果?

A. >10mIU/L　　B. >15mIU/L

C. >30mIU/L　　D. >60mIU/L

22 评价胸骨后甲状腺肿/前纵隔肿块应选择哪种放射性示踪剂?

A. ^{131}I　　B. ^{123}I

C. ^{99m}Tc-高锝酸盐　　D. ^{99m}Tc-MIBI

23 患者女,37 岁,有分化型甲状腺癌病史,约 4 年前行甲状腺切除术及放射性碘治疗,外源性重组人促甲状腺素 α(Thyrogen)刺激状态下的 Tg 水平为 1.2ng/mL。根据下面 24h 的^{123}I 全身图像，下一步最适当的检查是:

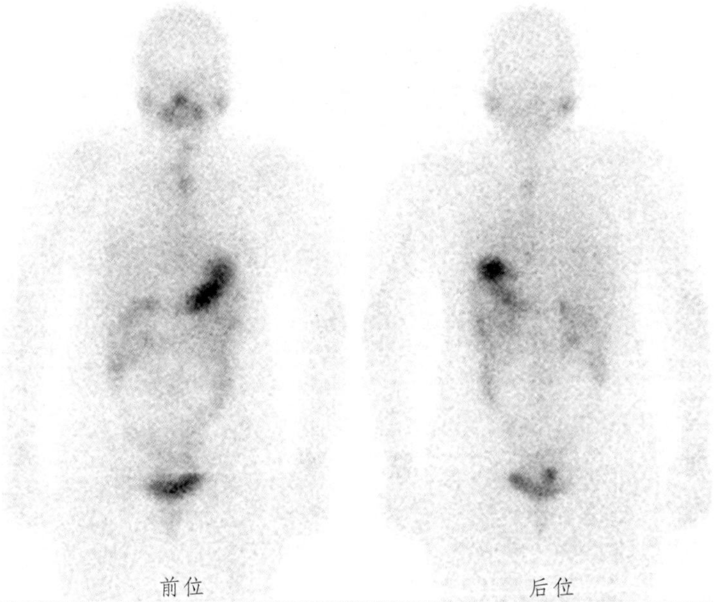

A. FDG PET/CT 检查　　B. ^{131}I 治疗

C. 胸部 CT 增强扫描　　D. 饮水后再次采集图像

24 ^{18}F－FDG PET/CT 对下列哪类甲状腺恶性肿瘤的敏感性较差？

A. 甲状腺髓样癌　　B. 甲状腺乳头状癌

C. 甲状腺 Hurthle 细胞癌　　D. 甲状腺未分化癌

25 下列哪种甲状腺恶性肿瘤可以使用^{111}In－奥曲肽显像进行评估？

A. 甲状腺未分化癌　　B. 甲状腺乳头状癌

C. 甲状腺髓样癌　　D. 甲状腺滤泡状癌

E. 甲状腺 Hurthle 细胞癌

26 根据下面图像，恶性病变的概率为：

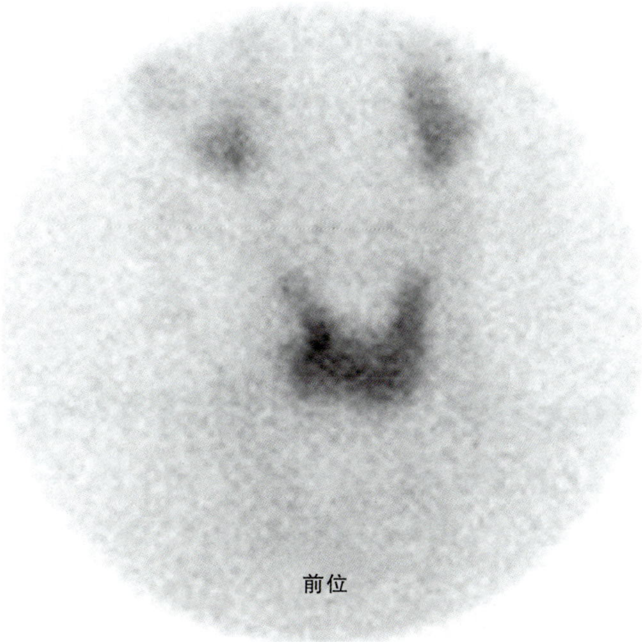

A. 1%～10%　　B. 10%～20%

C. 30%～40%　　D. 40%～50%

27 患者男，68 岁，行 FDG PET/CT 检查时偶然发现以下情况，恶性病变的概率为：

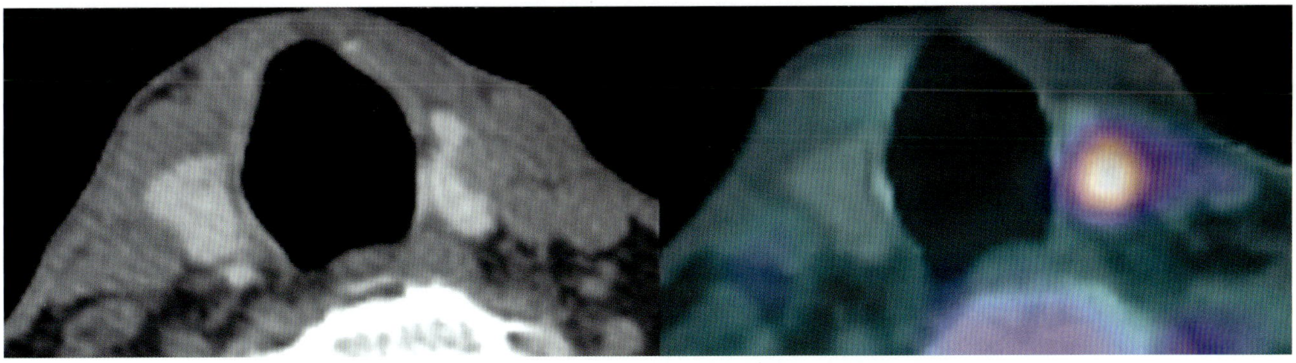

A. 1%～10%　　B. 10%～20%

C. 30%～40%　　D. 60%～80%

28 原发性甲状旁腺功能亢进症最常见的病因是：

A. 多发性腺体增生　　B. 甲状旁腺癌

C. 多发性腺瘤　　D. 单发腺瘤

29 甲状旁腺高功能腺瘤术前定位首选以下哪种影像学方法?

A. 超声
B. CT
C. 放射性核素扫描
D. MRI

30 行双时相成像评估原发性甲状旁腺功能亢进时，通常使用以下哪种放射性药物?

A. ^{99m}Tc - MIBI
B. ^{99m}Tc - 高锝酸盐
C. ^{201}Tl
D. ^{99m}Tc - 替曲膦(Tetrofosmin)

31 下图最可能的诊断是:

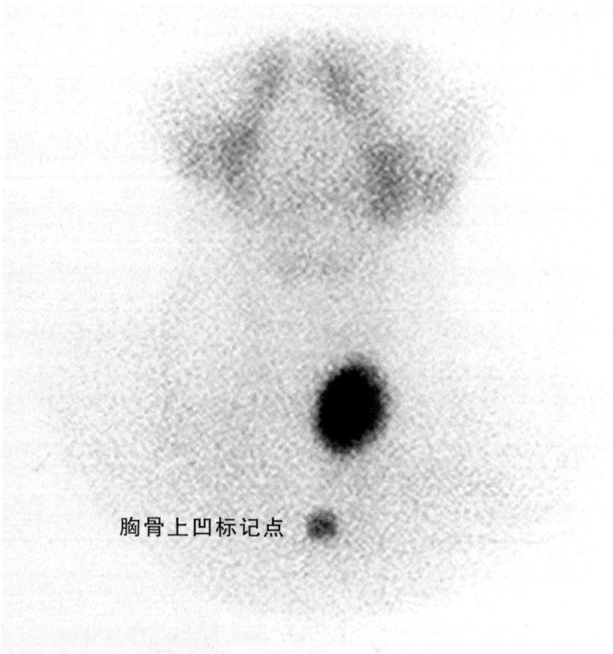

A. 甲状腺癌
B. 甲状腺转移癌
C. 甲状旁腺腺瘤
D. 甲状旁腺癌
E. 功能亢进性甲状腺腺瘤

32 下图最可能的诊断是:

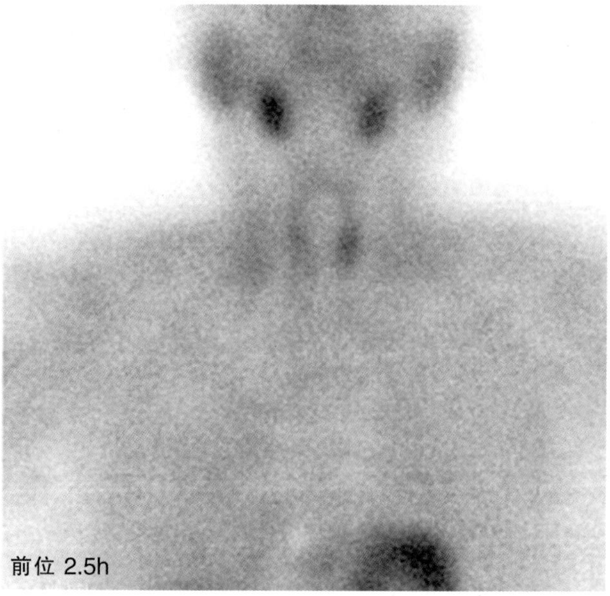

A. 甲状腺转移癌
B. 甲状腺癌
C. 甲状旁腺腺瘤
D. 甲状旁腺癌
E. 功能亢进性甲状腺腺瘤

33 甲状旁腺显像假阳性的最常见原因是：
A. 体积小
B. 甲状腺腺瘤
C. 甲状腺癌
D. 甲状腺转移癌
E. 多腺体增生

34 MIBG 是人体内哪种物质的类似物？
A. 去甲肾上腺素
B. 生长抑素
C. 肾上腺素
D. 血清素
E. 鸟嘌呤

35 甲状旁腺功能亢进症患者最常见的临床表现是：
A. 痛性痉挛
B. 骨痛
C. 肾结石
D. 无症状
E. 全身乏力

36 下图中 MIBG 的作用靶点是：

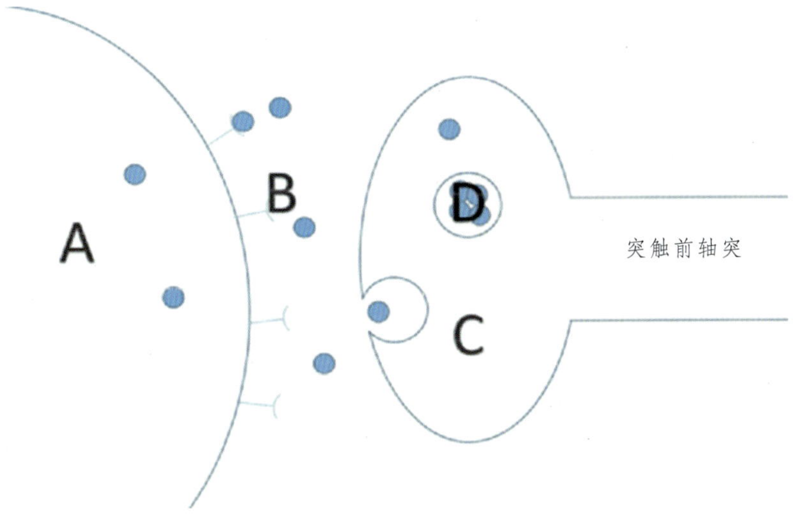

37 下图最可能的诊断是：
A. 淋巴瘤
B. 肾上腺外副神经节瘤
C. 睾丸癌转移
D. 良性肾上腺嗜铬细胞瘤

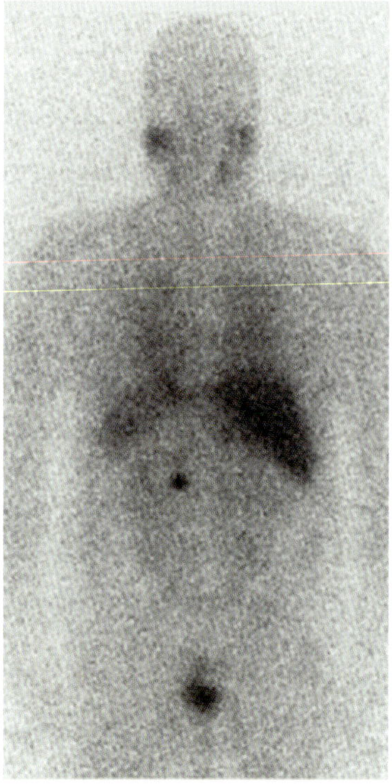

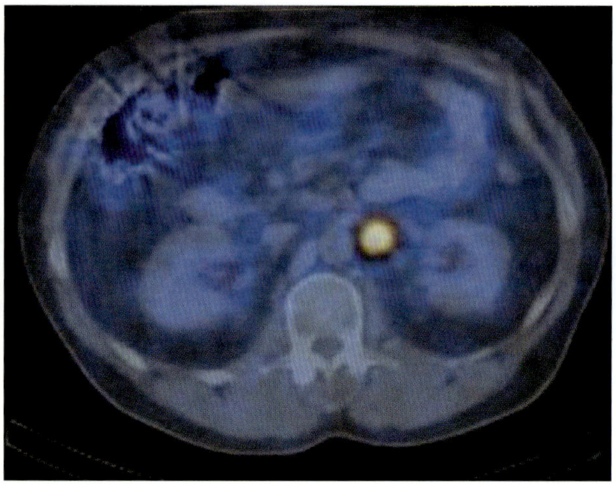

38 以下哪类降压药物会干扰 MIBG 的摄取?

A. β 受体阻滞剂(拉贝洛尔除外)

B. 钙通道阻滞剂

C. α 受体阻滞剂

D. ACE 抑制剂

E. 利尿剂

39 哪种类型的准直器用于这种放射性药物的成像?

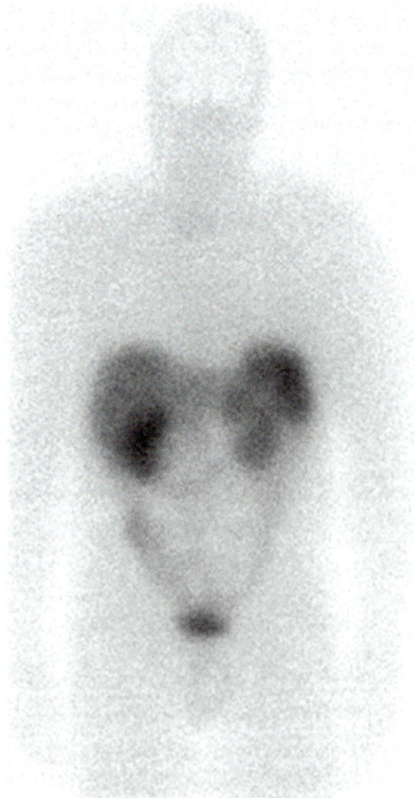

A. 低能高分辨（LEHR） B. 中能
C. 高能 D. 针孔

40 以下哪种受体是 ^{111}In – 奥曲肽的显像基础？
A. 表皮生长因子受体（EGFR） B. 血清素
C. 生长抑素 D. 生长激素
E. 去甲肾上腺素

41 患者男，48 岁，怀疑胰岛细胞瘤，行 CT 扫描和奥曲肽显像，最可能的诊断是：

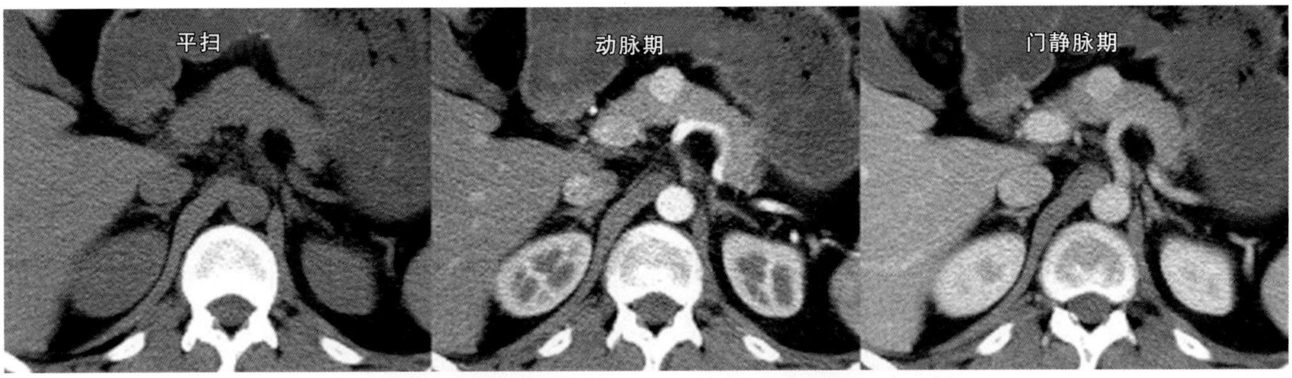

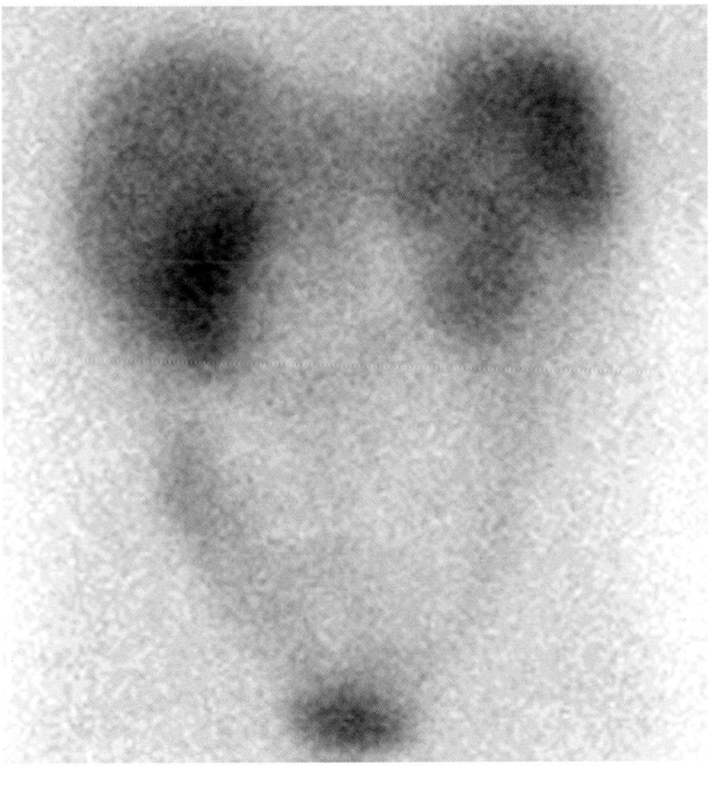

A. 血管活性肠肽瘤 B. 胰岛素瘤
C. 胰高血糖素瘤 D. 胃泌素瘤

42 以下哪种放射性药物使用前通常需要用饱和碘化钾溶液（SSKI）或复方碘溶液预处理？
A. ^{201}Tl B. ^{131}I – 碘化钠
C. ^{131}I – MIBG D. ^{111}In – 奥曲肽（OctreoScan）

43 下面是腹部前位 6h 和 24h 的奥曲肽显像图，箭所示的放射性浓聚灶最可能是：

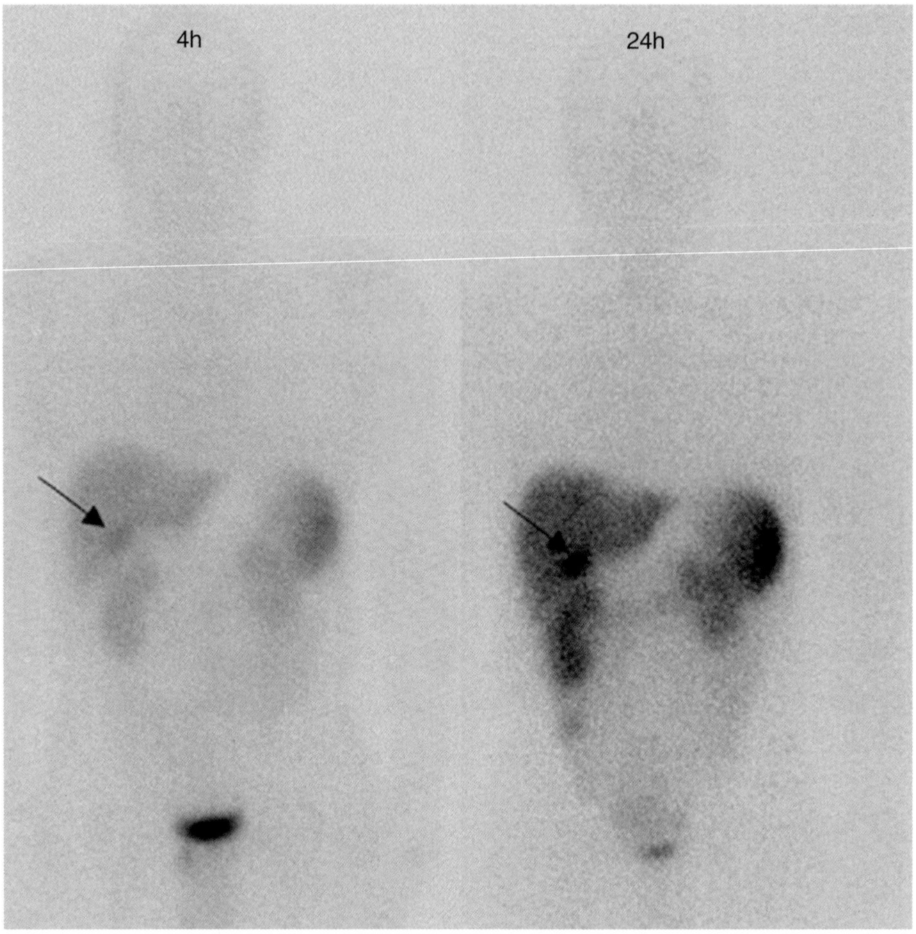

A. 生理性　　B. 炎症
C. 原发性恶性肿瘤　　D. 转移性恶性肿瘤

44 根据下面全身前位图像，最可能的诊断是:

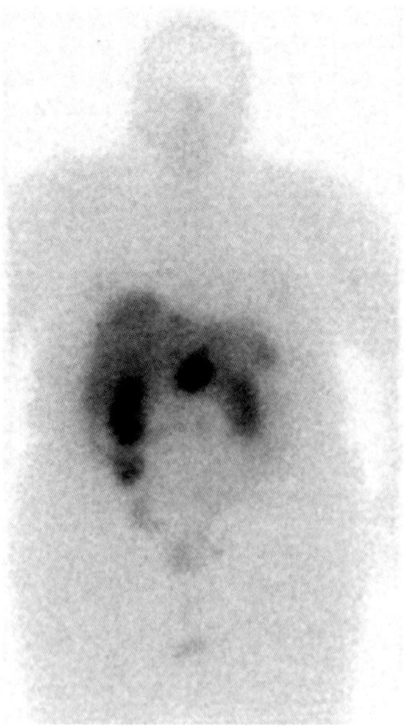

A. 肝细胞癌　　B. 转移性结肠癌
C. 转移性胃泌素瘤　　D. 转移性类癌

45 患者有 MEN - Ⅰ型病史，根据下面图像最可能的诊断是：

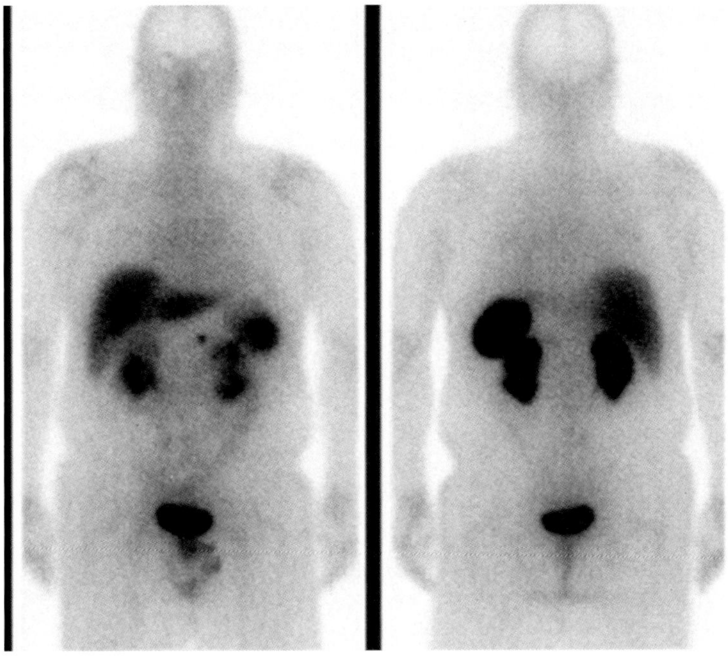

A. 类癌

B. 肾细胞癌

C. 嗜铬细胞瘤

D. 胰岛细胞瘤

答案与解析

1 **答案 B**。^{131}I 经 β^- 衰变发射 364keV 的初级 γ 光子和高能 β 粒子。β 粒子在空气中的穿透距离相当长,但在组织中被吸收之前穿透距离只有几毫米。β 粒子产生的高辐射吸收剂量与 ^{131}I 的长物理半衰期及其在甲状腺中的长生物半衰期,导致甲状腺滤泡细胞逐渐被破坏。此外,γ 射线和正电子是光子而不是粒子。

参考文献: Ziessman HA, O'Malley JP, Thrall JH. *Nuclear medicine: the requisites*, 4th ed. Philadelphia, PA: Saunders, 2014:67 - 68, 71, 72.

2 **答案 D**。^{131}I 半衰期是 8.1 天。

参考文献: Ziessman HA, O'Malley JP, Thrall JH. *Nuclear medicine: the requisites*, 4th ed. Philadelphia, PA: Saunders, 2014:67 - 68.

3 **答案 C**。^{123}I 通过电子俘获衰变发射 159keV 的初级 γ 光子。它不产生粒子(α 粒子或 β 粒子)且半衰期相对较短,因此,甲状腺受到的辐射吸收剂量较低。另外,159keV 的初级 γ 光子非常适合使用现代 γ 相机进行成像。

参考文献: Ziessman HA, O'Malley JP, Thrall JH. *Nuclear medicine: the requisites*, 4th ed. Philadelphia, PA: Saunders, 2014:68, 71, 72.

4 **答案 D**。^{123}I 的半衰期为 13h。因为两天(48h)的时长略短于 4 个半衰期(52h),所以两天后剩余的放射性活度略高于 1.8mCi(52h 的残留活性),因此 2.3mCi 为正确答案。也可以用下面的公式精确计算:

$$A = A_0 \times e^{(-0.693/\text{半衰期}) \times t}$$

其中,A 表示残留放射性活度;A_0 表示初始放射性活度;t 表示衰减时间。

参考文献: Mettler FA, Guiberteau MJ. *Essentials of nuclear medicine imaging*, 6th ed. Philadelphia, PA: Saunders, 2012:4 - 5.

Ziessman HA, O'Malley JP, Thrall JH. *Nuclear medicine: the requisites*, 4th ed. Philadelphia, PA: Saunders, 2014:68.

5 **答案 A**。"捕获"是指物质经甲状腺滤泡细胞膜的钠 - 碘转运体进入细胞内浓聚。"有机化"是指碘在甲状腺过氧化物酶的作用下被氧化、碘化及耦联到甲状腺球蛋白酪氨酸残基的过程。^{99m}Tc - 高锝酸盐能被甲状腺滤泡细胞捕获但不被有机化,会逐渐从甲状腺细胞中洗脱出来,因此,成像时间是静脉注射后 20min。不同的是,^{123}I 和 ^{131}I 经有机化参与 T3、T4 合成,然后被储存在充满胶体的囊泡腔内,抗甲状腺药物如丙硫氧嘧啶和甲巯咪唑能够阻断这种有机化过程。

参考文献: Ziessman HA, O'Malley JP, Thrall JH. *Nuclear medicine: the requisites*, 4th ed. Philadelphia, PA: Saunders, 2014:66 - 69.

6 **答案 C**。闪烁探测器、井型计数器和 γ 照相机都是利用耦合到光电倍增管的晶体闪烁探测器(NaI、CdZnTe 等)进行检测。放射性药物的射线在晶体中产生光脉冲,经光电倍增管(PMT)转换成电压信号。闪烁探测器利用耦合到 PMT 的 NaI 晶体(5cm)探测甲状腺摄取的计数。井型计数器也使用类似的晶体,它在晶体中心切割出空间放置样品。闪烁探测器是一种高度灵敏的装置,可以检测到非常低的放射性活度(检测上限为1mCi)，如擦拭试验或体外测试(GFR、Shillings测试等)。

盖革－米勒(GM)计数器、电离室和活度计均是带有充气室的探测器，来自放射性药物的射线与气体相互作用后使气体电离产生电信号。盖革－米勒测量仪用于检测低剂量辐射，而电离室可检测较高剂量的辐射。活度计是一种精确测量放射性药物剂量(活性)的井型电离室。

参考文献： Mettler FA, Guiberteau MJ. *Essentials of nuclear medicine imaging*, 6th ed. Philadelphia, PA: Saunders, 2012:23－29.

Ziessman HA, O'Malley JP, Thrall JH. *Nuclear medicine: the requisites*, 4th ed. Philadelphia, PA: Saunders, 2014:38－44,70－71.

7　**答案B**。电离室(图B)通常用于测量高暴露率(范围从0.1mR到100R)，如放射性碘治疗后的癌症患者。患者在门诊若接受超过33mCi的^{131}I治疗量，则需要采取预防措施，以确保其他人不会因暴露于该患者的环境而接受超过500mrem(5mSv)的辐射。用电离室测量距离患者1m和3m处的放射性活度，该数值输入表格生成列表，与患者和家属据此讨论辐射预防措施。盖革－米勒计数器(图A)非常灵敏，可检测非常低剂量的放射性活度(如污染)。γ照相机(图C)和闪烁探测器(图D)分别用于闪烁照相和测量放射性碘摄取量。

参考文献： Mettler FA, Guiberteau MJ. *Essentials of nuclear medicine imaging*, 6th ed. Philadelphia, PA: Saunders, 2012:23－29.

Ziessman HA, O'Malley JP, Thrall JH. *Nuclear medicine: the requisites*, 4th ed. Philadelphia, PA: Saunders, 2014:38－44.

8　**答案D**。静脉注射10.9mCi的^{99m}Tc－高锝酸盐，20min后甲状腺前位像显示甲状腺肿大、边界凸出。甲状腺峡部左侧向上延伸的线性摄取增高影为锥状叶。图像放射性本底不明显，唾液腺没有生理性摄取，提示甲状腺放射性药物摄取显著增高，这些征象见于Graves病。Graves病是由促甲状腺免疫球蛋白(TSI)水平升高引起的，TSI水平升高使甲状腺滤泡细胞过度刺激，典型患者表现为24h的RAIU为50%～80%；而结节性甲状腺肿和毒性自主功能结节24h的RAIU为20%～30%(正常上限到轻度升高)。正常RAIU在4～6h为4%～15%，24h为10%～30%。

参考文献： Ziessman HA, O'Malley JP, Thrall JH. *Nuclear medicine: the requisites*, 4th ed. Philadelphia, PA: Saunders, 2014:74－76.

9　**答案D**。针孔准直器通常用于甲状腺显像，与平行孔准直器相比，它能放大图像，因此分辨率更佳。

参考文献： Ziessman HA, O'Malley JP, Thrall JH. *Nuclear medicine: the requisites*, 4th ed. Philadelphia, PA: Saunders, 2014:72.

10a　**答案B**。原发性或继发性甲状腺功能减退、甲状腺破坏(亚急性甲状腺炎的急性期、Ⅱ类胺碘酮毒性反应)、摄取过量碘(使用含碘对比剂或Ⅰ类胺碘酮毒性反应)或过量外源性甲状腺激素抑制甲状腺(卵巢甲状腺肿或人为性甲状腺功能亢进)，这些都会导致甲状腺不显影或显影不清以及RAIU的降低。该患者近期有上呼吸道感染病史和甲状腺功能亢进症状，应诊断为亚急性甲状腺炎，尤其可能是亚急性肉芽肿性甲状腺炎。

其他选项，急性化脓性甲状腺炎是一种极其罕见但潜在致命的细菌感染，患者表现为颈前部肿胀、疼痛和发热，但通常不会有明显的甲状腺功能亢进症；Plummer病和

Graves 病都出现甲状腺功能亢进症,但两者都表现为放射性碘摄取增加。

参考文献: Ziessman HA, O'Malley JP, Thrall JH. *Nuclear medicine*: *the requisites*, 4th ed. Philadelphia, PA: Saunders, 2014:76 – 78.

10b **答案 D**。亚急性甲状腺炎继发于甲状腺滤泡细胞的破坏,细胞内储存的甲状腺激素释放到血液中。亚急性甲状腺炎分为三种类型:亚急性肉芽肿性甲状腺炎(又称疼痛性或 de Quervain 甲状腺炎)、亚急性淋巴细胞性甲状腺炎(又称无痛性甲状腺炎)和亚急性产后甲状腺炎。Graves 病促甲状腺免疫球蛋白(TSI)增加;甲状腺过氧化物酶抗体通常见于桥本甲状腺炎。

参考文献: Fatourechi V, Aniszewski JP, Fatourechi GZ, et al. Clinical features and outcome of subacute thyroiditis in an incidence cohort: Olmsted County, Minnesota, study. *J Clin Endocrinol Metab* 2003;88(5):2100 – 2105.

Ziessman HA, O'Malley JP, Thrall JH. *Nuclear medicine*: *the requisites*, 4th ed. Philadelphia, PA: Saunders, 2014:76 – 78.

11 **答案 A**。对放射性碘无摄取或摄取明显减少,同时又有甲状腺功能亢进症的患者,特异性诊断主要取决于临床表现。详细的临床问诊,如近期上呼吸道感染和颈部疼痛、近期注射碘对比剂、产后状态和胺碘酮治疗,这些分别有助于确定亚急性肉芽肿性甲状腺炎、Jod – Basedow 综合征、产后甲状腺炎和胺碘酮毒性的特异性诊断。突眼提示 Graves 病,而结节样甲状腺提示毒性多结节性甲状腺肿。

参考文献: Ziessman HA, O'Malley JP, Thrall JH. *Nuclear medicine*: *the requisites*, 4th ed. Philadelphia, PA: Saunders, 2014:76 – 78.

12 **答案 B**。大多数 Graves 病患者^{131}I 治疗有效,仅 10% 的患者需要二次给药。通常给药后第 3 周患者症状开始改善,3 ~ 6 个月痊愈。有些患者可能由于储存的甲状腺激素释放导致甲状腺功能亢进症状加重。有心脏病史的老年患者和儿童患者可先用甲巯咪唑进行预处理以"冷却"甲状腺,同时服用 β 受体阻滞剂防止心动过速。

Graves 病的治疗方法之一是 8 ~ 15mCi 的^{131}I 经验性治疗;另一种方法需要估测甲状腺大小和第 24h 放射性碘摄取率,代入以下公式:^{131}I 剂量 = (估测甲状腺大小 × 0.130 ~ 0.180mCi/g 甲状腺组织)/第 24h 放射性碘摄取率。

参考文献: Mettler FA, Guiberteau MJ. *Essentials of nuclear medicine imaging*, 6th ed. Philadelphia, PA: Saunders, 2012:84.

Ziessman HA, O'Malley JP, Thrall JH. *Nuclear medicine*: *the requisites*, 4th ed. Philadelphia, PA: Saunders, 2014:84.

13 **答案 C**。与 Graves 病甲状腺功能亢进相比,毒性多结节性甲状腺肿(MNG)引起的甲状腺功能亢进症通常对放射性碘治疗更不敏感,而且由于 MNG 的甲状腺 RAIU 较低(20% ~ 30%),需要的^{131}I 剂量约为 Graves 病的 2 倍,通常为 20 ~ 30mCi。治疗毒性自主功能性甲状腺结节也用相似的方法。

参考文献: Mettler FA, Guiberteau MJ. *Essentials of nuclear medicine imaging*, 6th ed. Philadelphia, PA: Saunders, 2012:84.

Ziessman HA, O'Malley JP, Thrall JH. *Nuclear medicine*: *the requisites*, 4th ed. Philadelphia, PA: Saunders, 2014:84.

14 **答案 B**。碘缺乏引起的甲状腺功能减退症导致放射性碘摄取增高,这与 TSH 水平升高有关，目前发达国家极为少见。其他选项均为甲状腺摄取放射性碘减少或缺失。

参考文献：Mettler FA, Guiberteau MJ. *Essentials of nuclear medicine imaging*, 6th ed. Philadelphia, PA: Saunders, 2012:101 – 102.

15 **答案 D**。碘大量聚集在乳腺腺体组织，随后进入分泌的乳汁，因此，哺乳期女性进行^{131}I 治疗前应停止哺乳，使敏感的乳腺组织接受的辐射剂量最小，并避免婴儿暴露于^{131}I 辐射。分娩及停止哺乳后的 4 ~6 周内，乳腺组织仍有浓聚大量碘的能力，因此，患者尽量推迟治疗约 6 周，同时服用多巴胺激动剂以减少乳腺组织的吸收剂量。患者不应继续母乳喂养，但下次分娩后可以再次哺乳。

参考文献：Baeumler GR, Joo KG. Radioactive iodine uptake by breasts. *J Nucl Med* 1986; 27(1):149 – 151.

Oh JR, Ahn BC. False-positive uptake on radioiodine whole-body scintigraphy: physiologic and pathologic variants unrelated to thyroid cancer. *Am J Nucl Med Mol Imaging* 2012; 2(3):362 – 385.

Ziessman HA, O'Malley JP, Thrall JH. *Nuclear medicine: the requisites*, 4th ed. Philadelphia, PA: Saunders, 2014:70.

16 **答案 B**。放射性碘能够被乳腺腺体浓聚并分泌，^{99m}Tc – 高锝酸盐和^{123}I 与^{131}I 不同，半衰期短且不发射 β 射线，因此，使用^{123}I 后 48h 可以哺乳，使用^{99m}Tc – 高锝酸盐 24h 后可以哺乳。

参考文献：Ziessman HA, O'Malley JP, Thrall JH. *Nuclear medicine: the requisites*, 4th ed. Philadelphia, PA: Saunders, 2014:70.

17 **答案 B**。血清甲状腺球蛋白(Tg)是监测 DTC 复发最准确的肿瘤标记物，但对低分化、未分化或甲状腺髓样癌没有价值。需要注意的是，甲状腺球蛋白抗体可能降低 Tg 检测的准确性。

参考文献：Ziessman HA, O'Malley JP, Thrall JH. *Nuclear medicine: the requisites*, 4th ed. Philadelphia, PA: Saunders, 2014:85, 89.

18 **答案 B**。甲状腺乳头状癌是最常见的甲状腺恶性病变，占高分化型甲状腺癌的 80% ~ 90%。高分化型甲状腺癌通常摄取碘而不摄取 FDG，全身碘扫描是检测肿瘤、评估分期以及制订治疗计划最有效的检查方法。

参考文献：Ziessman HA, O'Malley JP, Thrall JH. *Nuclear medicine: the requisites*, 4th ed. Philadelphia, PA: Saunders, 2014:84 – 85.

19 **答案 A**。患者手术切缘病理学检查未见癌细胞，全身扫描图像示甲状腺右叶可见较大的放射性异常浓聚灶，甲状腺左叶一较小的轻度浓聚灶，可能为残留甲状腺组织。放射性碘生理性分布于唾液腺、口腔、肝脏、肠道和膀胱。甲状腺激素在肝脏 I 型碘甲状腺原氨酸脱碘酶的作用下从 T4 转变成 T3。因此，肝脏摄取提示体内某部位存在有功能的甲状腺组织，由于该患者颈部有残留甲状腺组织，因此，肝脏的摄取属于生理性，不需要进一步检查。

参考文献：Oh JR, Ahn BC. False-positive uptake on radioiodine whole-body scintigraphy: physiologic and pathologic variants unrelated to thyroid cancer. *Am J Nucl Med Mol Imaging* 2012;2(3):362 – 385.

Shapiro B, Rufni V, Jarwan A, et al. Artifacts, anatomical and physiological variants, and unrelated diseases that might cause false-positive whole-body (131)I scans in patients with thyroid cancer. *Semin Nucl Med* 2000;30(2):115 – 132.

20 **答案 E**。全身前位和后位延迟图像显示鼻黏膜、口腔、胃、肠、肾脏集合系统和膀胱均有生理性放射性示踪剂摄取,未发现异常放射性浓聚灶。DTC 的^{18}F-FDG 摄取与肿瘤失分化和肿瘤细胞向高分化转变有关。因此,FDG PET/CT 适用于检测和定位放射性碘显像阴性而甲状腺球蛋白水平升高的 DTC 复发的患者。当患者血清 TG 水平 >10ng/mL 时,医疗机构和医疗服务中心经批准可进行该项检查。FDG PET/CT 诊断准确性随着刺激状态血清 Tg 水平的增加而增高,Tg 水平 >20ng/mL 准确性最高。

参考文献: Na SJ, Yoo Ie R, O JH, et al. Diagnostic accuracy of (18) F - fluorodeoxyglucose positron emission tomography/computed tomography in differentiated thyroid cancer patients with elevated thyroglobulin and negative (131)I whole body scan: evaluation by thyroglobulin level. *Ann Nucl Med* 2012; 26(1): 26 - 34.

Schlüter B, Bohuslavizki KH, Beyer W, et al. Impact of FDG PET on patients with differentiated thyroid cancer who present with elevated thyroglobulin and negative (131)I scan. *J Nucl Med* 2001;42:71 - 76.

21 **答案 C**。进行放射性碘清甲治疗(RIAT)的 DTC 患者应停用甲状腺激素:甲状腺激素(LT4,Synthroid)停用 4 周,三碘甲状腺原氨酸(LT3,Cytomel)停用 2 周。由此引发的内源性 TSH 水平升高使功能较差的或小部分残留甲状腺组织受到适当刺激,从而最大化摄取放射性碘,血清 TSH 水平至少 >30mIU/L,若 >50mIU/L 效果最佳。如果患者不能耐受甲状腺功能减退症或 TSH 水平没有反应性升高,可以在清甲治疗前 48h 和 24h 肌内注射 2 个剂量的 rhTSH (Thyrogen)。

参考文献: Ziessman HA, O'Malley JP, Thrall JH. *Nuclear medicine: the requisites*, 4th ed. Philadelphia, PA: Saunders, 2014:84 - 86.

22 **答案 B**。^{123}I 显像优势包括更高靶本比、更好的组织穿透性、更高的特异性(与高锝酸盐相比),以及可以同时行 SPECT/CT 显像(与^{131}I 相比),因此是评价胸骨后甲状腺肿的最佳放射性药物。

参考文献: Ziessman HA, O'Malley JP, Thrall JH. *Nuclear medicine: the requisites*, 4th ed. Philadelphia, PA: Saunders, 2014:81.

23 **答案 D**。口服 5.3mCi 的^{123}I 后 24h 采集的全身前位和后位图像,显示上胸部中线的线形轻中度放射性摄取增高灶,可能是吞咽或食管反流造成的生理性摄取。可通过以下方法加以证实:患者饮水后再次显像上述征象消失,或行 SPECT/CT 显像确定放射性浓聚于食管。当 Tg 水平 <10ng/mL 时,FDG PET/CT 显像没有意义。外源性重组人促甲状腺素 α 刺激的 Tg 水平 <2ng/mL 再次证实没有复发。

参考文献: Knapska-Kucharska M, Makarewicz J. A case of iodine-131 retention in the esophagus mimicking a mediastinal metastasis in a patient with follicular thyroid carcinoma after gastric volume reduction operation. *Clin Nucl Med* 2011; 36(9):817 - 818.

Oh JR, Ahn BC. False-positive uptake on radioiodine whole-body scintigraphy: physiologic and pathologic variants unrelated to thyroid cancer. *Am J Nucl Med Mol Imaging* 2012; 2(3):362 - 385.

24 **答案 B**。FDG PET/CT 检测 DTC 的敏感性较低。当 DTC 细胞失分化时,放射性碘摄取通常降低,而葡萄糖代谢升高。只有当甲状腺球蛋白水平升高但放射性碘显像阴性时,FDG PET/CT 显像才有助于 DTC 复发的检测和定位。FDG PET/CT 评价甲状腺 Hurthle 细胞癌复发、甲状腺未分化以及大部分甲状腺髓样癌也具有很高的敏感性和特异性。

参考文献：Marcus C, Whitworth PW, Surasi DS, et al. PET/CT in the management of thyroid cancers. *AJR Am J Roentgenol* 2014; 202(6):1316 – 1329.

Mettler FA, Guiberteau MJ. *Essentials of nuclear medicine imaging*, 6th ed. Philadelphia, PA: Saunders, 2012:114 – 116.

25 **答案 C**。甲状腺髓样癌可进行生长抑素受体成像，如^{111}In – 奥曲肽或^{68}Ga – DOTATATE。甲状腺髓样癌起源于甲状腺内的神经内分泌 C 细胞，C 细胞产生降钙素，与多发性内分泌腺瘤Ⅱ型有关。然而，相对于其他神经内分泌恶性病变，奥曲肽显像检测甲状腺髓样癌的敏感性较低。

参考文献：Ziessman HA, O' Malley JP, Thrall JH. *Nuclear medicine: The requisites*, 4th ed. Philadelphia, PA: Saunders, 2014:267 – 269.

26 **答案 B**。前位像显示甲状腺右叶上极冷结节，该病变 10% ~20% 可能为恶性，患者需要定期超声随访，是否行甲状腺穿刺取决于超声结果。对于可疑甲状腺结节，而甲状腺功能血清学检查结果正常的患者，应首选甲状腺超声检查。

参考文献：American Thyroid Association Guidelines Taskforce on Thyroid Nodules and Differentiated Thyroid Cancer, Cooper DS, et al. Revised American Thyroid Association management guidelines for patients with thyroid nodules and differentiated thyroid cancer. *Thyroid* 2009; 19(11):1167 – 1214.

Ziessman HA, O' Malley JP, Thrall JH. *Nuclear medicine: the requisites*, 4th ed. Philadelphia, PA: Saunders, 2014:79.

27 **答案 C**。CT 及融合^{18}F – FDG PET/CT 图像显示甲状腺左叶前侧 FDG 高摄取结节。甲状腺偶发瘤(TI)是与甲状腺无关的影像检查或手术中偶然发现的无症状甲状腺结节。FDG PET/CT 检出甲状腺偶发瘤的概率很低，为 1% ~3%（CT 和 MRI 检出率均为 16%，颈动脉超声检出率为 9%），但是 FDG PET/CT 检出甲状腺偶发瘤为恶性病变的概率很高，约为 33%，而且这些肿瘤更具侵袭性。因此，当发现 FDG 高摄取的甲状腺偶发瘤时需要进一步检查，最好进行超声引导下细针穿刺。而甲状腺 FDG 摄取弥漫性增高则是良性病变，可能与自身免疫性甲状腺炎有关。

参考文献：Are C, Hsu JF, Schoder H, et al. Histological aggressiveness of fluorodeoxyglucose positron-emission tomogram (FDG-PET)-detected incidental thyroid carcinomas. *Ann Surg Oncol* 2007; 14(11): 3210 – 3215.

Choi JY, Lee KS, Kim HJ, et al. Focal thyroid lesions incidentally identified by integrated (18)F-FDG PET/CT: Clinical significance and improved characterization. *J Nucl Med* 2006;47(4):609 – 615.

Jin J, Wilhelm SM, McHenry CR. Incidental thyroid nodule: Patterns of diagnosis and rate of malignancy. *Am J Surg* 2009;197(3):320 – 324.

28 **答案 D**。大数据 Meta 分析显示，在原发性甲状旁腺功能亢进症行手术切除的患者中，单发腺瘤占 89%，甲状旁腺增生占 6%，双腺瘤占 4%，而腺癌 <1%。

参考文献：Ruda JM, Hollenbeak CS, Stack BC Jr. A systematic review of the diagnosis and treatment of primary hyperparathyroidism from 1995 to 2003. *Otolaryngology Head Neck Surg* 2005;132(3):359 – 372.

Ziessman HA, O' Malley JP, Thrall JH. *Nuclear medicine: the requisites*, 4th ed. Philadelphia, PA: Saunders, 2014:89.

29 **答案 C**。^{99m}Tc – MIBI SPECT 显像是诊断功能亢进性甲状旁腺腺瘤阳性预测值最高的影像检查，也是术前定位的首选检查。常用的补充检查手段有颈部超声检查，有些病例还需要行颈部/纵隔平扫或增强 CT 扫描。

参考文献: Eslamy HK, Ziessman HA. Parathyroid scintigraphy in patients with primary hyperparathyroidism: (99m)Tc sestamibi SPECT and SPECT/CT. *Radiographics* 2008; 28(5):1461 - 1476.

Lew JI, Solorzano CC. Surgical management of primary hyperparathyroidism: State of the art. *Surg Clin North Am* 2009; 89(5):1205 - 1225.

30 **答案 A。**^{99m}Tc - MIBI 是脂溶性的阳离子,通过被动扩散的方式穿过细胞膜聚集在线粒体内。甲状旁腺腺瘤有富含线粒体的嗜酸性细胞,能高度浓聚^{99m}Tc - MIBI。替曲膦能够同时聚集于甲状旁腺及甲状腺组织,但与 MIBI 不同的是,甲状腺和甲状旁腺组织对替曲膦的洗脱没有差异。因此,替曲膦不能用于双时相显像。需要注意的是,主细胞负责合成和释放甲状旁腺激素。

参考文献: Eslamy HK, Ziessman HA. Parathyroid scintigraphy in patients with primary hyperparathyroidism: (99m)Tc sestamibi SPECT and SPECT/CT. *Radiographics* 2008; 28(5):1461 - 1476.

Ziessman HA, O'Malley JP, Thrall JH. *Nuclear medicine: the requisites*, 4th ed. Philadelphia, PA: Saunders, 2014:92.

31 **答案 E。**应用前位针孔准直器行^{99m}Tc - 高锝酸盐显像,图像显示甲状腺左叶有很大的放射性异常浓聚灶,其余甲状腺组织未显影,符合毒性高功能甲状腺结节或毒性甲状腺腺瘤。恶性概率 $<1\%$,不需要进行超声和(或)穿刺检查。

参考文献: Ziessman HA, O'Malley JP, Thrall JH. *Nuclear medicine: The requisites*, 4th ed. Philadelphia, PA: Saunders, 2014:76.

32 **答案 C。**静脉注射^{99m}Tc - MIBI 2.5h 后行前位延迟显像,显示甲状腺左叶下极有中等大小、持续存在的放射性浓聚灶,符合甲状旁腺腺瘤表现。图像采集质控需要包含部分心肌组织,因为心肌应显影。甲状旁腺癌很少见,一般表现为摄取 MIBI 的颈部较大肿块。甲状腺腺瘤是常见的假阳性原因,但延迟显像大多数 MIBI 已经洗脱。

参考文献: Ziessman HA, O'Malley JP, Thrall JH. *Nuclear medicine: the requisites*, 4th ed. Philadelphia, PA: Saunders, 2014:93 - 97.

33 **答案 B。**甲状腺滤泡型腺瘤是造成甲状旁腺显像假阳性最常见的原因。虽然甲状腺癌和甲状腺转移癌也有相似表现,但很少见。甲状旁腺腺瘤体积较小和甲状旁腺增生是甲状旁腺显像假阴性的常见原因。

参考文献: Ziessman HA, O'Malley JP, Thrall JH. *Nuclear medicine: the requisites*, 4th ed. Philadelphia, PA: Saunders, 2014:97.

34 **答案 A。**MIBG 是去甲肾上腺素的类似物,一般储存于交感神经系统神经元突触前囊泡内,通过能量依赖性活性胺的主动转运进入细胞内。

参考文献: Ziessman HA, O'Malley JP, Thrall JH. *Nuclear medicine: the requisites*, 4th ed. Philadelphia, PA: Saunders, 2014:269.

35 **答案 D。**目前,原发性甲状旁腺功能亢进症的临床诊断主要依赖于血清学实验室检查,绝大多数患者没有临床症状。以往患者临床上出现甲状旁腺功能亢进症的继发性症状是由于诊断延迟,确诊时的继发性症状包括棕色瘤、肾结石、骨质疏松、病理性骨折以及胃肠道和神经精神症状。

参考文献: Ziessman HA, O'Malley JP, Thrall JH. *Nuclear medicine: the requisites*, 4th ed. Philadelphia, PA: Saunders, 2014:92.

36 **答案 D**。MIBG 储存于神经元突触前囊泡内(答案 D)。奥曲肽显像的靶点是生长抑素受体(答案 B)。

参考文献:Ziessman HA, O' Malley JP, Thrall JH. Nuclear medicine: the requisites, 4th ed. Philadelphia, PA: Saunders, 2014:269.

37 **答案 B**。^{123}I - MIBG 后位图像显示左侧椎旁中等大小的放射性异常浓聚灶,位置明显低于正常肾上腺,提示可能是副神经节瘤。SPECT/CT 证实该病灶是肾上腺外的副神经节瘤,可以解释患者的症状。睾丸癌和淋巴瘤不会出现 MIBG 异常摄取,所以不是 MIBG 显像的适应证。

参考文献:Ziessman HA, O' Malley JP, Thrall JH. *Nuclear medicine*: *the requisites*, 4th ed. Philadelphia, PA: Saunders, 2014:270 - 271.

38 **答案 B**。拟交感神经药,如去氧肾上腺素、麻黄素和伪麻黄素是常见非处方感冒药的成分;还有三环类抗抑郁药、可卡因、胰岛素和降压药(如拉贝洛尔、钙通道阻滞剂、利血平),均有减低 MIBG 摄取的作用。而除拉贝洛尔之外的其他 β 受体阻滞剂、α 受体阻滞剂、ACE 抑制剂和利尿剂之类的降压药则不影响 MIBG 的摄取。行 MIBG 显像之前,患者要避免使用影响 MIBG 摄取的药物。

参考文献:Ziessman HA, O' Malley JP, Thrall JH. *Nuclear medicine*: *the requisites*, 4th ed. Philadelphia, PA: Saunders, 2014:269 - 270.

39 **答案 B**。这是^{111}In - DTPA - 奥曲肽显像,评估神经内分泌肿瘤,如类癌和胃泌素瘤,具有很高的敏感性。平面显像采用中能准直器,能窗 20%,能窗中心位于 173keV 和 247keV,于 4h 和 24h 采集图像,根据临床病史选择合适的 SPECT/CT 显像部位。

参考文献:Balon HR, Brown TL, Goldsmith SJ, et al. The SNM practice guideline for somatostatin receptor scintigraphy 2.0. *J Nucl Med Technol* 2011; 39(4):317 - 324.

40 **答案 C**。^{111}In - 曲肽是奥曲肽的类似物,与生长抑素Ⅱ型和Ⅴ型受体有很高的亲和力,与生长抑素Ⅲ型受体的亲和力较低,与Ⅰ型及Ⅳ型受体不结合。

参考文献:Ziessman HA, O' Malley JP, Thrall JH. *Nuclear medicine*: *the requisites*, 4th ed. Philadelphia, PA: Saunders, 2014:267.

41 **答案 B**。CT 显示胰体部明显强化病灶,而奥曲肽显像正常。对于神经内分泌肿瘤,^{111}In - 奥曲肽显像诊断胰岛素瘤(50%~60%)和甲状腺髓样癌的敏感性(65%~70%)很低。胰岛素瘤症状一般出现较早,所以确诊时体积很小。体积小以及缺乏生长抑素Ⅱ型受体是导致奥曲肽显像敏感性低的原因,容易造成假阴性。表达生长抑素受体的非神经内分泌肿瘤奥曲肽显像也表现为阳性,包括淋巴瘤、低级别神经胶质瘤、脑膜瘤、肾细胞癌和乳腺癌。此外,需要注意小细胞癌是低分化神经内分泌肿瘤。

参考文献:Ziessman HA, O' Malley JP, Thrall JH. *Nuclear medicine*: *the requisites*, 4th ed. Philadelphia, PA: Saunders, 2014:280 - 281.

42 **答案 C**。标记 MIBG 的游离^{123}I 和^{131}I 会被正常有功能的甲状腺组织摄取,从而导致不必要的放射性暴露。建议^{131}I 或^{123}I - MIBG 显像的患者提前用饱和碘化钾溶液(SSKI)或复方碘溶液封闭正常甲状腺组织,以阻断不必要的放射性碘摄取。对于非霍奇金淋巴瘤(NHL)患者,用^{131}I - 托西莫单抗(Bexxar)行放射免疫治疗时,也需要同样的预处理。

参考文献:Ziessman HA, O' Malley JP, Thrall JH. *Nuclear medicine*: *the requisites*, 4th ed. Philadelphia,

PA: Saunders, 2014:269 - 270.

43 **答案 A**。4h 和 24h 延迟前位图像显示放射性药物在肝脏、脾脏、肾脏、膀胱和肠道的生理性分布,胆囊窝的放射性浓聚灶是生理性聚集。尽管^{111}In - DTPA - 曲肽(奥曲肽显像)主要通过肾脏清除,但约 2% 的放射性药物通过肝胆系统排泄。一定警惕不要将胆囊的生理性摄取误认为是肝脏转移瘤或原发性胆囊恶性病变。

参考文献: Gedik GK, Kiratli PO, Erbas B. Visualization of gallbladder with (111)In labeled octreotide in post prandial state. *Ann Nucl Med* 2006; 20(8):557 - 560.

Krausz Y, Shibley N, De Jong RB, et al. Gallbladder visualization with (111)In labeled octreotide. *Clin Nucl Med* 1994; 19(2):133 - 135.

44 **答案 D**。^{111}In - 奥曲肽前位图像显示右下象限(右肾下方)及肝左叶各有一较大的放射性异常浓聚灶,是转移性类癌的典型表现。

参考文献: Ziessman HA, O'Malley JP, Thrall JH. *Nuclear medicine: the requisites*, 4th ed. Philadelphia, PA: Saunders, 2014:267 - 268.

45 **答案 D**。^{111}In - 奥曲肽前位及后位显像,前位图像示左肾上方小的放射性异常浓聚灶,后位图像未显示,患者有 MEN Ⅰ型病史,符合胰腺神经内分泌肿瘤影像表现。虽然嗜铬细胞瘤表现为奥曲肽显像阳性,但应是后位图像显示病灶放射性浓聚更高;增强 CT 显示胰尾部病灶明显强化(箭),左肾外侧的放射性分布缺损区在 CT 图像(未提供)上为肾囊肿。

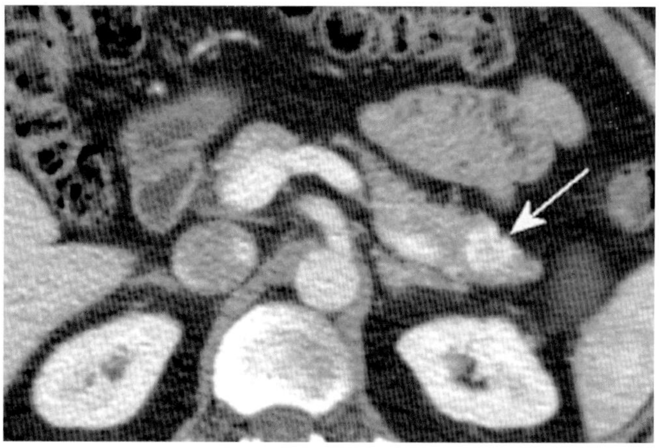

参考文献: Ziessman HA, O'Malley JP, Thrall JH. *Nuclear medicine: the requisites*, 4th ed.

(焦建 苏航 鲁瑶 孟晶晶 卢霞 董薇 译 张晓丽 卢洁 校)

第 3 章 骨骼肌肉系统

问题

1 ^{99m}Tc－MDP 在骨骼中聚集的部位是：

A. 成骨细胞　　B. 破骨细胞

C. 骨质基质　　D. 羟基磷灰石钙

2 在制备^{99m}Tc－MDP 的过程中，锝发生器洗脱液内过量的铝将导致放射性药物聚集在下列哪个器官？

A. 脑　　B. 胃

C. 肺　　D. 肝脏

3 在制备^{99m}Tc－MDP 过程中，将过量空气注入混合瓶中将导致放射性药物聚集在下列哪个器官？

A. 脑　　B. 胃

C. 肺　　D. 肝脏

4 “第四时相”骨显像的显像时间点是：

A. 2～3h　　B. 4～10h

C. 6～12h　　D. 18～24h

E. 22～28h

5 患者男，65 岁，最近诊断为高危前列腺癌（Gleason 评分 7＋8），行骨显像进行初步分期。患者否认任何疼痛史，并且否认近期/远期外伤史。根据提供的图像，下一步最适合的检查是：

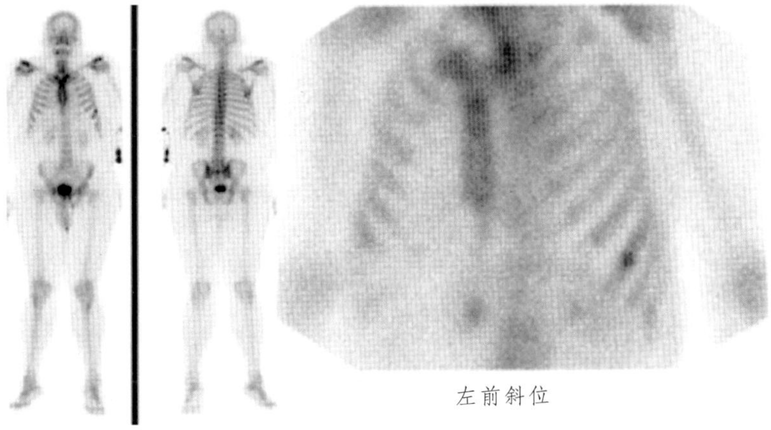

左前斜位

A. 前列腺特异性抗原（PSA）水平　　B. 胸部 X 线摄影

C. CT　　D. MRI

6 如下所示为3h延迟^{99m}Tc－MDP显像图，最可能的诊断是：

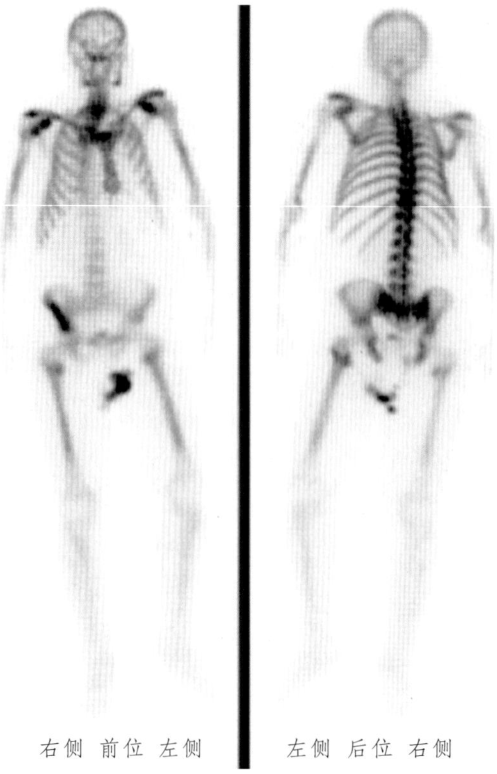

A. 肾衰竭　　B. 正常图像

C. 弥漫性骨转移　　D. 肥大性骨关节病

7 患儿13岁，表现为右下肢疼痛。最可能的诊断是：

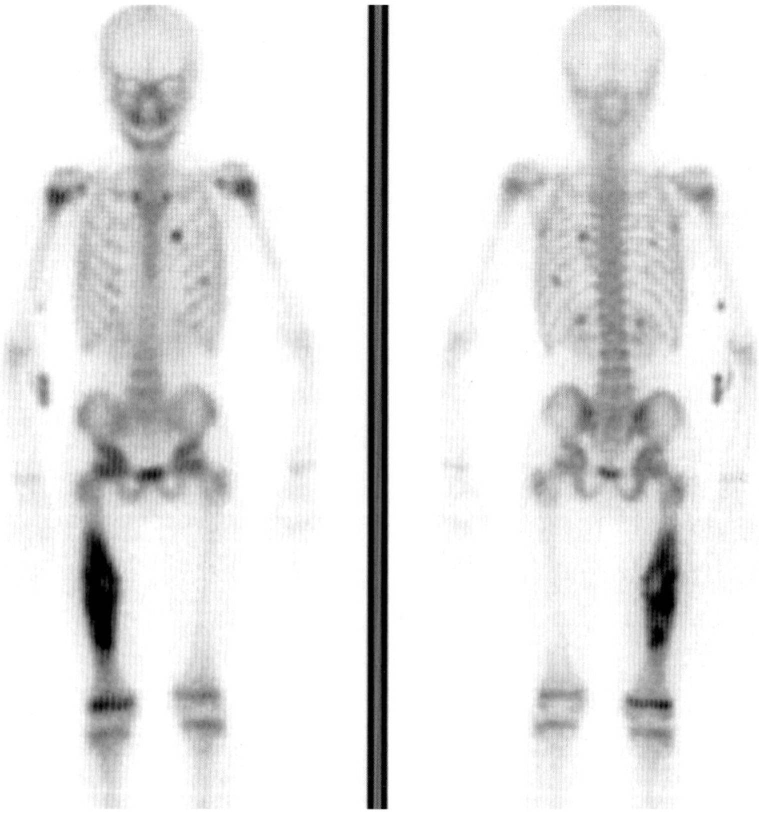

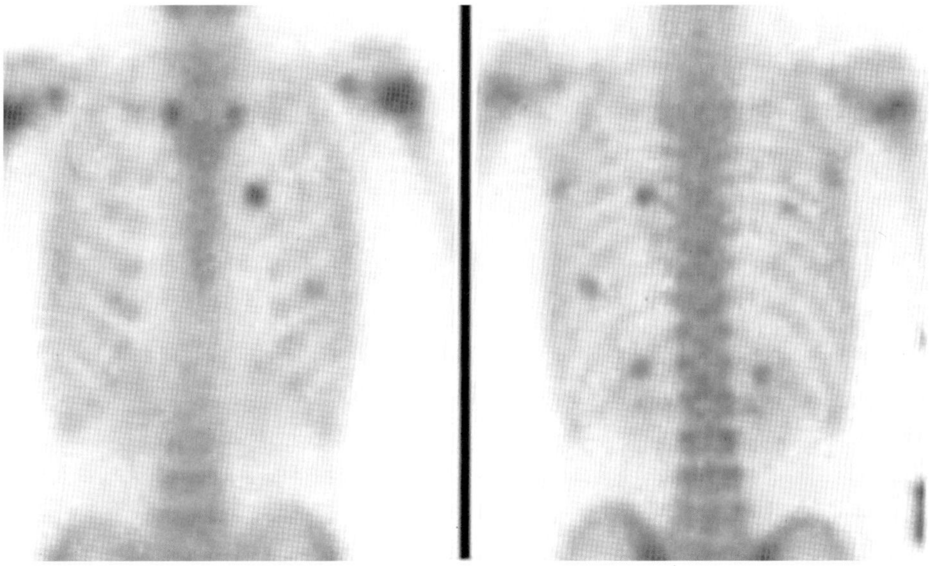

A. Paget 病　　　　B. 骨肉瘤

C. 骨髓炎　　　　D. 骨纤维结构发育不良

E. 尤文肉瘤　　　　F. 严重粉碎性骨折

8　患儿男，12 岁，严重右膝疼痛，夜间加重。根据下列显像和 CT 表现，最可能的诊断是：

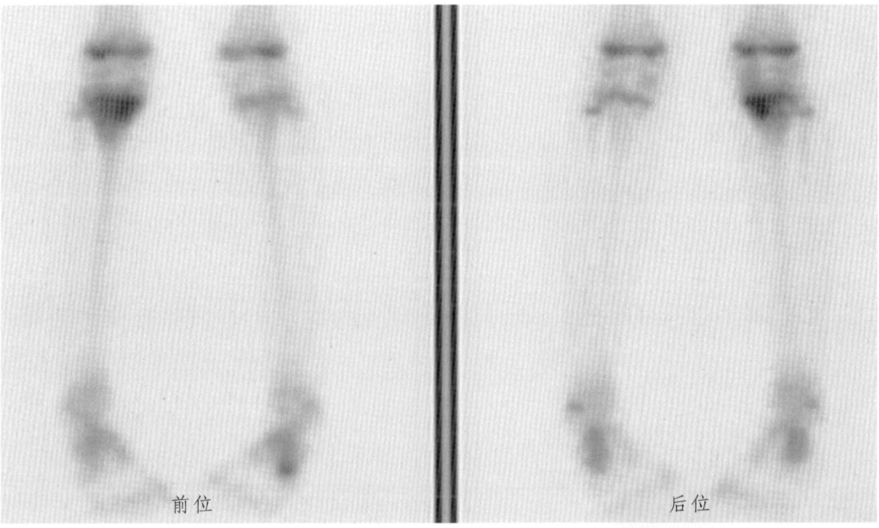

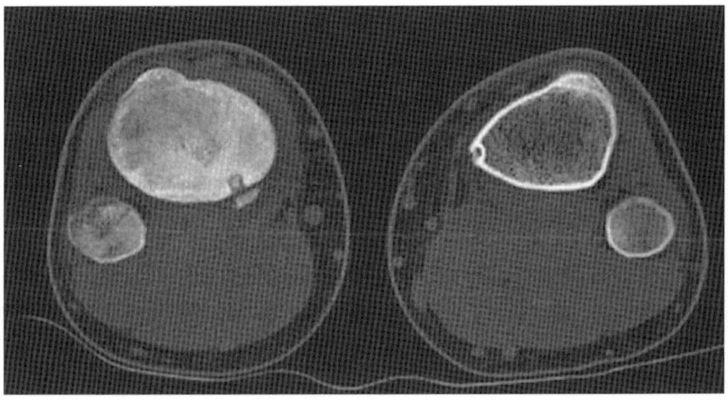

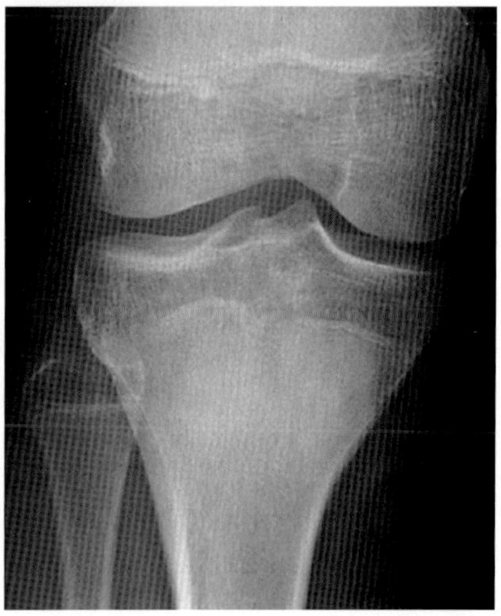

A. 应力性骨折　　B. 骨岛

C. 骨肉瘤　　D. 骨样骨瘤

E. 转移性神经母细胞瘤

9 以下哪项骨原发病变在骨显像表现为正常放射性分布？

A. 成骨细胞瘤　　B. 骨样骨瘤

C. 骨纤维结构发育不良　　D. 骨巨细胞瘤

E. 骨皮质硬纤维瘤

10 患者男，56 岁，有前列腺癌病史，碱性磷酸酶水平升高，行骨显像进一步评估。根据骨扫描和骨盆 X 线图像，最可能的诊断是：

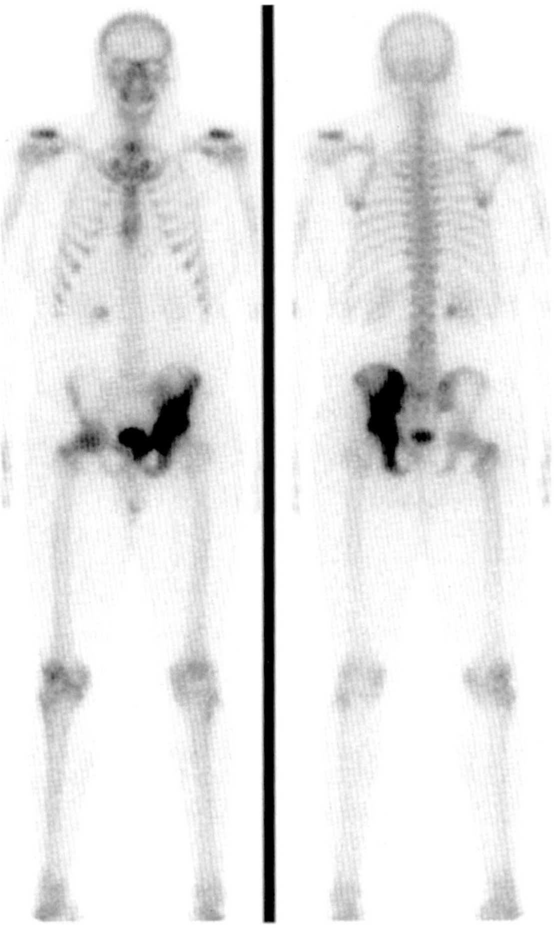

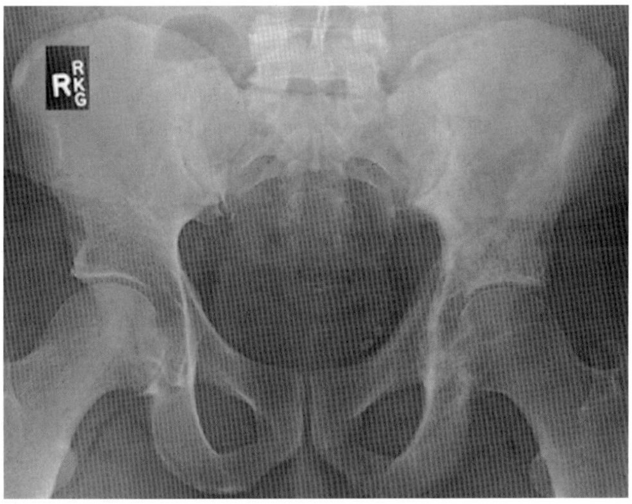

A. 骨转移　　B. 骨纤维结构发育不良

C. Paget 病　　D. 骨肉瘤

11 下列关于髋关节置换并发症的核医学描述，不准确的是：

A. 骨水泥假体周围放射性活性增加在 1 年内消失。

B. 置换假体干周围放射性活性弥漫性增加提示假体感染。

C. 置换假体尖端和股骨粗隆局灶性放射性活性增加提示假体松动。

D. ^{18}F－FDG PET 显像是评估可疑假体感染的首选方法。

12 患者男，76 岁，前列腺癌去势治疗，PSA 升高。下图骨显像所示颅骨的影像所见，最合理的解释是：

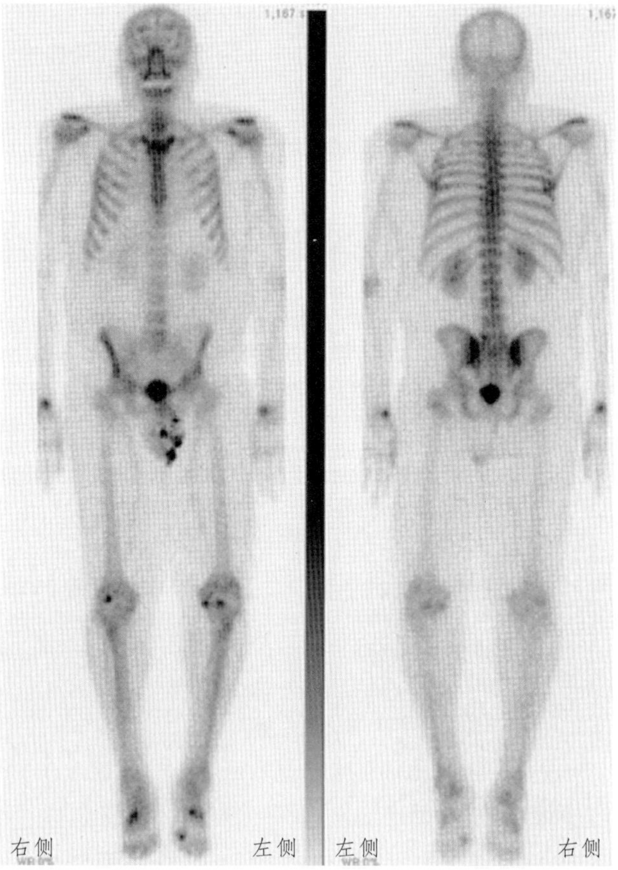
右侧
左侧
左侧
右侧

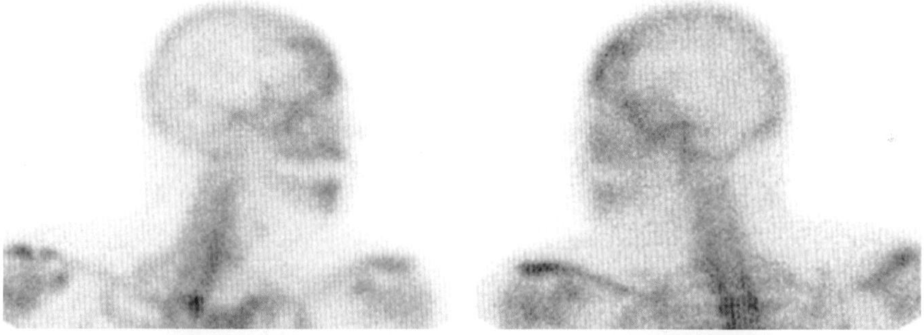

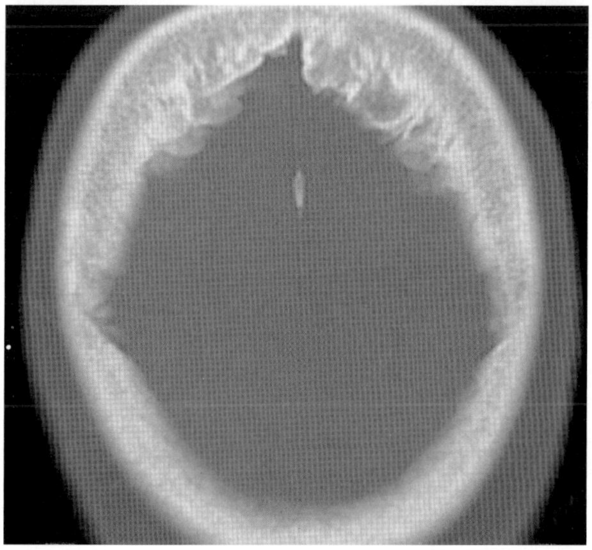

A. 骨转移　　B. 脑膜瘤

C. Paget 病　　D. 骨纤维结构发育不良

E. 额骨内板骨质增生

13 患者女，65 岁，双足疼痛。下图为双足三时相扫描，可能的诊断是：

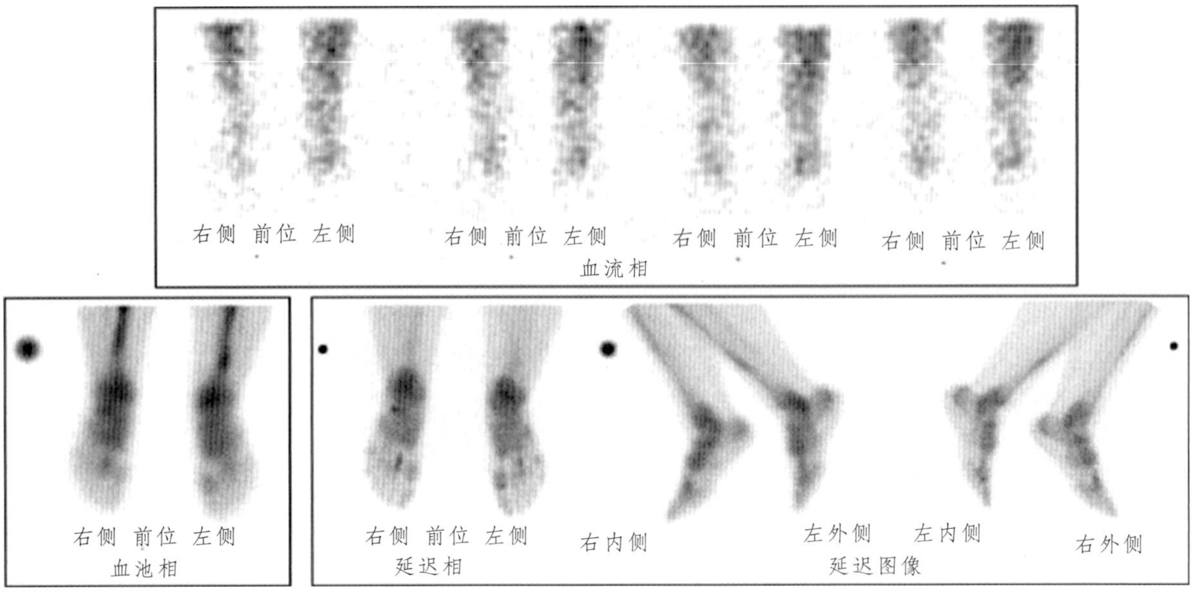

A. 复杂性区域性疼痛综合征　　B. 多灶性骨髓炎

C. 机能不全性骨折　　D. 足底筋膜炎

E. 正常影像　　F. 蜂窝织炎

14 患者男，60 岁，弥漫性骨痛，骨显像如下图所示，下一步最恰当的选择是：

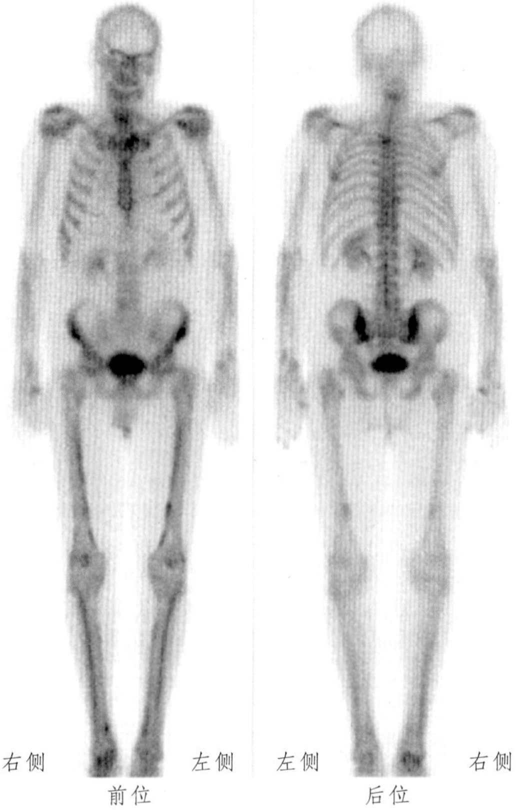

A. 双下肢静脉超声　　B. 双下肢 X 线检查
C. 胸部 CT　　D. 胸椎和腰椎 MRI
E. 双侧下肢 MRI

15 以下哪项检查或哪组检查最适用于疑似髋关节置换术后感染的评估?
A. 骨三相显像　　B. 标记白细胞显像
C. 骨三相显像联合硫胶体骨髓显像　　D. 标记白细胞显像联合硫胶体骨髓显像
E. ^{18}F - FDG PET/CT

16 下图所示患者临床表现为疲劳、骨痛、低蛋白血症和肾功能不全,最可能的诊断是:

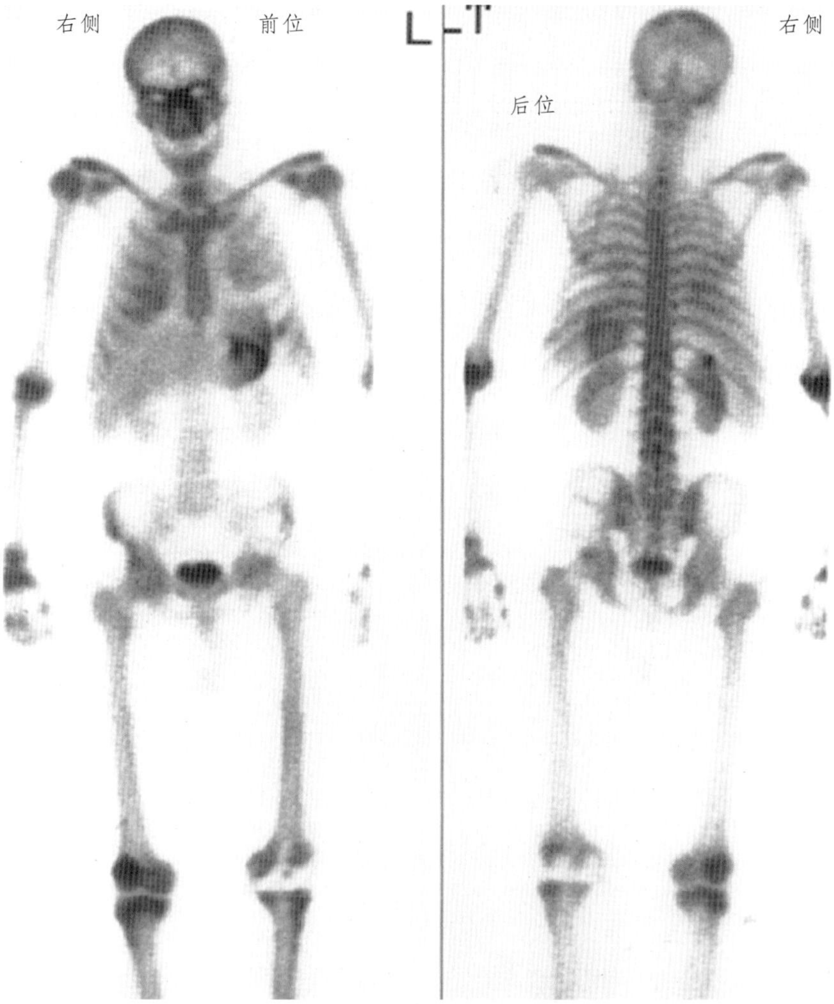

A. 游离的高锝酸盐　　B. 转移性钙化
C. 肥厚性骨关节病　　D. 肺癌骨转移
E. 肾源性系统性纤维化

17 使用双能 X 线吸收测量法(DEXA)测量骨密度(BMD)时,以下哪项准确?
A. T 评分表示患者骨密度与同年龄、同性别和同种族的健康人群骨密度均值间的标准差。
B. Z 评分表示患者骨密度与同性别、同种族青年人骨密度均值间的标准差。
C. 儿童髋部(全髋和股骨近端)的测量数据不可靠。
D. 脊柱和髋关节测量受限时,可选择优势前臂远端 1/3(半径 33%)区域评估骨质疏松。
E. 股骨颈是髋部最适合进行重复测量的部位。

18　下图为静脉注射^{99m}Tc－MDP后3h延迟显像,以下哪项最可能与该患者相关?

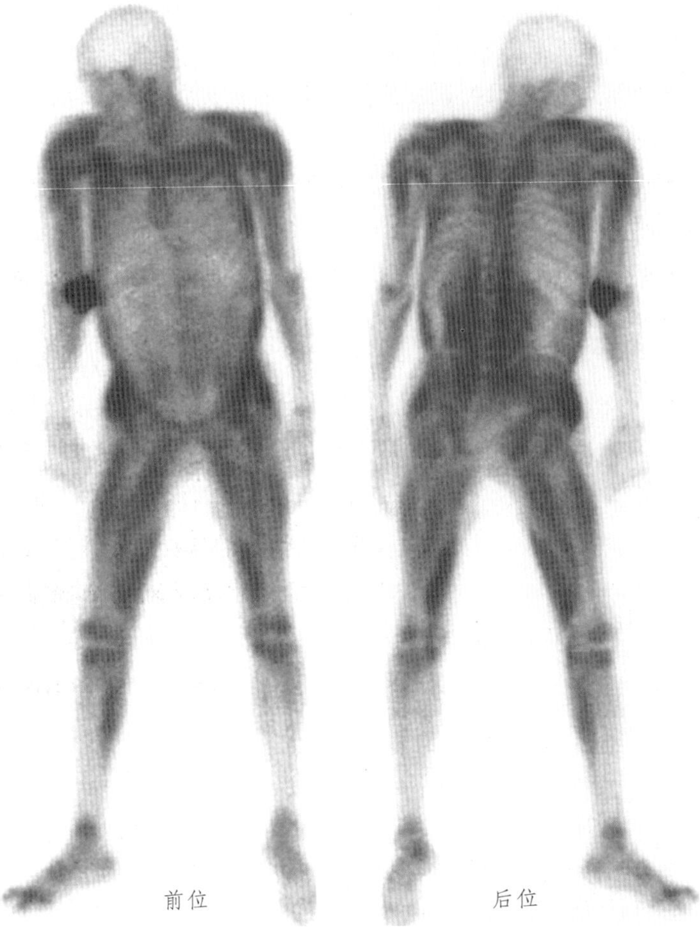

A. 终末期肾病患者注射钆对比剂

B. 肌酸磷酸激酶水平升高和肾衰竭

C. 注射错误的放射性药物

D. 血清钙水平显著升高

19　^{99m}Tc－MDP骨显像,以下哪种恶性肿瘤最不可能表现为放射性摄取缺损或"冷"区?

A. 淋巴瘤

B. 多发性骨髓瘤

C. 乳腺癌骨转移

D. 甲状腺癌骨转移

E. 肾细胞癌骨转移

20　根据以下骨显像和CT表现,最可能的诊断是:

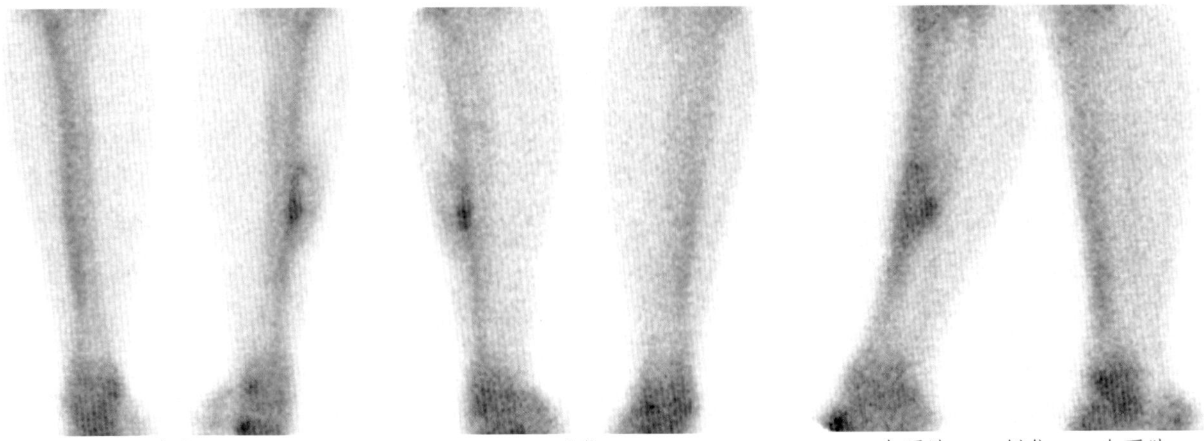

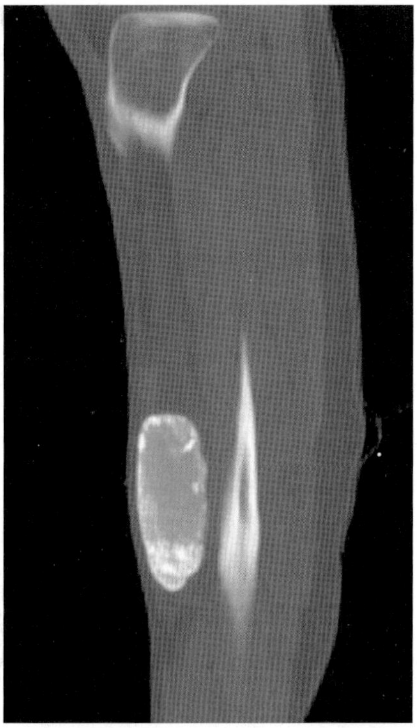

A. 横纹肌溶解症　　B. 骨化性肌炎
C. 胫骨应力性骨折　　D. 骨膜外骨肉瘤
E. 骨膜骨肉瘤

21 患者女,36 岁,因弥漫性骨痛行全身骨显像,基于图像所示,下一步最合适的是:

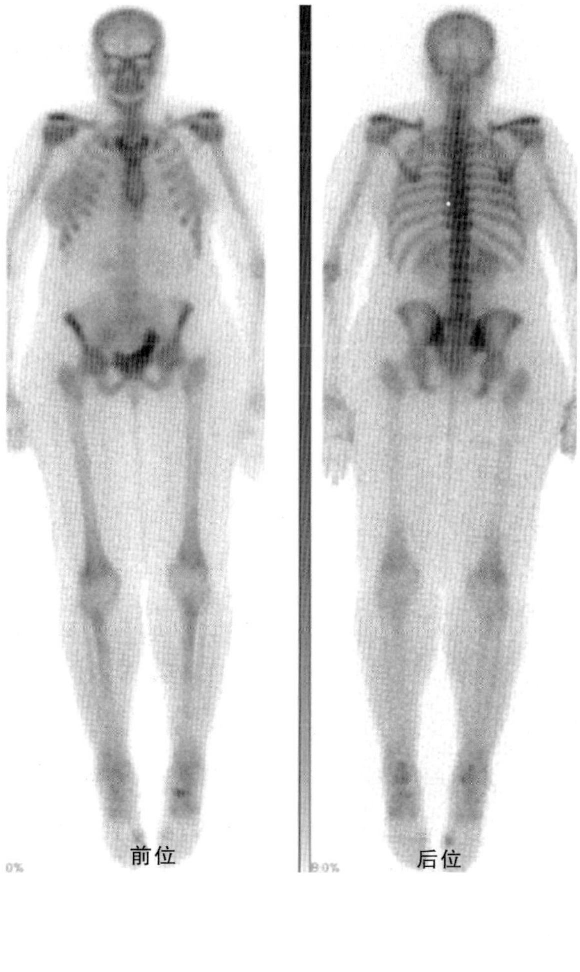

A. 胸部 X 线片

B. 乳腺 X 线摄影

C. 腰椎 X 线片

D. 双能 X 线吸收测量法

E. 血清甲状旁腺素水平

22 患者有结肠癌病史,^{99m}Tc – MDP 骨显像肝脏摄取增高最可能的原因是:

A. 胆总管梗阻

B. 制备过程中混合药瓶内掺入空气

C. 肝硬化

D. 肝转移

23 患者男,65 岁,有恶性肿瘤病史,行全身后位 3h 延迟^{99m}Tc – MDP 骨显像,下列哪项最不可能是肾脏摄取增高的原因?

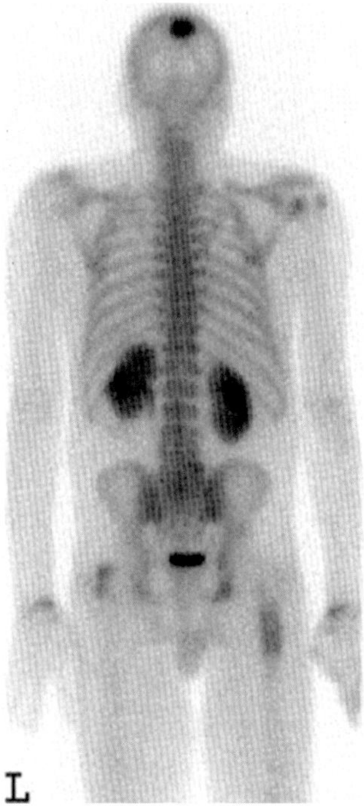

A. 铁超载

B. 高钙血症

C. 镰状细胞疾病

D. 急性肾小管坏死

E. 双侧高位梗阻

F. 化疗引起的毒性肾损害

24 ^{18}F – NaF PET/CT 显像与^{99m}Tc – MDP 骨显像相比,下列哪项正确?

A. ^{18}F – NaF PET/CT 显像敏感性低

B. ^{18}F – NaF PET/CT 显像特异性低

C. ^{18}F – NaF PET/CT 显像时间短

D. ^{18}F – NaF PET/CT 显像分辨率低

E. ^{18}F – NaF PET/CT 显像辐射低

25 52 岁绝经女性,行双能 X 线吸收测量法扫描,显示 T 评分为 –1 分。基于这个结果,最可能的结论是:

A. 正常

B. 骨量减少

C. 骨质疏松症

D. 骨硬化病

26 基于下列^{99m}Tc – MDP 显像所见,最可能的诊断是:

A. 肺癌

B. 前列腺癌

C. 结肠癌

D. 正常

E. 肾细胞癌

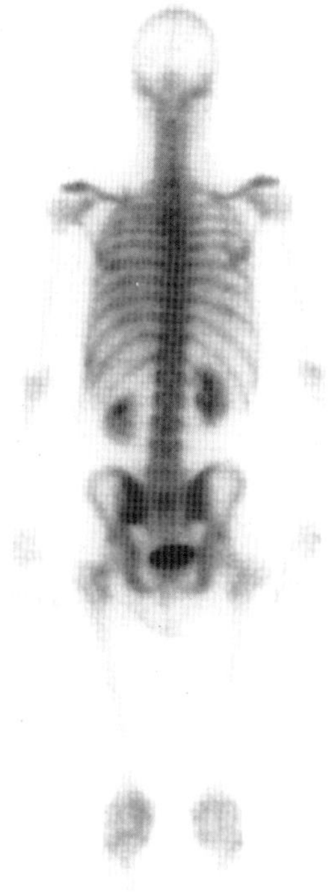

27 患者男,30 岁,有腹膜后淋巴瘤(箭)病史。化疗前和化疗后图像如下所示。随访 FDG PET 扫描异常,最可能的病因是:

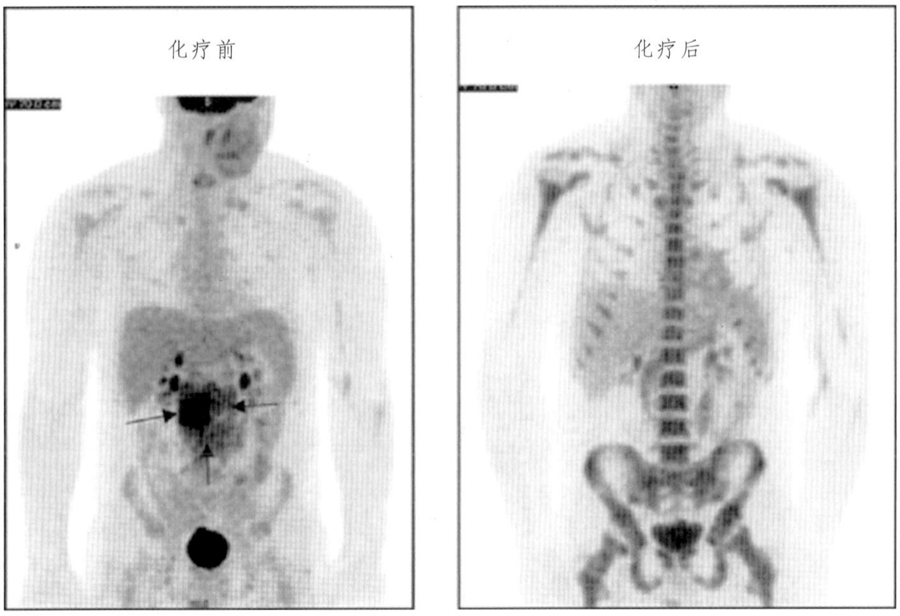

A. 恶性病变　　B. 传染性病变

C. 生理性改变　　D. 炎性病变

28 下图为 2 岁幼儿骨显像,最可能的诊断是:

A. 非意外创伤　　B. 横纹肌肉瘤

C. 骨纤维结构发育不良　　D. Wilms 瘤/肾母细胞瘤

E. 神经母细胞瘤　　F. Paget 病

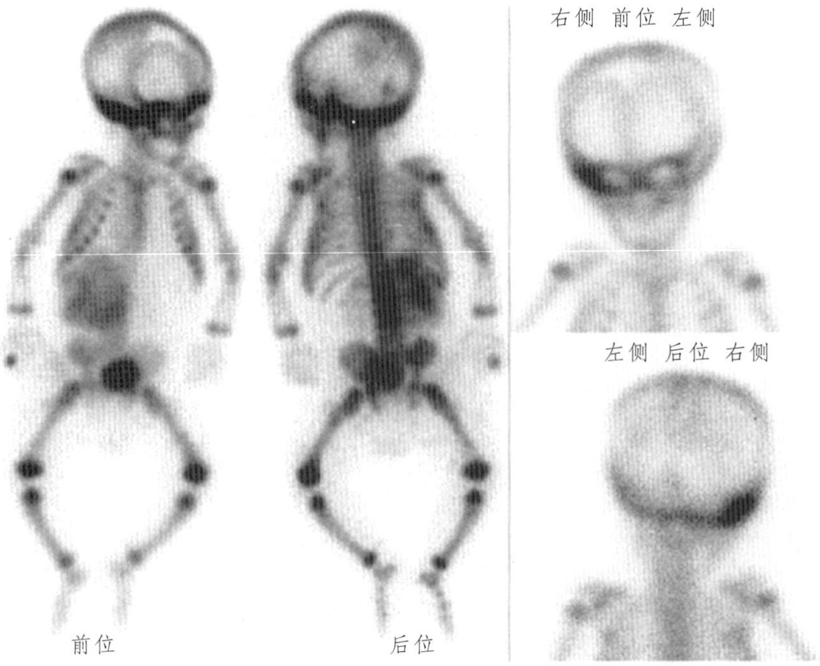

29 患者经氯化镭-223 治疗后,骨转移疼痛有所减轻,利用的是哪种粒子?

A. α 粒子　　B. β 粒子

C. γ 粒子　　D. 正电子

30 患者经氯化锶-89 治疗后骨转移疼痛减轻,利用的是哪种粒子?

A. α 粒子　　B. β 粒子

C. γ 粒子　　D. 正电子

31 根据下图显示的结果,该患者下段腰痛最可能的病因是:

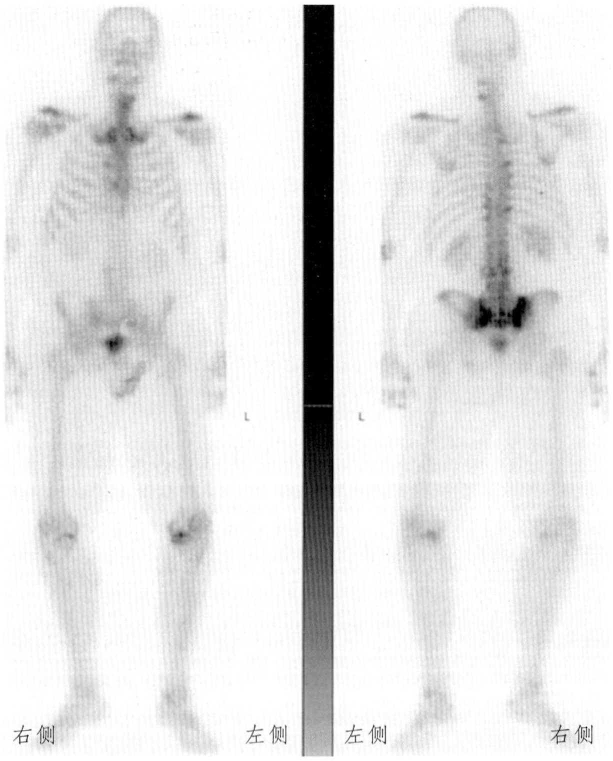

A. 原发性骨恶性肿瘤　　B. 骨质疏松症

C. 转移性疾病　　D. 良性代谢性骨病

32 以下哪项最能反映小腿外胫夹疼痛患者的骨三相扫描结果？

选项	血流相	血池相	延迟相
A	增加	增加	正常
B	增加	增加	增加
C	正常	正常	增加
D	正常	增加	增加

33 解读下列腰椎 DEXA 扫描结果，选用哪个水平椎体的骨矿物质密度评价？

前后位脊椎骨密度

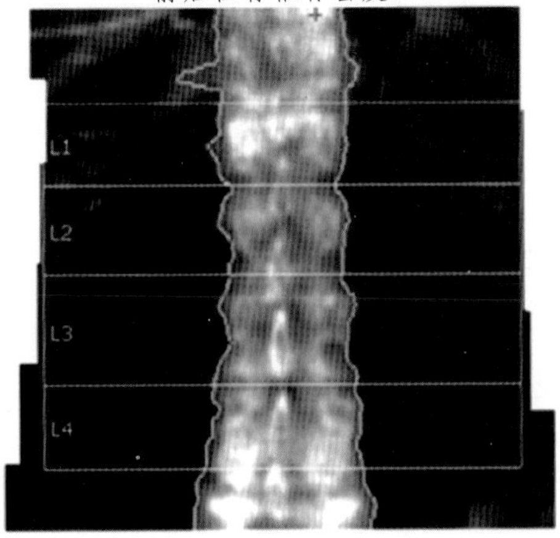

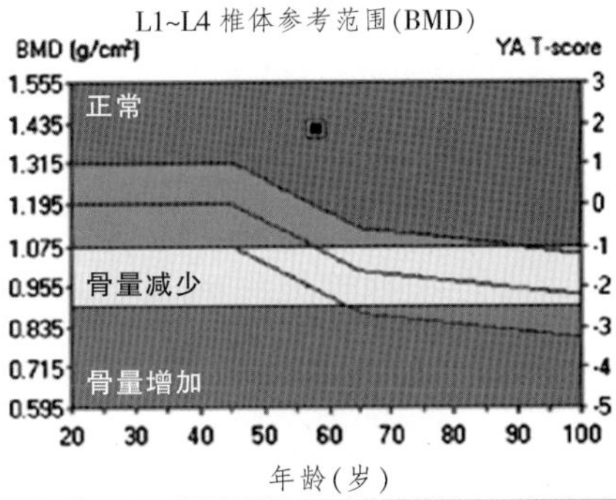

Region	BMD[1] (g/cm²)	Young-Adult[2] (%)	T-score	Age-Matched[3] (%)	Z-score
L1	1.449	127	2.5	143	3.6
L2	1.190	98	-0.2	110	0.9
L3	1.370	112	1.2	126	2.3
L4	1.639	133	3.3	148	4.3
L1-L2	1.320	112	1.2	126	2.3
L1-L3	1.340	113	1.3	127	2.3
L1-L4	1.419	118	1.8	133	2.9
L2-L3	1.293	106	0.6	119	1.7
L2-L4	1.410	116	1.6	129	2.6

A. L1　　B. L2

C. L3　　D. L4

E. L1 ~ L2　　F. L1 ~ L3

G. L1 ~ L4　　H. L2 ~ L3

I. L2 ~ L4　　J. L3 ~ L4

34 患者男，57 岁，背部疼痛，临床怀疑椎体骨髓炎。由于有人工心脏瓣膜，患者无法进行 MRI 检查。以下哪种检查方式最适合评估该患者的椎体骨髓炎情况？

A. 三相全身骨显像　　B. ^{111}In - 白细胞(WBC)显像

C. ^{67}Ga 显像　　D. ^{18}F - FDG PET/CT

35 在 FDA 批准的用于治疗难治性转移性疼痛的骨靶向放射性药物中，哪种也可以提供类似骨显像的图像？

A. ^{223}镭(氯化镭)　　B. ^{89}锶(氯化锶)

C. ^{32}磷 - 正磷酸钠　　D. ^{153}钐 - EDTMP

36 患者男，58 岁，行 DEXA 扫描评估骨矿物质密度，以下哪项正确？

A. 患者应接受双膦酸盐治疗。　　B. 不需要治疗；建议在 1 年内进行随访。

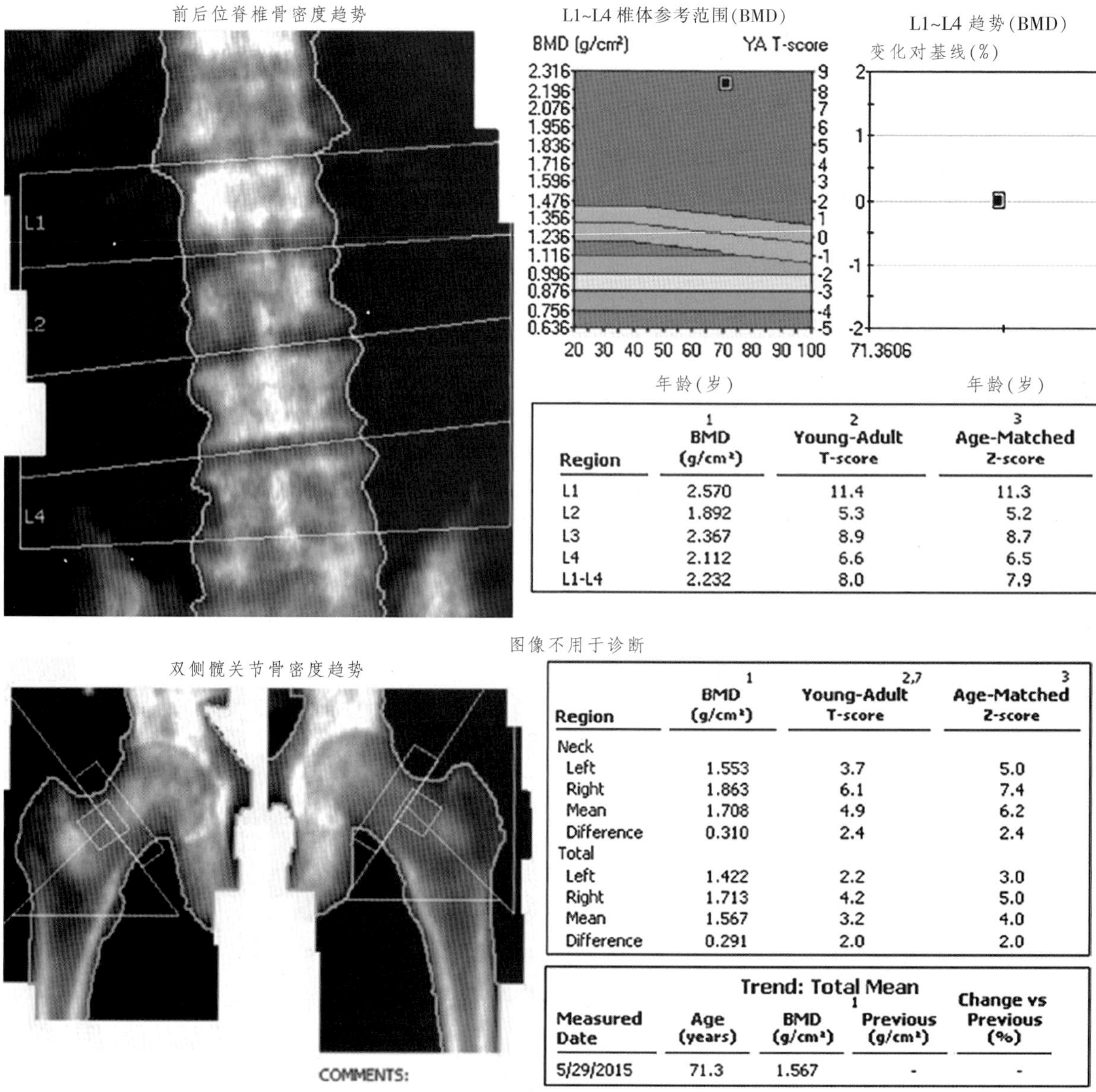

Region	BMD (g/cm²) [1]	Young-Adult T-score [2]	Age-Matched Z-score [3]
L1	2.570	11.4	11.3
L2	1.892	5.3	5.2
L3	2.367	8.9	8.7
L4	2.112	6.6	6.5
L1-L4	2.232	8.0	7.9

Region	BMD (g/cm²) [1]	Young-Adult T-score [2,7]	Age-Matched Z-score [3]
Neck			
Left	1.553	3.7	5.0
Right	1.863	6.1	7.4
Mean	1.708	4.9	6.2
Difference	0.310	2.4	2.4
Total			
Left	1.422	2.2	3.0
Right	1.713	4.2	5.0
Mean	1.567	3.2	4.0
Difference	0.291	2.0	2.0

Trend: Total Mean

Measured Date	Age (years)	BMD (g/cm²) [1]	Previous (g/cm²)	Change vs Previous (%)
5/29/2015	71.3	1.567	-	-

C. 不需要治疗;建议在 3 年内进行随访。

D. 不需要治疗;应考虑结合 X 线检查。

E. 不需要治疗或随访。

F. 患者应开始服用钙和维生素 D。

37 患者男,53 岁,有胸痛病史,行 FDG PET/CT 扫描评估 CT 肺血管造影检查发现的多发双肺结节,其中一些结节中心出现空洞。根据提供的图像,下一步最合适的是:

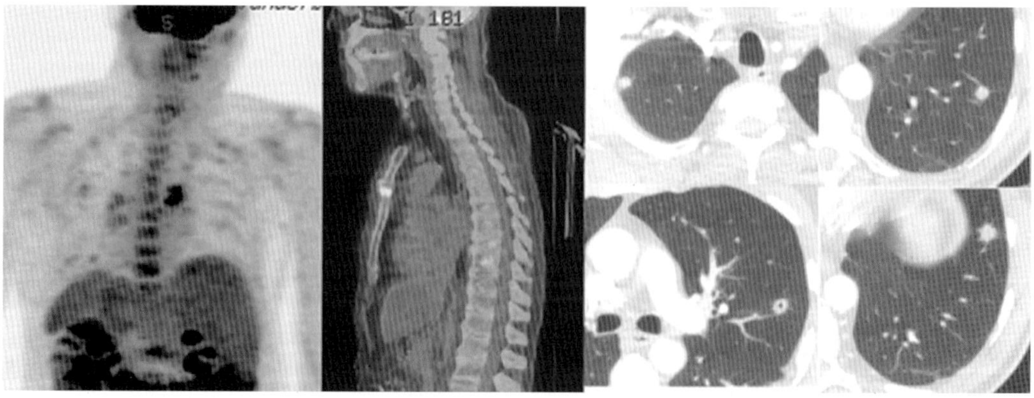

A. 进行最大肺结节活检　　B. 开始化疗

C. 开始抗生素治疗　　D. 头颈部 CT 检查

38 患者女，22 岁，有车祸史，出现右下肢持续性疼痛。基于以下骨三相显像图，最可能的诊断是：

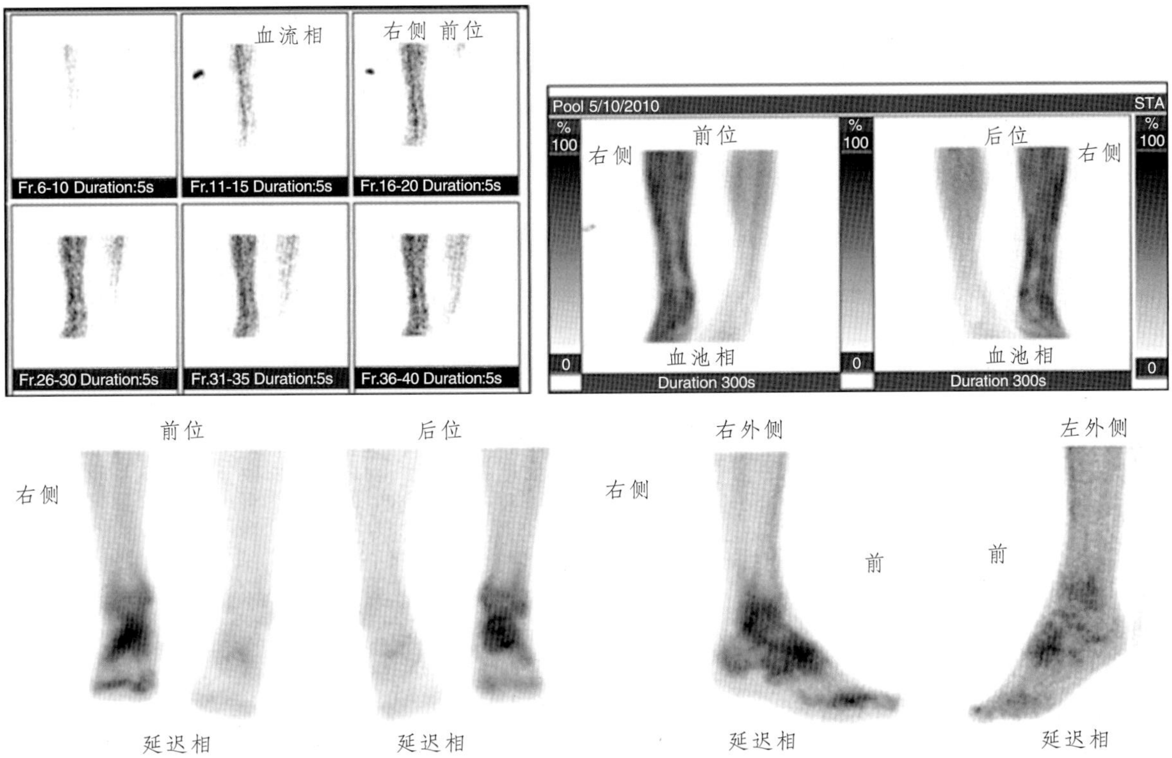

A. 右下肢深静脉血栓形成　　B. 右下肢蜂窝织炎

C. 右下肢复杂性区域性疼痛综合征　　D. 右下肢 Charcot 关节病

答案与解析

1 **答案 D**。骨骼的组成成分可分为矿化（无机盐）和未矿化（有机物）部分，矿化部分（无机盐）由2/3结晶的羟基磷灰石和1/3非结晶的磷酸钙组成。二磷酸盐的衍生物如^{99m}Tc－MDP和^{99m}Tc－HDP以及^{18}F－NaF通过化学吸附沉积在骨基质的羟基磷灰石内（化学吸附）；这些放射性药物的骨外摄取发生在基质的磷酸钙部分，如骨化性肌炎。放射性药物如^{32}P主要沉积在骨基质非结晶的磷酸钙部分。骨骼的未矿化部分（有机物）由类骨质（骨组织成熟之前形成骨基质的有机部分，如胶原蛋白等）和细胞成分（如成骨细胞、破骨细胞和骨髓）组成。

参考文献：Mettler FA，Guiberteau MJ. *Essentials of nuclear medicine imaging*，6th ed. Philadelphia，PA：Saunders，2012：272.

Ziessman HA，O'Malley JP，Thrall JH. *Nuclear medicine：the requisites*，4th ed. Philadelphia，PA：Saunders，2014：98.

2 **答案 D**。发生器洗脱中产生的过量铝会导致胶体形成，胶体聚集在肝脏。导致骨扫描弥漫性异常肝摄取的原因包括：发生器洗脱产生过量的铝、之前硫胶体扫描的残余放射性活性、过量血清铝、肝坏死、肝转移、淀粉样变性和转移性钙化。

参考文献：MacDonald J. Idiopathic hepatic uptake of (99m) Tc methylene diphosphonate：a case report. *J Nucl Med Technol* 2001；29(1)：32－36.

Ziessman HA，O'Malley JP，Thrall JH. *Nuclear medicine：the requisites*，4th ed. Philadelphia，PA：Saunders，2014：98.

3 **答案 B**。混合瓶中的过量空气导致锡从亚锡离子（Sn Ⅱ）氧化为氢氧化亚锡（Sn Ⅳ），这导致放射性药物标记不良，继而产生过量的游离高锝酸盐。如果放射性药物注射延迟至制备后4h以上，也会产生游离高锝酸盐，聚集在唾液腺、甲状腺和胃黏膜，增加软组织本底放射性活性。因此，注射放射性药物前应常规进行色谱分析质量控制，以确保结合率>95%。

参考文献：Mettler FA，Guiberteau MJ. *Essentials of nuclear medicine imaging*，6th ed. Philadelphia，PA：Saunders，2012：271.

Ziessman HA，O'Malley JP，Thrall JH. *Nuclear medicine：the requisites*，4th ed. Philadelphia，PA：Saunders，2014：98.

4 **答案 D**。有时肾衰竭或软组织清除能力差的患者，静脉注射^{99m}Tc－标记的二磷酸盐后需要进行18～24h图像采集，称为第四时相。“三时相”检查图像为血管显影相（第一时相）、软组织灌注/血池相（第二时相）和2～3h延迟相（第三时相），常规应用于鉴别骨髓炎和蜂窝织炎或软组织感染、骨折或恶性肿瘤，其他适应证包括评估关节假体疼痛和复杂性区域性疼痛综合征（反射性交感神经营养不良）。

参考文献：Mettler FA，Guiberteau MJ. *Essentials of nuclear medicine imaging*，6th ed. Philadelphia，PA：Saunders，2012：273.

Ziessman HA，O'Malley JP，Thrall JH. *Nuclear medicine：the requisites*，4th ed. Philadelphia，PA：Saunders，2014：100.

5 **答案 C**。左侧第7肋可见单发放射性摄取增高灶。孤立的肋骨病变很少由转移所致（根据Wang和Shen报道仅1.2%为转移灶），但是没有近期或远期外伤史情况下，应考虑进一步结合其他影像检查。CT 扫描是该患者最适合的检查方法，而胸部 X 线检查对评估可疑肋骨转移不够敏感。血清 PSA 水平是否升高不能解释肋骨异常摄取的原因。

结合该患者当天早些时候的腹部和盆腔 CT 扫描，显示左侧第 7 肋前外侧存在骨质硬化病变（箭）。没有骨痂形成、骨皮质断裂和外伤史，都提示该病变不是骨折后改变。由于肋骨是唯一受累部位，后来进行活检证实为前列腺癌骨转移。骨显像阳性没有特异性，可能代表恶性肿瘤、创伤或感染后改变，仔细结合临床病史及恰当的影像学检查对准确诊断至关重要。值得注意的是，典型肋骨转移骨扫描为长条形，并且沿着肋骨走行，如下图另一例患者骨扫描所示。骨折的典型表现是多个连续肋骨的垂直于肋骨走行的放射性摄取增高灶。

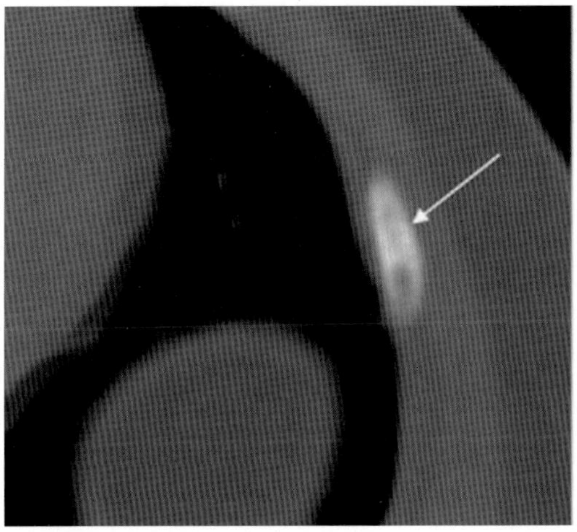

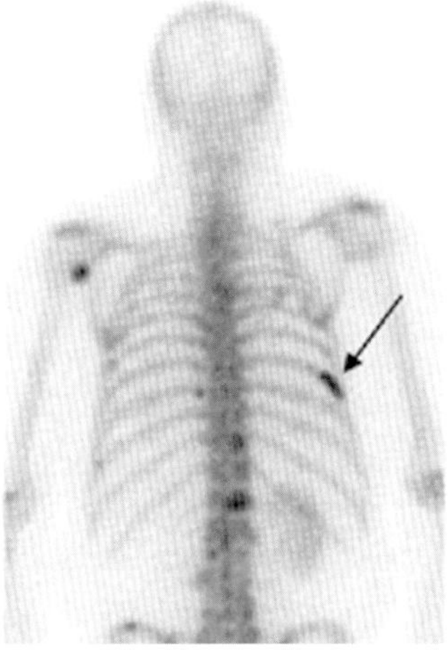

参考文献： Wang C, Shen Y. Study on the distribution features of bone metastases in prostate cancer. *Nucl Med Commun* 2012; 33(4):379 – 383.

6 **答案 C**。骨扫描放射性示踪剂的正常生理分布包括胃肠道和泌尿系统，需注意肾脏是否显影。图像显示脊椎骨、骨盆、肋骨和近端附肢骨放射性示踪剂摄取弥漫性增高，而双肾未见显影，符合超级骨显像表现。超级骨显像双肾不显影，是由于骨内放射性摄取明显增高，此时如果将图像的色阶窗下调，肾实质影会变清晰。超级骨显像最常继发于骨转移性病变，但代谢性疾病也能见到，如原发性甲状旁腺功能亢进、肾性骨营养不良、骨髓纤维化、肥大细胞增多症和维生素 D 增多症。肾衰竭患者则由于放射性示踪剂清除减少，3h 延迟图像上软组织本底摄取高，18 ~ 24h 延迟“第四时相”扫描有上述相似表现时通常被称为“漂亮的扫描”。超级骨显像以及与原发性甲状旁腺功能亢进和肾性骨营养不良（继发性甲状旁腺功能亢进症）相关的“漂亮的扫描”，通常表现为增大的下颌骨内放射性示踪剂摄取增高，这种征象称为“林肯征”，同时可见关节周围骨骼的放射性示踪剂摄取增高。肥大性骨关节病典型表现为长骨骨膜放射性示踪剂摄取增高，通常称为“轨道征”。

参考文献： Habibian, MR. *Nuclear medicine imaging: a teaching file*, 2nd ed. Philadelphia, PA: Lippincott Williams & Wilkins, 2009:326 – 328.

Mettler FA, Guiberteau MJ. *Essentials of nuclear medicine imaging*, 6th ed. Philadelphia, PA: Saunders, 2012:267, 279, 291.

Ziessman HA, O' Malley JP, Thrall JH. *Nuclear medicine: the requisites*, 4th ed. Philadelphia, PA:

Saunders, 2014:99, 106.

7 **答案 B**。全身前位和后位延迟图像显示右侧股骨干内巨大的放射性示踪剂摄取增高灶;右侧和左侧胸部多发小的局灶性放射性示踪剂摄取增高灶,病灶并不位于肋骨(箭),符合肺转移灶表现,典型见于骨肉瘤。可疑病例行 SPECT/CT 断层扫描可明确肺转移部位。骨肉瘤肺转移的二磷酸盐放射性示踪剂摄取增高与转移灶存在骨化反应有关。尤文肉瘤的典型表现是骨干病变,肺转移不会出现^{99m}Tc-MDP 摄取增高。骨肉瘤通常起源于股骨远端干骺端,表现为放射性摄取不均匀增高伴放射性摄取缺损区(见下面患者的图像)。骨髓炎可以发生在股骨干,典型表现为显著、均匀的放射性示踪剂摄取增高。骨髓炎和骨肉瘤三时相骨显像均可呈阳性。

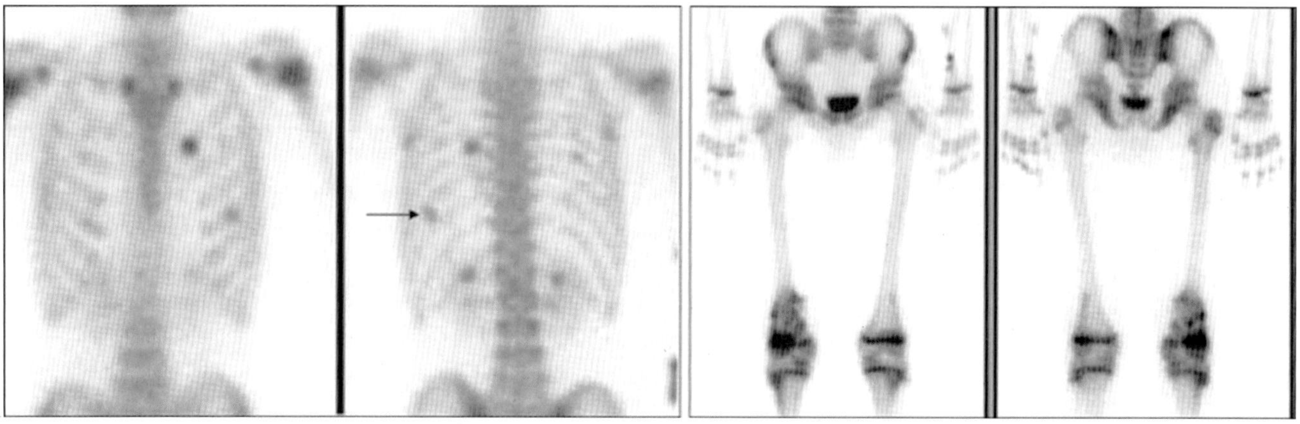

参考文献: Mebarki M, Medjahedi A, Menemani A, et al. Osteosarcoma pulmonary metastasis mimicking abnormal skeletal uptake in bone scan: utility of SPECT/CT. *Clin Nucl Med* 2013; 38(10):e392-e394.

Mettler FA, Guiberteau MJ. *Essentials of nuclear medicine imaging*, 6th ed. Philadelphia, PA: Saunders, 2012:285-288.

8 **答案 D**。胫骨近端的后内侧方可见小圆形放射性摄取增高灶(箭),被胫骨近端干骺端弥漫性轻度放射性摄取所环绕(箭头)。X 线示胫骨近端干骺端弥漫性硬化,旁边可见硬化性(非侵袭性)骨膜反应。CT 示胫骨后内侧骨皮质内边界清晰的圆形低密度病灶(黑色箭头),中心区域可见高密度/硬化病灶(白色箭)。综合上述影像表现,考虑骨样骨瘤。骨样骨瘤常见于股骨和胫骨(>50%),少见部位包括脊柱、手和足(30%),罕见部位包括颅骨、肩胛骨、肋骨、骨盆骨、下颌骨和髌骨。

骨髓炎的骨显像表现为放射性摄取均匀性增高,而不是局灶性增高。其他选项:应力性骨折表现为线性高摄取,周围无轻度摄取;骨岛很少出现 MDP 浓聚;骨肉瘤放射性摄取更为弥漫,且 X 线和 CT 可见侵袭性骨膜反应(日光射线征);转移性神经母细胞瘤不会发生在这个年龄段。

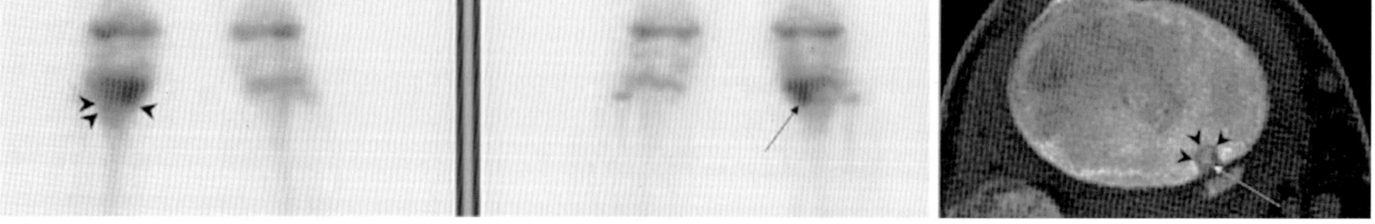

参考文献: Chai JW, Hong SH, Choi JY, et al. Radiologic diagnosis of osteoid osteoma: from simple to challenging findings. *Radiographics* 2010; 30(3):737 - 749.

9 **答案 E**。成骨细胞瘤、骨样骨瘤、骨纤维结构发育不良和骨巨细胞瘤的延迟骨显像通常表现为放射性摄取显著异常增高;软骨母细胞瘤表现为中度或明显放射性摄取增高;内生骨软骨瘤表现为轻度至中度放射性摄取增高;纤维性骨皮质缺损和非骨化性纤维瘤典型表现为正常或轻度放射性摄取增高。骨皮质硬纤维瘤、骨岛和血管瘤的骨扫描通常表现为正常放射性摄取。认识到骨显像表现为异常放射性摄取的良性原发性骨肿瘤很重要,因为它们通常是骨显像偶然发现,其特异性诊断取决于放射学表现。

参考文献: Mettler FA, Guiberteau MJ. *Essentials of nuclear medicine imaging*, 6th ed. Philadelphia, PA: Saunders, 2012:281 - 285.

10 **答案 C**。全身前位和后位延迟图像可见左侧骨盆放射性示踪剂摄取增高,累及左侧髂骨、坐骨和耻骨;X 线图像可见相应部位不对称性骨膨胀、骨皮质(髂耻线和髂坐线)增厚和粗大的骨小梁,符合 Paget 病表现。Paget 病常累及骨盆(30%~75%)、脊柱(30%~75%)、颅骨(25%~65%)和近端长骨(25%~30%),少见部位包括肩关节和前臂;多发性骨病变(65%~90%)比单发性(10%~35%)多见;骨盆常见不对称性受累。

Paget 病的三期如下:早期骨吸收期的特征是骨皮质溶解、变薄,可见如"草叶征"和"骨质疏松征"征象;之后是混合期,其特征是骨小梁增粗、骨皮质增厚,放射科医师看到的大多数病例处于此期;最后为成骨期,进展演变时间不同。吸收期和混合期由于血流量和骨转化增加,骨显像的典型特征为放射性摄取增高;较为静止的成骨期,表现为放射性核素摄取正常。Paget 病很少见肉瘤样变,发生率约为 1%,表现为沿骨皮质延伸的局灶性骨破坏伴软组织肿块。

骨纤维结构发育不良也可表现为相似的放射性药物摄取增高,但常见于年轻患者(75% 年龄 <30 岁),根据受累模式和影像表现可与 Paget 病鉴别;此外,Paget 病侵犯骨末端,而骨纤维结构发育不良通常不侵犯骨骺。一侧骨盆连续受累很少见于转移瘤,X 线图像可排除转移瘤和骨肉瘤的可能。

参考文献: Smith SE, Murphey MD, Motamedi K, et al. From the archives of the AFIP. *Radiographics* 2002; 22(5):1191 - 1216.

11 **答案 D**。骨水泥假体周围放射性活性的增高通常于术后 12 个月消失。此外,手术若使用非胶质多孔涂层假体,则术后 2 年以上都可见假体周围放射性活性增高。假体尖端和转子处的持续性放射性活性增高提示假体松动,而髋关节假体(尤其是假体干)周围放射性活性普遍增高提示骨髓炎。标记白细胞 - 骨髓联合显像是诊断假体关节感染的放射性核素检查方法,^{18}F - FDG PET 的准确性低于标记白细胞 - 骨髓联合显像。

参考文献: Kwee TC, Kwee RM, Alavi A. FDG-PET for diagnosing prosthetic joint infection: systematic review and metaanalysis. *Eur J Nucl Med Mol Imaging* 2008; 35(11):2122 - 2132.

Love C, Marwin SE, Palestro CJ. Nuclear medicine and the infected joint replacement. *Semin Nucl Med* 2009; 39(1): 66 - 78.

12 **答案 E**。全身前位和后位延迟骨显像显示头部放射性摄取增高,侧位像显示放射性摄取增高部位为额骨;轴位 CT 扫描显示额骨内板对称性过度增生,符合额骨内板骨质增生表现,为良性病变,不要与恶性病变混淆。Paget 病在骨质吸收期出现局灶性骨质溶解(骨质疏松),混合期/成骨期表现为"棉花毛"样板障硬化和皮质增厚。转移或"斑块状”脑膜瘤引起的骨质增生表现不对称；纤维发育不良见于年轻人，并且 CT 扫描表现为“毛玻璃”样髓腔扩张。该患者是男性，但额骨内板增生症更常见于女性患者。

参考文献：Novetsky GJ, Berlin L. Bone scintigraphy in hyperostosis frontalis interna. *Clin Nucl Med* 1982; 7(6):265-266.

13 **答案 C**。前位血流相和血池相显示右侧第 2 跖骨远端和左侧第 3 跖骨远端局灶性充血和高灌注，延迟相上述部位放射性浓聚进一步增高，符合多发性急性骨折影像表现。因为患者没有外伤史，所以可能是骨质疏松相关的机能不全性骨折，或双膦酸盐引发的病理性骨折。机能不全性骨折是异常骨在正常应力下发生的，而疲劳性应力骨折是正常骨在异常应力下发生的。延迟相左侧第 1 跖趾关节的局灶性放射性活性增高，符合骨关节炎影像表现。足底筋膜炎表现为足底筋膜从前下方进入跟骨处放射性活性增加；复杂性区域性疼痛综合征表现为血流相和血池相患肢放射性摄取增高，以及延迟相关节周围的放射性摄取增高。蜂窝织炎仅前两期可见阳性征象，而且与骨髓炎相关的放射性摄取不明显。

参考文献：Mettler FA, Guiberteau MJ. *Essentials of nuclear medicine imaging*, 6th ed. Philadelphia, PA: Saunders, 2012:296-300.

14 **答案 C**。全身延迟骨显像示双下肢（胫骨和股骨）骨皮质/骨膜摄取增高，呈双轨型，符合肥大性骨关节病表现，最常见于肺癌，因此应考虑行胸部 CT 或胸部 X 线检查明确是否存在恶性病变。导致肥大性骨关节病的其他病因包括胸部感染、COPD、炎性肠病、肝脏疾病和充血性心力衰竭。外胫夹通常局限于胫骨，且仅累及后内侧骨干区域。该患者的膝关节 X 线片显示股骨远端的特征性厚波状骨膜反应（箭头）。基于骨显像结果，进一步胸部 CT 检查发现左肺上叶肿块（箭）。骨显像的影像改变通常在治疗基础疾病后好转。

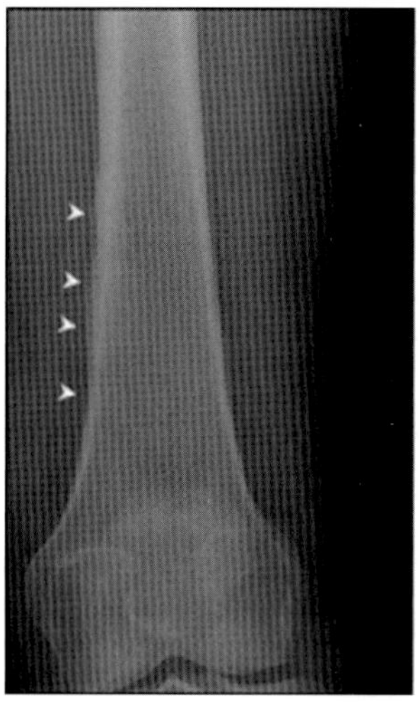

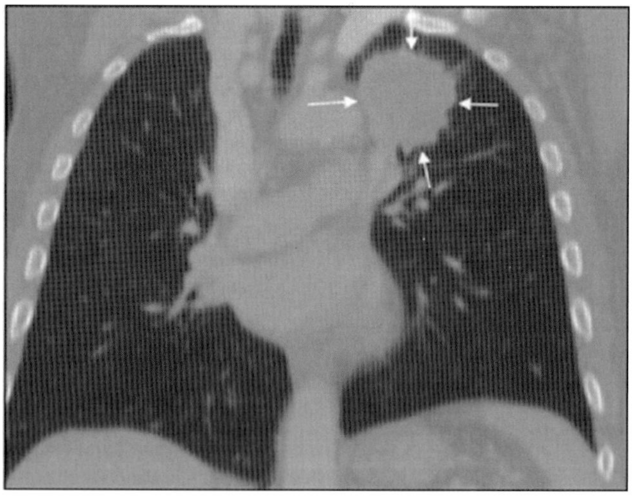

参考文献：Uchisako H, Suga K, Tanaka N, et al. Bone scintigraphy in growth hormone-secreting pulmonary cancer and hypertrophic osteoarthropathy. *J Nucl Med* 1995; 36(5):822-825.

Mettler FA, Guiberteau MJ. *Essentials of nuclear medicine imaging*, 6th ed. Philadelphia, PA: Saunders, 2012:301, 308.

Ziessman HA, O'Malley JP, Thrall JH. *Nuclear medicine: the requisites*, 4th ed. Philadelphia, PA: Saunders, 2014:109.

15 **答案 D**。放射性核素显像是目前评估疑似关节置换感染的首选影像方法，而标记白细胞－骨髓联合显像又是首选的放射性核素检查，其诊断假体关节感染的准确性达90%。Kwee 等的 Meta 分析发现，FDG PET 诊断下肢假体关节感染的敏感性为 87%，特异性为 82%。

WBC 和硫胶体均能在骨髓聚集，与部位无关。而且，感染时会出现白细胞聚集，而不出现硫胶体聚集。因此，若假体周围在白细胞显像有放射性摄取增高，而胶体显像没有放射性摄取增高，出现这种不匹配的现象，则为感染的阳性结果；若白细胞显像和胶体显像均有放射性摄取增高，出现这种一致表现，可能是骨髓扩张/压实，而不是感染。

参考文献： Kwee TC, Kwee RM, Alavi A. FDG-PET for diagnosing prosthetic joint infection: systematic review and metaanalysis. *Eur J Nucl Med Mol Imaging* 2008; 35(11):2122－132.

Love C, Marwin SE, Palestro CJ. Nuclear medicine and the infected joint replacement. *Semin Nucl Med* 2009; 39(1):66－78.

16 **答案 B**。全身前位和后位延迟骨显像显示关节周围区域的放射性摄取增高，甲状腺、肺、胃、肝脏和肾脏软组织区可见放射性药物摄取，符合转移性钙化表现；左膝关节的放射性分布缺失是关节置换术后改变。转移性钙化是由钙和磷酸盐代谢异常引起的钙沉积。血清磷酸钙增加导致软组织摄取放射性药物，甲状腺、肺、心脏、胃、肾脏和肝脏是常见受累部位，通常见于慢性肾病、甲状旁腺肿瘤、恶性肿瘤（如多发性骨髓瘤）和维生素 D 过多引起的严重高钙血症患者。虽然甲状腺和胃黏膜会因摄取放射性游离锝而显影，但肺或肝脏不摄取游离锝。图像所示的影像表现在肥大性骨关节病、肺癌转移或肾源性系统性纤维化少见。

参考文献： Imanishi Y, Kishiro M, Miyazaki O, et al. Multiple metastatic calcifications detected by bone scintigraphy and demonstrated by CT. *Clin Nucl Med* 1992;17(2):114－118.

Reitz MD, Vasinrapee P, Mishkin FS. Myocardial, pulmonary, and gastric uptake of technetium-99m MDP in a patient with multiple myeloma and hypercalcemia. *Clin Nucl Med* 1986; 11(10):730.

17 **答案 C**。T 评分表示患者骨密度与同性别、同种族年轻人骨密度均值间的标准差。

Z 评分表示双能 X 线吸收测量法（DEXA）扫描时，患者骨密度与同性别、同种族、同年龄正常人骨密度均值之间的标准差。

脊柱后前位（PA）和除头骨之外全身骨骼（TBLH）是儿童 BMD 测量最准确以及可重复检测的部位。髋关节（包括全髋和股骨近端）不是生长儿童测量的可靠部位，因为股骨发育成熟会有显著变异，导致髋部区域缺乏可重复性。

椎体是监测治疗反应的最佳部位，然而，当椎体骨密度受累，应使用全髋骨密度进行比较，因为它是可重复的髋关节测量部位。

以下 3 种情况可测量前臂骨密度：髋和脊柱两个区域无法测量、甲状旁腺功能亢进患者以及体重超过表格上限患者。国际临床剂量学会推荐非优势前臂远端 1/3（33% 半径）作为评估骨质疏松症的测量区域。

参考文献： Baim S, Binkley N, Bilezikian JP, et al. Official Positions of the International Society for Clinical Densitometry and executive summary of the 2007 ISCD Position Development Conference. *J Clin Densitom* 2008;11(1):75－91.

Baim S, Leonard MB, Bianchi ML, et al. Official Positions of the International Society for Clinical Densitometry and executive summary of the 2007 ISCD Pediatric Position Development Conference. *J Clin Densitom* 2008;11(1):6 -21.

Kanis JA, on behalf of the World Health Organization Scientific Group (2007, 2008). *Assessment of osteoporosis at the primary health-care level (WHO Collaborating Centre, UK) Technical Report*. University of Sheffield.

18 **答案 B**。全身前位和后位骨显像显示肌肉组织内放射性药物摄取明显增加,同时肾脏摄取相对减少;骨骼轻度放射性药物摄取,说明注射的是正确的放射性药物;上述表现符合横纹肌溶解症。损伤肌细胞中钙沉积引起放射性核素聚集的机制,是磷酸盐与放射性药物的结合;横纹肌溶解症的肌肉组织内放射性药物摄取量与肌肉损伤程度成比例。横纹肌溶解症急性期骨扫描始终为阳性,最初 24 ~48h 肌肉摄取量最大,1 周内放射性摄取量逐渐减少,因此,核素骨显像是评估肌肉受损程度和随访的有效方法。横纹肌溶解症患者的典型表现包括肌红蛋白尿、肌酸磷酸激酶水平升高和肾衰竭。肾源性系统性纤维化(终末期肾病患者注射钆造影剂)患者的肌肉摄取更具有异质性,且伴有皮肤和浅表软组织放射性药物摄取增加,该患者没有此表现。转移性钙化(钙水平显著升高)可见甲状腺、肺、心脏、胃、肝脏和肾脏软组织的放射性异常摄取。

参考文献: Habibian MR. *Nuclear medicine imaging: a teaching file*, 2nd ed. Philadelphia, PA: Lippincott Williams & Wilkins, 2009:395 -396.

Mettler FA, Guiberteau MJ. *Essentials of nuclear medicine imaging*, 6th ed. Philadelphia, PA: Saunders, 2012:286, 292, 295.

Ziessman HA, O'Malley JP, Thrall JH. *Nuclear medicine: the requisites*, 4th ed. Philadelphia, PA: Saunders, 2014:121.

19 **答案 C**。单纯溶骨性病变无骨转化增加,骨显像表现为放射性摄取缺失或"冷"区,检测敏感性差。单纯溶骨性病变包括多发性骨髓瘤、肾细胞癌骨转移和甲状腺癌骨转移;淋巴瘤骨髓浸润也可导致"冷"缺损。提供的选项中,乳腺癌骨显像最不可能出现放射性缺损区,统计学显示乳腺癌的冷性骨转移灶通常伴有成骨性病变。FDG PET 显像检测溶骨性病变更敏感,而骨扫描检测成骨性病变更敏感。非恶性原因导致的"冷"病变包括梗死(镰状细胞贫血)和缺血性坏死。放射治疗导致多发相邻骨骼放射性示踪剂摄取减少,是继发于放疗后以下 3 种情况的联合效应:微血管损伤导致放射性示踪剂输送减少;破骨细胞/成骨细胞损伤导致骨转化减少;骨髓被脂肪替代。

参考文献: Mettler FA, Guiberteau MJ. *Essentials of nuclear medicine imaging*, 6th ed. Philadelphia, PA: Saunders, 2012:280.

Ziessman HA, O'Malley JP, Thrall JH. *Nuclear medicine: the requisites*, 4th ed. Philadelphia, PA: Saunders, 2014:99, 104, 106.

20 **答案 B**。胫骨和腓骨的前位、后位和左侧位延迟相图像显示沿胫骨前外侧面一中等大小、椭圆形、放射性活性呈轻至中度增高灶。CT 扫描胫骨前外侧的肌肉组织内有椭圆形的骨化区域,伴成熟的外周钙化,是骨化性肌炎的特征表现。

骨化性肌炎更准确的名称为异位骨化,是指肌肉、肌腱、韧带或皮下脂肪等软组织内新骨形成。大多数局灶性骨化性肌炎/异位骨的形成继发于直接创伤,其他原因包括关节置换、脊髓损伤和烧伤。术后异位骨的形成常见于髋关节周围,急性期异位骨化在骨三相上表现为高灌注，血池相和延迟相放射性摄取增加。随着病变成熟，放射性示踪剂摄取逐渐减少。与成骨性恶性肿瘤（如骨旁或骨膜骨肉瘤）不同，异位骨化更成熟的钙化常位于病灶外缘，而不是中心；骨肉瘤的骨形成则是病灶中心比外缘更有序和致密。

参考文献：Habibian MR. *Nuclear medicine imaging: a teaching file*, 2nd ed. Philadelphia, PA: Lippincott Williams & Wilkins, 2009:397 – 398.

Mettler FA, Guiberteau MJ. *Essentials of nuclear medicine imaging*, 6th ed. Philadelphia, PA: Saunders, 2012:286, 292, 295.

Ziessman HA, O'Malley JP, Thrall JH. *Nuclear medicine: the requisites*, 4th ed. Philadelphia, PA: Saunders, 2014:121.

21　**答案 B**。全身前位和后位延迟显像显示增大的右侧乳腺（箭头）内放射性药物摄取不对称增高，高度可疑为原发乳腺恶性肿瘤，因此，应进一步结合乳腺 X 线摄影。左侧腋下放射性浓聚（黑箭）可能继发于乳腺生理性摄取以及软组织放射性药物摄取。随后增强 CT 显示患者右侧乳腺内存在较大的坏死肿块（*）。骨显像前位像显示膀胱轮廓异常，是子宫肌瘤（#）引起的子宫体积增大所致。骨显像乳腺放射性摄取浓聚的鉴别诊断包括乳腺炎和创伤。

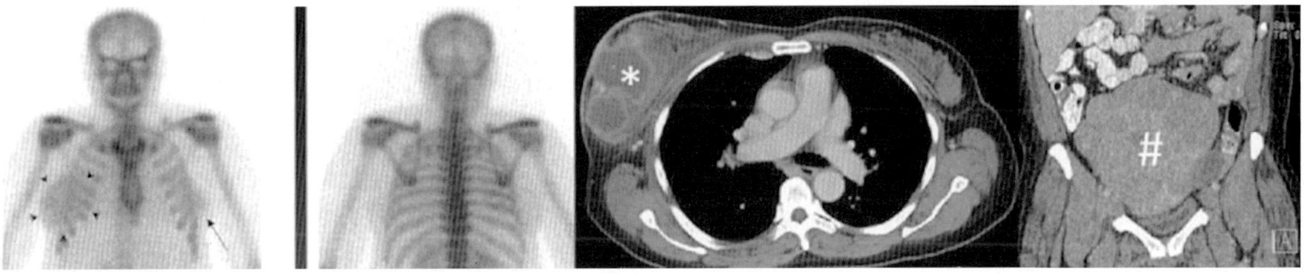

参考文献：Mettler FA, Guiberteau MJ. *Essentials of nuclear medicine imaging*, 6th ed. Philadelphia, PA: Saunders, 2013:286 – 287.

22　**答案 D**。正常骨显像肝脏不显影，骨显像肝脏摄取的鉴别诊断包括肝转移、肝坏死、淀粉样变性、转移性钙化和过量铝离子从发生器溢出。有结肠癌病史的患者，骨显像肝脏异常摄取应高度怀疑肝转移。来自乳腺和卵巢的原发产黏蛋白的肿瘤、肺癌、淋巴瘤和神经母细胞瘤的肝转移，骨扫描也可见肝脏摄取增高。其他选项，制备过程中混合药瓶内掺入空气导致高锝酸盐游离，会使甲状腺和胃显影；肝硬化或胆总管梗阻无异常肝脏摄取。

参考文献：MacDonald J. Idiopathic hepatic uptake of (99m)Tc methylene diphosphonate: a case report. *J Nucl Med Tecbnol* 2001; 29(1):32 – 36.

23　**答案 E**。骨显像后位像肾脏放射性摄取程度高于腰椎为肾脏摄取异常增高，虽然很罕见（约 1%），但对了解肾脏摄取放射性药物异常增高的病因非常重要。其通常继发于化疗引起的毒性肾损害和急性肾小管坏死，肾局部组织损伤或坏死导致组织钙过多，是肾脏摄取骨显像剂增高的原因。钙磷酸盐产生增多可能是甲状旁腺功能亢进、高钙血症患者肾脏摄取骨显像剂增高的原因。铁超载是肾脏摄取增高的另一个病因，因增多的铁将骨显像剂转化为肾显像剂，从而改变骨显像剂的生物分布，导致肾摄取增高，这种机制可能与镰状细胞性贫血和地中海贫血有关。虽然双侧高位肾梗阻可表现为肾脏摄取增高，但膀胱可见放射性分布，且软组织本底放射性分布正常，因此这种可能性最小。双侧高位梗阻患者由于肾脏排泄减少，3h 显像时软组织本底明显增高，且由于尿液减少导致膀胱放射性减低或缺失。

参考文献： Watanabe N, Shimizu M, Kageyama M, et al. Diffuse increased renal uptake on bone scintigraphy in acute tubular necrosis. *Clin Nucl Med* 1994; 19(1): 19 – 21.

http://skeletalscintigraphy. com/content/increased-renal-uptake

24 **答案 C。**^{18}F – NaF PET 显像的优势包括摄取时间短（骨吸收快且血液清除极快）、敏感性和特异性高。^{18}F – NaF PET 扫描的空间和解剖分辨率优于^{99m}Tc – MDP，但价格昂贵，并且患者接受的辐射剂量更多（约为^{99m}Tc – MDP 的 7 倍）。与骨显像相比，目前尚不明确^{18}F – NaF PET/CT 对进一步诊治是否有显著影响。

参考文献： Segall GM. PET/CT with sodium (18)F-fluoride for management of patients with prostate cancer. *J Nucl Med* 2014; 55(4):531 – 533.

Mettler FA, Guiberteau MJ. *Essentials of nuclear medicine imaging*, 6th ed. Philadelphia, PA: Saunders, 2012:272, 273.

25 **答案 A。**原发性骨质疏松症分为绝经后骨质疏松症（Ⅰ型）和老年性骨质疏松症（Ⅱ型）。根据 WHO 的规定，绝经后女性和≥50 岁的男性根据 T 评分进行诊断。WHO 对骨质疏松症和骨质减少的定义：正常 = T 评分≥ –1 SD；骨质减少 = –2.5 SD < T 评分 < –1 SD；骨质疏松症 = T 评分≤ –2.5 SD。因此，T 评分为 –1 是正常的。

Z 评分用于评估绝经前女性、<50 岁男性和 <20 岁儿童，这些人群不应根据密度标准诊断骨质疏松症，其诊断标准为：Z 评分 < –2 表示骨密度（BMD）低于成人年龄的预期范围，或者相对于足龄儿童的骨密度低。

尽管骨质疏松症的参考标准是股骨颈 BMD，但临床诊断也可用其他部位（如腰椎、全髋或股骨近端），选取股骨颈或全髋的最低值进行诊断。髋骨（颈部或全部）BMD 测量是预测髋部骨折风险的最佳部位，而脊柱 BMD 测量是监测治疗疗效的最佳部位。

参考文献： Baim S, Binkley N, Bilezikian JP, et al. Official Positions of the International Society for Clinical Densitometry and executive summary of the 2007 ISCD Position Development Conference. *J Clin Densitom* 2008; 11(1):75 – 91.

Baim S, Leonard MB, Bianchi ML, et al. Official Positions of the International Society for Clinical Densitometry and executive summary of the 2007 ISCD Pediatric Position Development Conference. *J Clin Densitom* 2008;11(1):6 – 21.

Kanis JA, on behalf of the World Health Organization Scientific Group. (2007, 2008). *Assessment of osteoporosis at the primary health-care level (WHO Collaborating Centre, UK) Technical Report*. University of Sheffield.

26 **答案 A。**全身后位延迟图像显示左侧胸腔内放射性摄取弥漫性增高，骨骼无局灶性放射性异常增高或减低区，提示恶性胸腔积液。恶性胸腔积液和恶性腹腔积液骨显像表现为放射剂摄取增高，其发生机制尚不清楚。恶性胸腔积液伴有^{99m}Tc – MDP 摄取，最常见于肺癌和乳腺癌。恶性腹腔积液伴^{99m}Tc – MDP 摄取的恶性肿瘤包括结肠癌、肝细胞癌和卵巢癌。

参考文献： Cole TJ, Balseiro J, Lippman HR. Technetium-99m-methylene diphosphonate (MDP) uptake in a sympathetic effusion: an index of malignancy and a review of the literature. *J Nucl Med* 1991; 32(2):

325 – 327.

27 **答案 C**。化疗后随访 PET 图像显示腹膜后淋巴瘤 FDG 高摄取消失，但中轴骨和附肢骨近端可见 FDG 弥漫性轻度不均匀摄取增高，符合继发于粒细胞集落刺激因子(G – CSF)的生理性骨髓增生(BMH)表现。髓外造血的 BMH 还可出现脾脏放射性高摄取。用 G – CSF 治疗导致骨髓对 FDG 摄取增高，继发于治疗反应引起的骨髓代谢和细胞活性的增高，是一种生理性改变，停止治疗后通常持续 2 ~4 周，不要误解为疾病进展。也有研究报道产生 G – CSF 的肺肿瘤中出现 BMH；严重贫血患者也可看到类似表现。

参考文献： Morooka M, Kubota K, Murata Y, et al. (18) F-FDG-PET/CT findings of granulocyte colony stimulating factor (G-CSF)-producing lung tumors. *Ann Nucl Med* 2008; 22(7):635 – 639.

Sugawara Y, Fisher SJ, Zasadny KR, Kison PV, et al. Preclinical and clinical studies of bone marrow uptake of fluorine-1-fluorodeoxyglucose with or without granulocyte colony-stimulating factor during chemotherapy. *J Clin Oncol* 1998; 16(1):173 – 180.

28 **答案 E**。全身前位和后位延迟图像和颅骨局部图像显示颅底和眶周区域放射性摄取增高，同时伴有中轴骨和附肢骨骨髓放射性摄取弥漫性增高，考虑可疑骨髓受累；右上腹可见大的团块状放射性摄取增高灶，上述表现与伴弥漫性骨髓受累的神经母细胞瘤表现相符。因为原发性神经母细胞瘤含有微小钙化，30% ~50% 肿瘤的骨显像表现为放射性高摄取。图中所见不是非意外创伤、纤维发育不良或 Paget 病的典型特征。Wilms 肿瘤/肾母细胞瘤和横纹肌肉瘤的软组织病变骨显像通常不显影。

对于神经母细胞瘤转移灶的评估，^{123}I – MIBG 显像比骨显像更敏感，联合应用 MIBG 显像和骨显像可进一步提高敏感性。由于 MIBG 无骨骼生理性摄取，因此，该检查上任何异常的骨骼摄取都应考虑为可疑转移。下面为同一个患儿的 MIBG 扫描结果，显示其更容易发现骨骼受累。早期转移通常发生于生长板和干骺端，但由于骨显像上生长板正常情况下表现为放射性高摄取，所以骨显像难以发现该部位的转移，骨显像判断骨髓受累的唯一线索是干骺端放射性摄取的轻度增高。

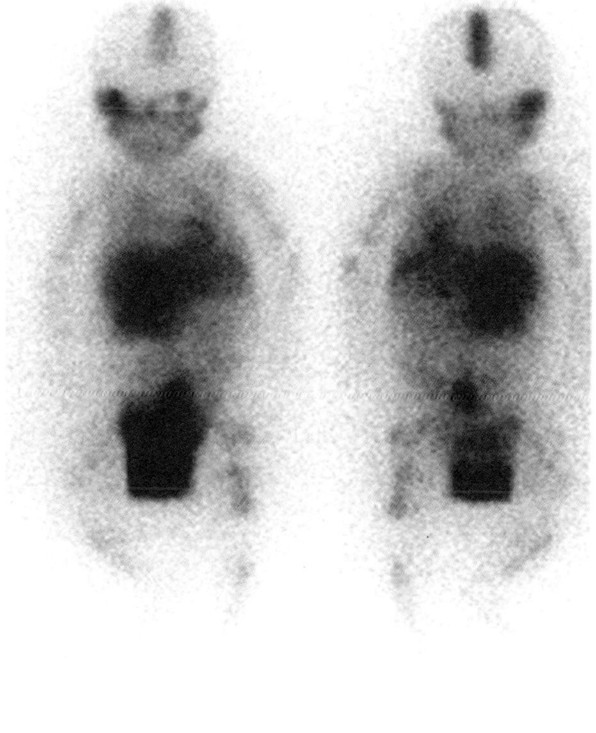

参考文献: Mettler FA, Guiberteau MJ. *Essentials of nuclear medicine imaging*, 6th ed. Philadelphia, PA: Saunders, 2012:285 - 286,342.

Ziessman HA, O'Malley JP, Thrall JH. *Nuclear medicine: the requisites*, 4th ed. Philadelphia, PA: Saunders, 2014:108.

29 **答案 A**。^{223}Ra 是一种发射 α 射线的新型亲骨性钙类似物制剂,积聚在骨重建增加区域,用于治疗对镇痛药无反应的弥漫性骨转移疼痛。α 颗粒的射程范围(< 100μm)短于 ^{89}Sr(7mm)和^{153}Sm 的 β 粒子(3.3mm)。此外,α 辐射的高线性能量转换比 β 辐射的生物学效应更大。^{223}Ra 主要通过粪便排出,腹泻是^{223}Ra 治疗最常见的副作用。据报道,^{223}Ra 是唯一既可减少骨痛又可延长存活时间(4 个月)的药物。^{223}Ra(Xofigo)是美国目前唯一批准用于治疗前列腺癌骨转移的药物。

参考文献: Pandit-Taskar N, Larson SM, Carrasquillo JA. Bone-seeking radiopharmaceuticals for treatment of osseous metastases, part 1: alpha therapy with (223) Ra-dichloride. *J Nucl Med* 2014; 55(2): 268 - 274.

30 **答案 B**。^{89}Sr 是一种钙类似物制剂,在骨重建增加区域积聚。与^{223}Ra 不同,它是一种发射 β 粒子的制剂,最大组织射程为 7.2mm,主要通过尿液排泄。

参考文献: Pandit-Taskar N, Larson SM, Carrasquillo JA. Bone-seeking radiopharmaceuticals for treatment of osseous metastases, part 1: alpha therapy with (223) Ra-dichloride. *J Nucl Med* 2014; 55(2): 268 - 274.

31 **答案 B**。全身前位和后位延迟骨显像显示,双侧骶骨翼高摄取,形成两条垂直线及一条延伸穿过骶骨体的高摄取水平线。这种 H 型或"本田"征是骶骨功能不全性骨折(SIF)的特征,但这种放射性药物摄取特点仅见于 20% ~40% 的 SIF 患者。SIF 是一种应力性骨折,是正常应力作用于异常骨的结果。SIF 最常见于骨质疏松症,长期使用双膦酸盐也与功能不全性骨折有关。骨显像和 MR 成像是正确诊断临床 SIF 最敏感的检查。骨显像检测 SIF 的敏感性为 96%,阳性预测值为 92%,但必须结合患者的临床表现,因为有时骶骨转移性病变可类似功能不全性骨折。

参考文献: Fujii M, Abe K, Hayashi K, et al. Honda sign and variants in patients suspected of having a sacral insufficiency fracture. *Clin Nucl Med* 2005; 30(3): 165 - 169.

Mettler FA, Guiberteau MJ. *Essentials of nuclear medicine imaging*, 6th ed. Philadelphia, PA: Saunders, 2012:298.

Ries T. Detection of osteoporotic sacral fractures with radionuclides. *Radiology* 1983; 146(3): 783 - 785.

32 **答案 C**。骨显像通常用于区分胫骨应力性骨折和小腿外胫夹。小腿外胫夹的三相骨显像表现为正常血流相和血池相,延迟图像示沿后内侧胫骨干骨皮质 1/3 处或更长的不规则线性代谢增高影,而胫骨应力性骨折延迟图像上多为局灶性和梭形,血流相(充血)和血池相(过度灌注)摄取增高。

小腿外胫夹是比目鱼肌和胫骨肌肉在胫骨进入处应力诱导的骨膜反应,多发生于硬地面反复长距离奔跑。患者表现为胫骨内侧疼痛,跑步时加重,休息时缓解;X 线检查通常难以发现,骨扫描可以做出诊断;休息、镇痛药和矫形器的保守治疗通常有效。肥大性肺性骨关节病(HPOA)的放射性摄取比小腿外胫夹更高,并且不局限于胫骨,患者发病年龄较大。

参考文献：Mettler FA, Guiberteau MJ. *Essentials of nuclear medicine imaging*, 6th ed. Philadelphia, PA: Saunders, 2012:294.

Rupani HD, Holder LE, Espinola DA, et al. Three-phase radionuclide bone imaging in sports medicine. *Radiology* 1985;156(1):187－196.

Ziessman HA, O'Malley JP, Thrall JH. *Nuclear medicine: the requisites*, 4th ed. Philadelphia, PA: Saunders, 2014:119－120.

33 **答案 H**。双X线吸收测定法(DEXA)获得腰椎前后位图像,显示继发性压缩性骨折的L1椎体高度变小,椎体终板骨矿物质密度(BMD)增加;L4下方骨质增生退行性改变导致BMD假性升高,因此,这些椎体均不能用于BMD评估。首先评估DEXA测量图像,发现可能导致BMD测量错误地增加或减少的异常区域,这对确保正确放置感兴趣区(ROI)至关重要。椎体骨质增生退行性疾病、压缩性骨折、局灶性硬化性骨病变和椎体成形术骨水泥相关的硬化改变区域均可导致BMD测量值假性增加;而椎板切除的术后改变(下图)、融骨性转移或椎体血管瘤则会造成椎体BMD假性降低,这些区域都不能用于计算。此外,大多数建议评估BMD要基于2个连续椎体,而不建议使用单个椎体。

前后位脊椎骨密度趋势

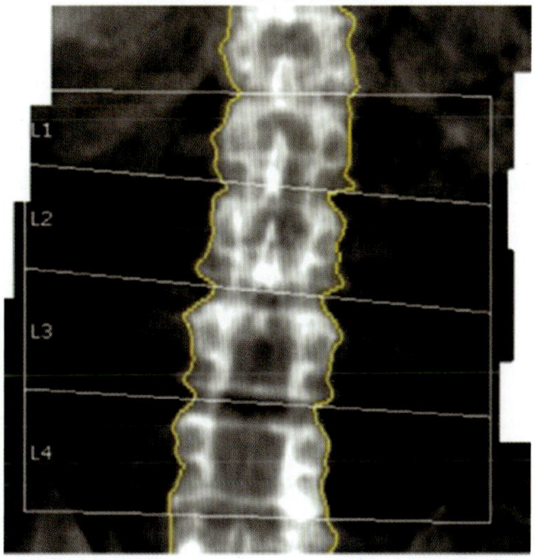

参考文献：Binkley S, Bilezikian N, Bianchi JP, et al. Offcial Positions of the International Society for Clinical Densitometry and executive summary of the 2007 ISCD Position Development Conference. *J Clin Densitom* 2008;11(1):75－91.

Kanis JA, on behalf of the World Health Organization Scientifc Group. (2007, 2008). *Assessment of osteoporosis at the primary health-care level (WHO Collaborating Centre, UK) Technical Report.* University of Sheffeld.

Lorente-Ramos R, Azpeitia-Armán J, Muñoz-Hernández A, et al. Dual-energy X-ray absorptiometry in the diagnosis of osteoporosis: a practical guide. *Am J Roentgenol* 2011; 196(4):897－904.

34 **答案 D**。虽然骨显像和镓成像是怀疑脊柱骨髓炎患者最常用的放射性核素检查手段,但效果都不是很理想。单独骨扫描由于局部缺血会出现假阴性,而且即使感染已经得到控制,持续骨重建也可出现异常显像结果。^{111}In－WBC扫描由于局部缺血的原因,诊断脊柱骨髓炎的敏感性较差。^{67}Ga由于半衰期更长、发射多能光子以及具有骨的正常生物分布,成像质量不理想,且成像时间为24～48h。此外,^{67}Ga是非特异性示踪剂,除了椎间盘炎/骨髓炎,无菌性炎症、创伤和肿瘤均有浓聚。Gratz等的研究显示,^{18}F－

FDG PET 检测轻微脊柱骨髓炎或椎间盘炎优于 MRI，鉴别椎旁软组织感染优于^{67}Ga 显像，鉴别骨感染和进展期退行性关节炎优于骨显像。最近一项 Meta 分析表明，当 MR 检查显示不明确时，FDG PET 对脊椎骨髓炎的敏感性、特异性、PPV 和 NPV 可分别达到 97%、88%、96% 和 85%。^{18}F-FDG PET/CT 虽然不具有特异性，但敏感性高，可在数小时内完成，而^{111}In－WBC 和^{67}Ga－扫描则需要数天完成。

参考文献：Gratz S, Dorner J, Fischer U, et al. (18)F-FDG hybrid PET in patients with suspected spondylitis. *Eur J Nucl Med Mol Imaging* 2002; 29(4):516－524.

Palestro CJ, Torres MA. Radionuclide imaging in orthopedic infections. *Semin Nucl Med* 1997; 27(4):334－345.

Prodromou ML, Ziakas PD, Poulou LS, et al. FDG PET is a robust tool for the diagnosis of spondylodiscitis: a meta-analysis of diagnostic data. *Clin Nucl Med* 2014;39(4):330－335.

35　**答案 D**。^{153}钐-EDTMP 发射最大能量为 0.81MeV 的 β 射线、28% 光子能量峰值为 0.103MeV的 γ 射线。γ 射线可以用于成像，通常注射后 6h 进行检查。

参考文献：Pandit-Taskar N, Larson SM, Carrasquillo JA. Bone-seeking radiopharmaceuticals for treatment of osseous metastases, part 1: alpha therapy with (223) Ra-dichloride. *J Nucl Med* 2014; 55(2): 268－274.

36　**答案 D**。腰椎前后位和双侧髋关节 DEXA 图像显示骨矿物质密度弥漫性增加。关注图像发现骨矿物质密度增加的区域分布不均匀，这些区域高度怀疑骨转移。因此，应考虑结合 X 线平片或 PSA 水平。导致骨矿物质密度增加的其他原因包括肾性骨营养不良、维生素 D 增多症、淋巴瘤和白血病。

参考文献：Lorente-Ramos R, Azpeitia-Armán J, Muñoz-Hernández A, et al. Dual-energy X-ray absorptiometry in the diagnosis of osteoporosis: a practical guide. *Am J Roentgenol* 2011; 196(4):897－904.

37　**答案 C**。PET 前位 MIP 图像、矢状位 FDG PET/CT 融合图像和轴位 CT 图像显示，以胸锁关节(箭头)为中心放射性活性增加，双肺多发小结节 FDG 摄取增高，其中一些结节有中心空洞(箭)。该患者没有恶性肿瘤病史，这些表现考虑为胸骨柄脓毒性关节炎和脓毒性肺栓塞。因此，下一步最合适的检查是胸锁间隙取样和抽血培养，以确定微生物和抗生素敏感性，进行抗生素治疗。肺部小空洞病变的鉴别诊断包括脓毒性栓子、类风湿结节、转移性鳞状细胞癌或韦格纳肉芽肿病。

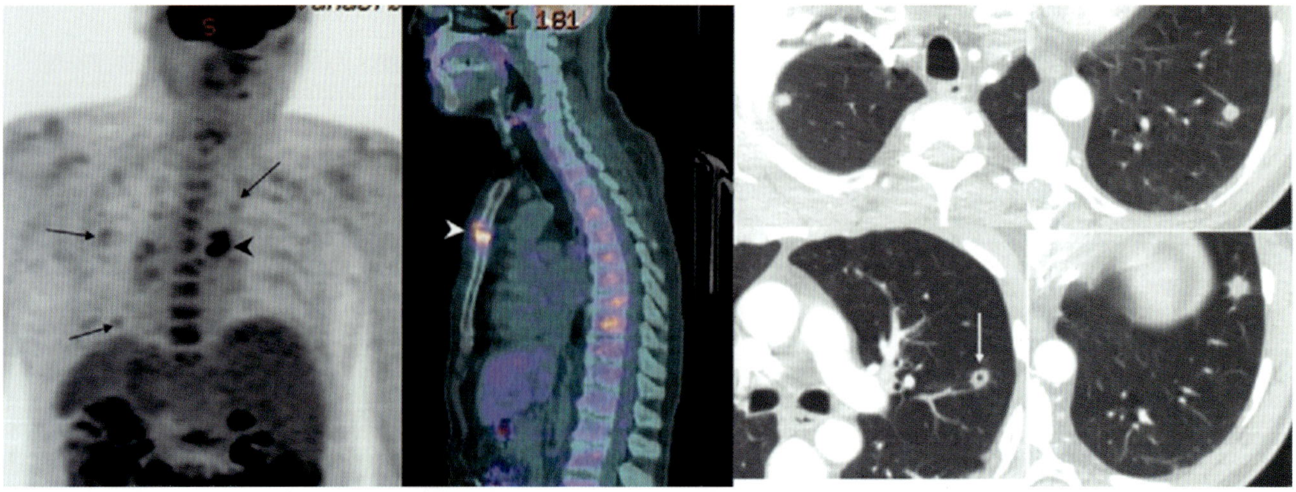

参考文献： Palestro CJ. FDG-PET in musculoskeletal infections. *Semin Nucl Med* 2013; 43(5):367－376.

38 **答案 C。** 放射性核素血管造影图像显示右胫前动脉和胫后动脉的血流明显增加，血池图像显示整个右侧下肢明显过度灌注，延迟图像显示右脚踝、足中后部关节周围放射性摄取增高，这些是典型复杂性区域性疼痛综合征或交感神经营养不良症的表现。该病骨显像表现多样，取决于疾病的阶段，典型表现见于＜50%的患者，但诊断准确性最高。疾病后期患侧肢体血流可能正常或减少，延迟图像关节周围放射性摄取增高作为诊断依据最敏感（＞95%），但特异性较低，因为也见于关节炎或感染。

Charcot 关节病表现为局部充血和过度灌注，该病例的弥漫性受累不属于典型表现；同样蜂窝织炎的弥漫性受累伴关节周围放射性摄取增高，也不是典型表现，患者病史也不符合蜂窝织炎。

参考文献： Fournier RS, Holder LE. *Reflex sympathetic dystrophy: diagnostic controversies*. *Semin Nucl Med* 1998; 28(1):116－123.

Mettler FA, Guiberteau MJ. *Essentials of nuclear medicine imaging*, 6th ed. Philadelphia, PA: Saunders, 2012:272.

Ziessman HA, O'Malley JP, Thrall JH. *Nuclear medicine: the requisites*, 4th ed. Philadelphia, PA: Saunders, 2014:351－354, 98.

（王曼　候亚琴　崔春蕾　宋天彬　李艳　温庆祥　刘英峰　译　张海琴　梁志刚　卢洁　校）

第 4 章 头颈部

问题

1 下列关于六甲基丙二胺肟（HMPAO）和双半胱乙酯（ECD）脑灌注显像，正确的是：

A. HMPAO 和 ECD 是亲脂性显像剂，首次通过率低。

B. HMPAO 和 ECD 在脑实质内的分布相同。

C. 通常注射药物后 30 ~ 60min 采集图像。

D. 注射药物后 15 ~ 20min 脑内放射性活性达到峰值。

2 下列哪种评价脑死亡的放射性药物不能通过血脑屏障，因此，需要足够量的放射性示踪剂进行“弹丸”注射？

A. ^{99m}Tc – DTPA　　B. ^{99m}Tc – HMPAO

C. ^{99m}Tc – ECD　　D. ^{133}Xe

3 关于 SPECT 灌注和 ^{18}F – FDG PET 代谢显像定位致痫灶，下列选项正确的是：

A. 发作间期检查比发作期检查更敏感。

B. 发作间期 SPECT 灌注检查优于发作间期 PET。

C. 发作间期低代谢/低灌注常见于颞叶以外的癫痫。

D. 发作间期 PET 对复杂部分性发作癫痫患者最有帮助。

4 下列方法诊断颞叶外癫痫灶最敏感的是：

A. 发作期 FDG PET 显像

B. 发作间期 FDG PET 显像

C. 发作期 SPECT 灌注显像

D. 发作间期 SPECT 灌注显像

5 患儿男，16 岁，下图为 ^{99m}Tc – HMPAO 脑死亡显像，ATV 事故后发现瞳孔扩大固定。根据此项检查下列最合适的结论是：

A. 由于缺乏足够的示踪剂“弹丸”，这项检查没有诊断意义。

B. 没有相关的 EEG，不能做出诊断。

C. 热鼻征对脑死亡具有特异性。

D. 显像结果符合脑死亡。

E. 显像结果不符合脑死亡。

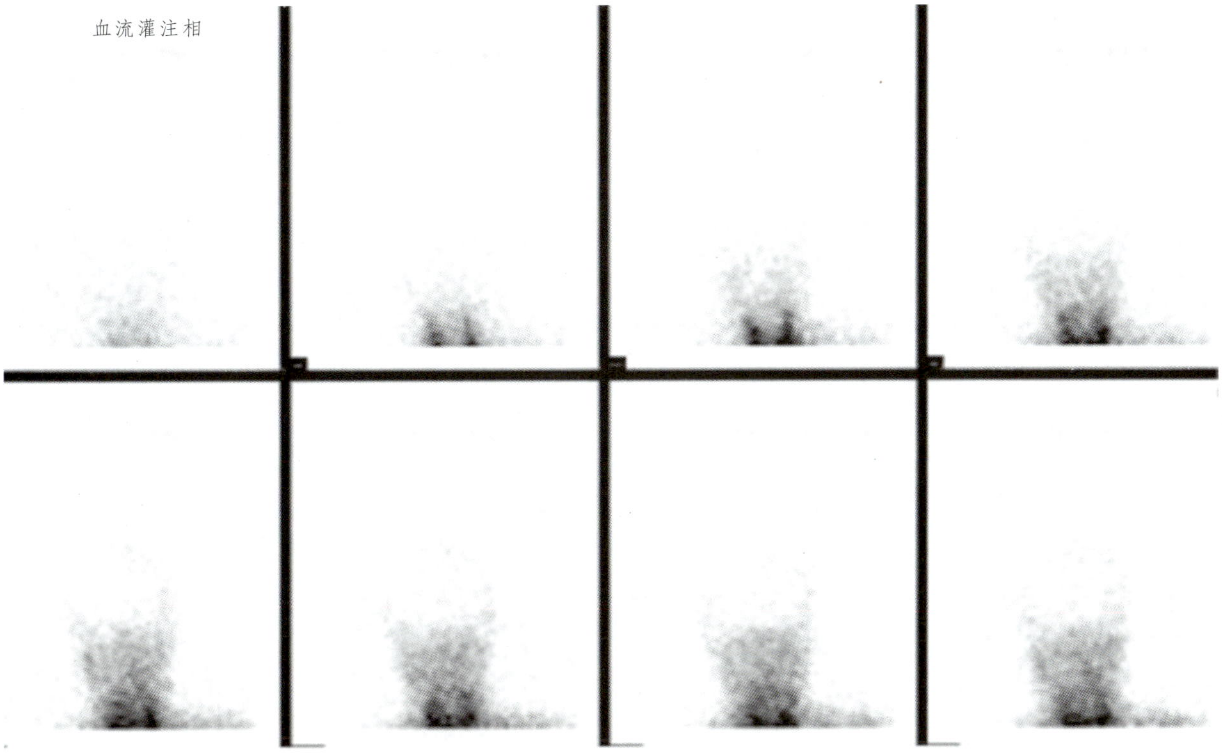

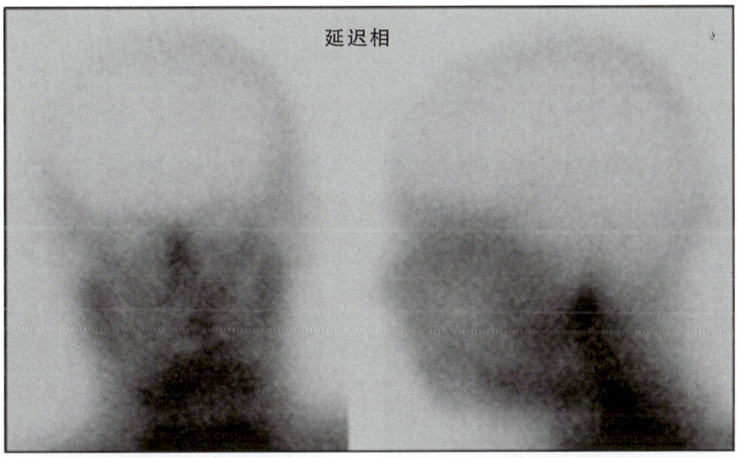

6　下列发作间期^{18}F-FDG PET/CT 检查为定位致痫灶，导致发作期^{18}F-FDG PET 诊断率低的原因是：

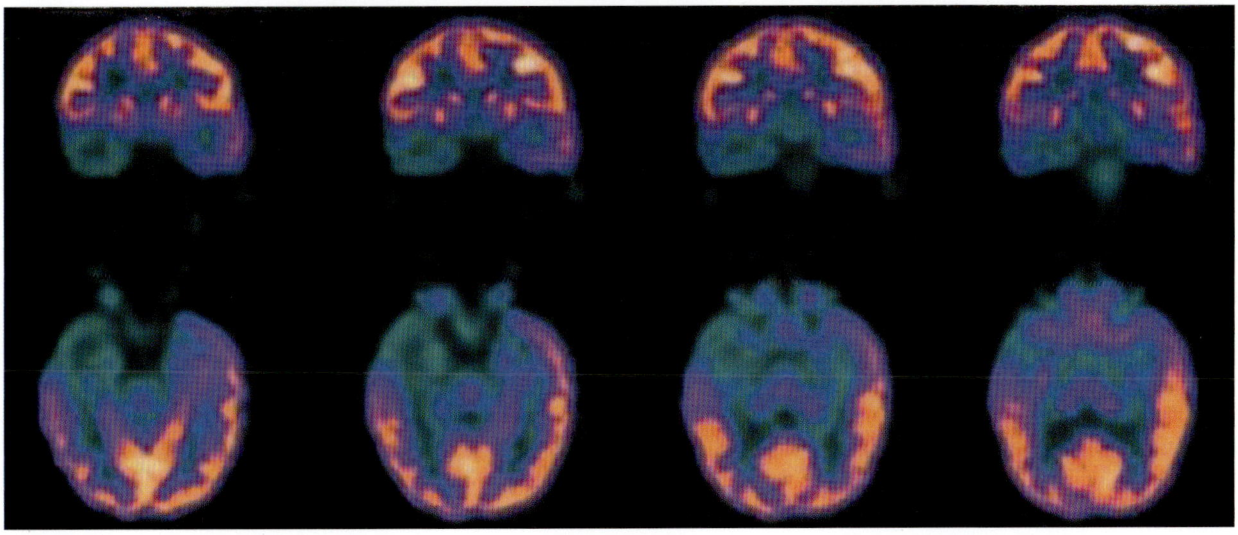

A. 空间分辨率低
B. 本底放射性活性高
C. 时间分辨率低
D. 不能进行动态显像

7 患儿男，18 岁，脑死亡评估，下列检查最可能注射的放射性药物是：

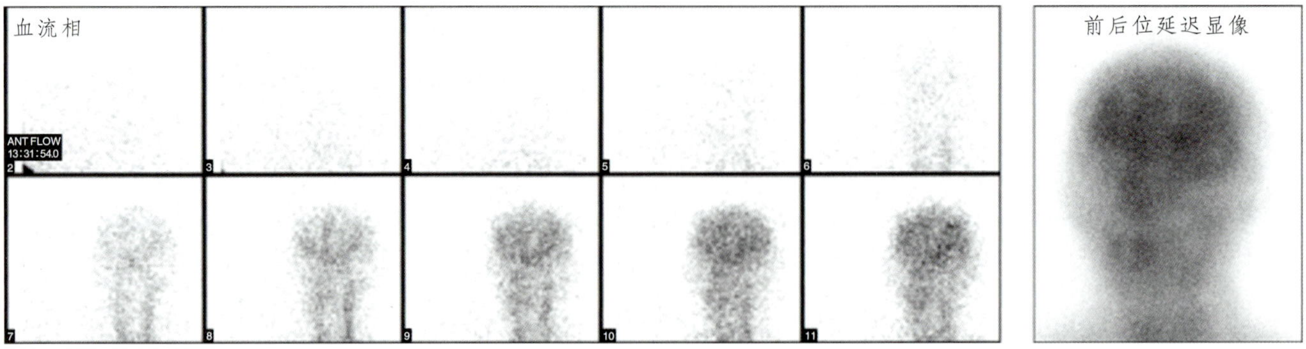

A. ^{99m}Tc－DTPA
B. ^{99m}Tc－二巯基丁二酸（DMSA）
C. ^{111}In－DTPA
D. ^{99m}Tc－HMPAO

8 哪个脑区的^{18}F－FDG 代谢减低有助于鉴别路易体痴呆与阿尔兹海默病？

A. 基底节
B. 前扣带回
C. 枕叶皮层
D. 颞叶前部
E. 额叶

9 下图为难治性部分复杂性发作性癫痫患者的^{99m}Tc－HMPAO SPECT/CT 发作间期（A）、发作期（B）冠状位图像，发作间期^{18}F－FDG PET（C）轴位图像。诊断是：

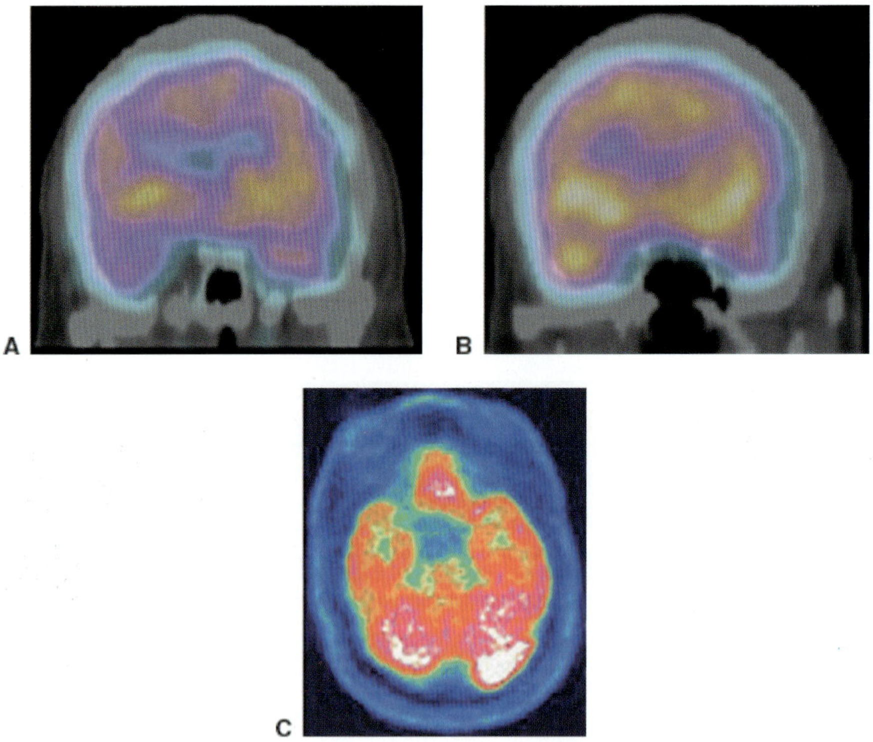

A. 右侧内侧颞叶硬化
B. 左侧内侧颞叶硬化
C. 不能定位致痫灶
D. 右侧颞叶多形性胶质母细胞瘤
E. 左侧颞叶多形性胶质母细胞瘤

10 下列为运动障碍患者的^{123}I－碘氟烷显像（DaT扫描）结果，最可能的诊断是：

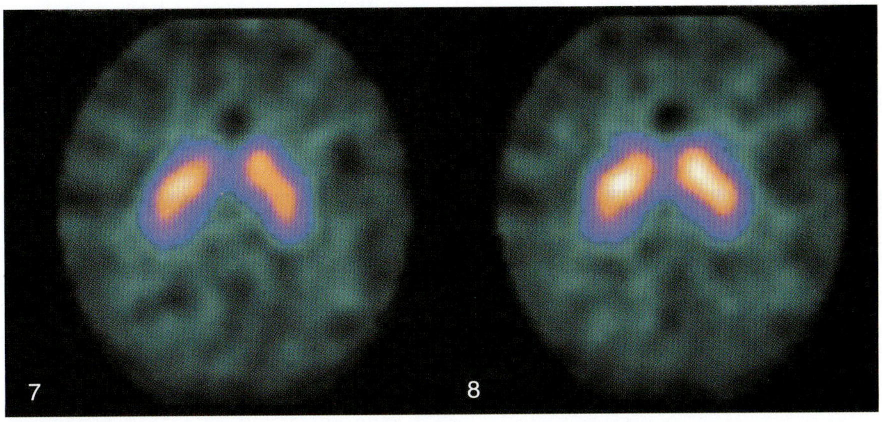

A. 原发性震颤

B. 帕金森病

C. 多系统萎缩

D. 进行性核上性麻痹

11 患者男，65岁，进行性认知功能下降，MRI检查正常。^{18}F－FDG PET图像如下所示，最可能的诊断是：

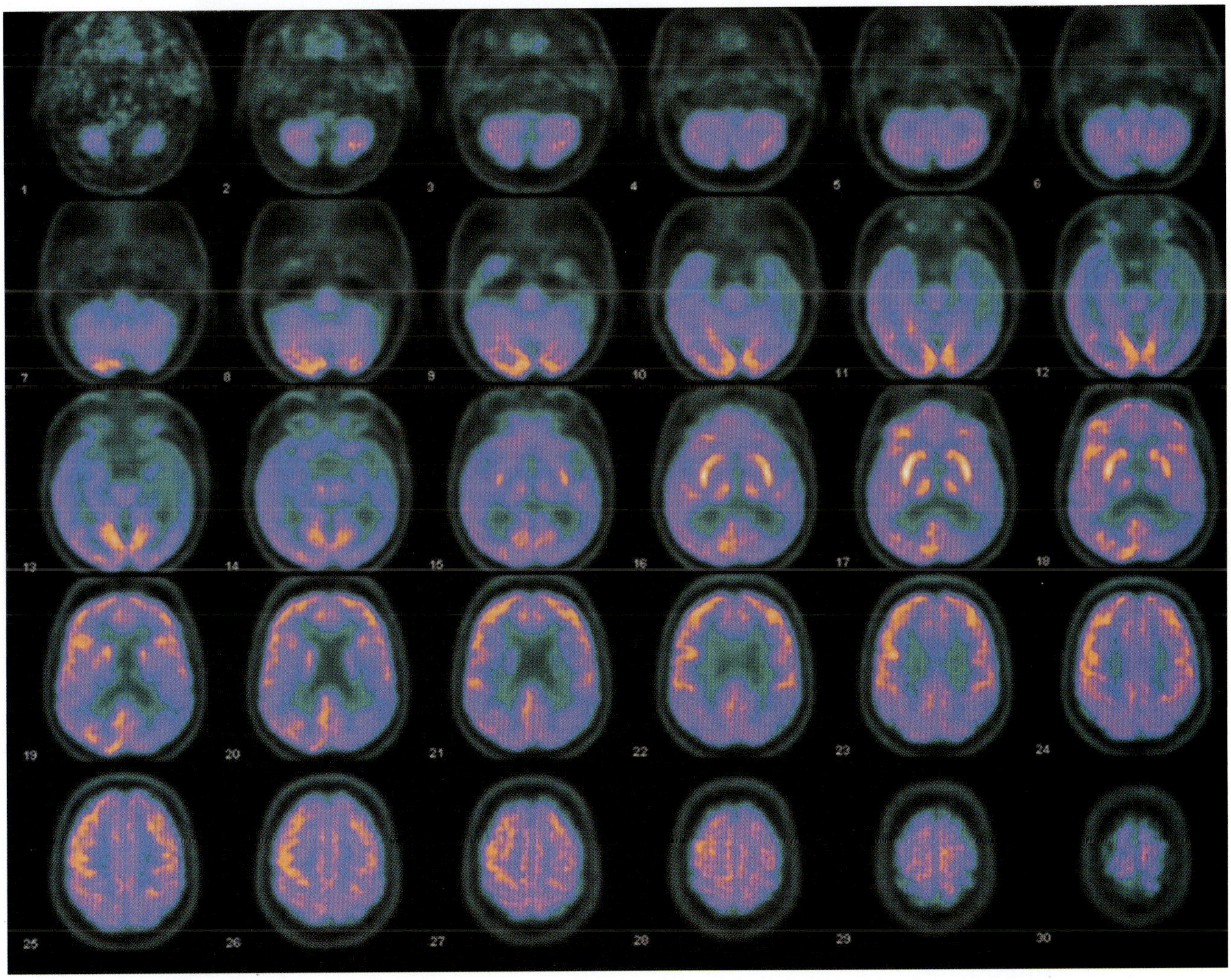

A. 多发梗死性痴呆

B. 阿尔茨海默病

C. 额颞叶痴呆

D. 路易体痴呆

12 以下哪种放射性药物用于鉴别阿尔茨海默病与额颞叶痴呆最有价值？

A. ^{18}F－FDG　　B. ^{123}I－碘氟潘（Ioflupane）

C. ^{18}F－氟倍他帕（Florbetapir）　　D. ^{18}F－Flurpiridaz

13 老年患者，进行性记忆力减退，行^{99m}Tc－HMPAO SPECT/CT 灌注显像。除了记忆力减退外，该患者还可能伴有下列哪种临床症状？

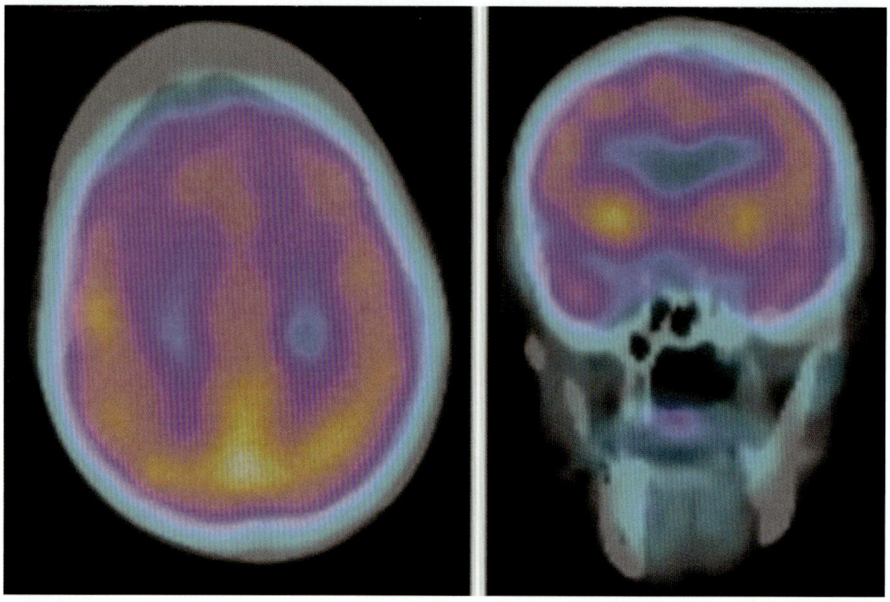

A. 癫痫　　B. 运动障碍

C. 幻视　　D. 共济失调和尿失禁

E. 性格和行为改变

14a 震颤患者进行如下检查，使用的放射性药物是哪种天然物质的类似物？

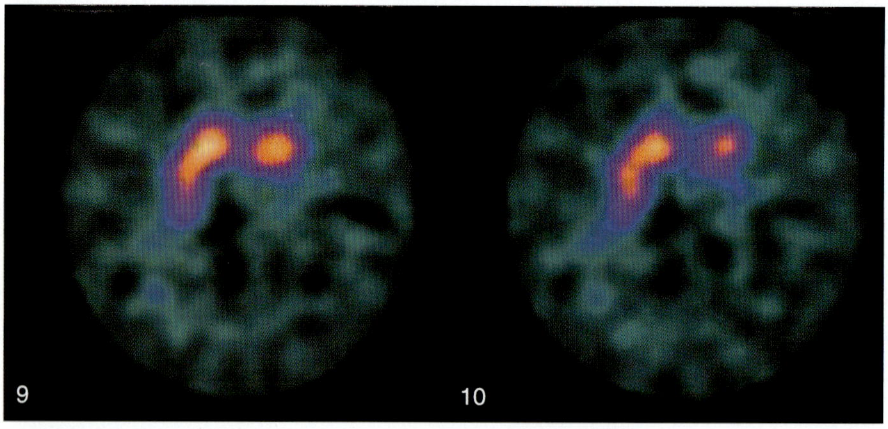

A. 多巴胺　　B. 可卡因

C. 生长抑素　　D. 血清素

14b 若该患者有进行性认知减退的临床病史，其记忆力损害最可能的原因是：

A. 恶性病变　　B. 多发梗死性痴呆

C. 阿尔茨海默病　　D. 额颞叶痴呆

E. 路易体痴呆

15 患者症状有共济失调、尿失禁伴记忆力减退，以下检查所用放射性药物的半衰期是：

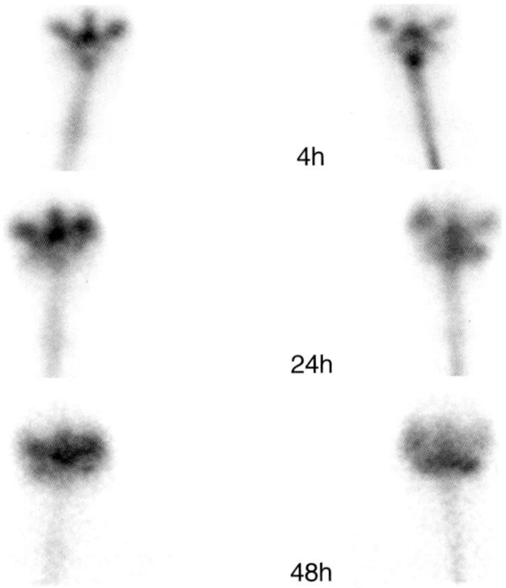

A. 6h　　B. 13h

C. 3 天　　D. 8 天

16 乙酰唑胺负荷试验用于评估慢性脑血管病(如烟雾病)患者的脑血管储备,其评估的机制是:

A. 通过与腺苷受体结合使血管扩张　　B. 通过阻断细胞对腺苷摄取使血管扩张

C. 通过增加氧化亚氮浓度使血管扩张　　D. 通过增加 CO_2 浓度使血管扩张

E. 通过增加心排出量提高脑血流量

17 青少年患者，轻度神经功能障碍，主诉头痛加重，以下检查使用哪种放射性药物?

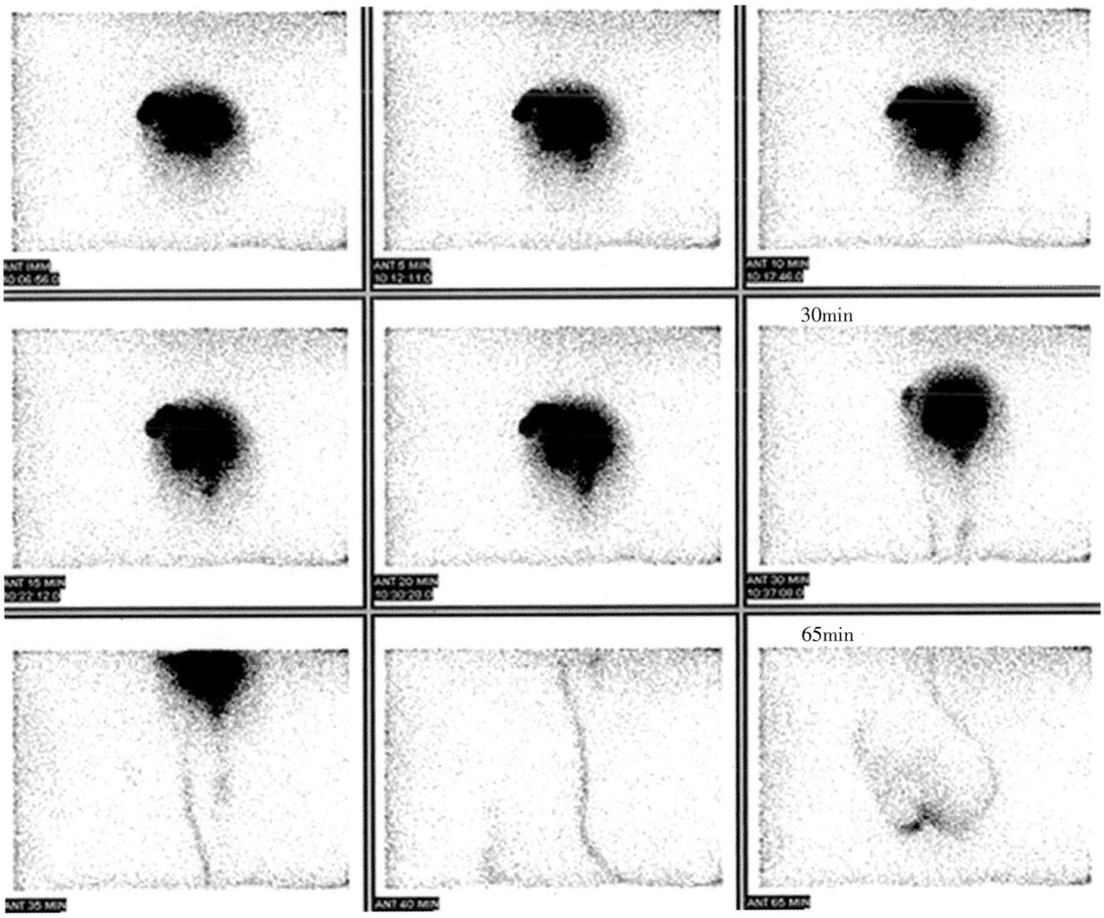

A. ^{99m}Tc – 高锝酸盐
B. ^{99m}Tc – HMPAO
C. ^{99m}Tc – DTPA
D. ^{99m}Tc – 硫胶体

18 低级别胶质瘤 FDG 通常摄取程度是:

A. 比正常皮层灰质高
B. 与正常皮层灰质相同
C. 比正常皮层灰质低，但比白质高
D. 与白质相似

19 患者男,63 岁,采用放化疗治疗原发性头颈部恶性肿瘤。放疗后行 FDG PET/CT 检查的最佳时间是:

A. 立刻
B. 3 周
C. 3 个月
D. 6 个月

20 下图为年轻的烟雾病患者,行^{99m}Tc – HMPAO SPECT 显像评估脑血管储备。依据基线(前,上)和乙酰唑胺负荷试验(后,下)的 SPECT 灌注显像结果,最准确的结论是:

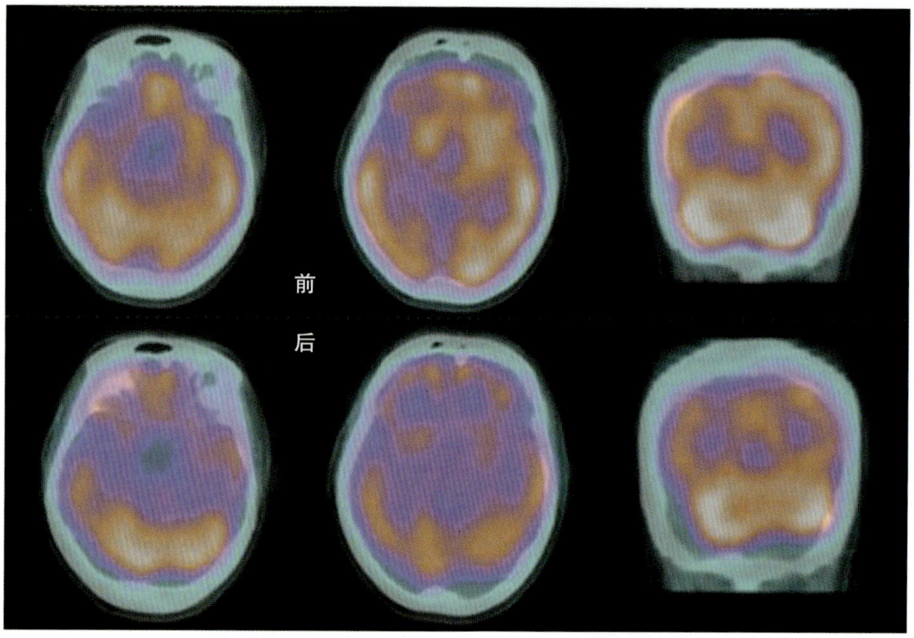

A. 由于乙酰唑胺负荷后脑血流量减少,患者不会从搭桥手术中获益。
B. 由于乙酰唑胺负荷后脑血流量减少,患者会从搭桥手术中获益。
C. 乙酰唑胺在搭桥手术前评估脑血管储备的作用尚不明确。

21 此 HIV/AIDS 患者主诉头痛，根据提供的影像，最可能的诊断是:

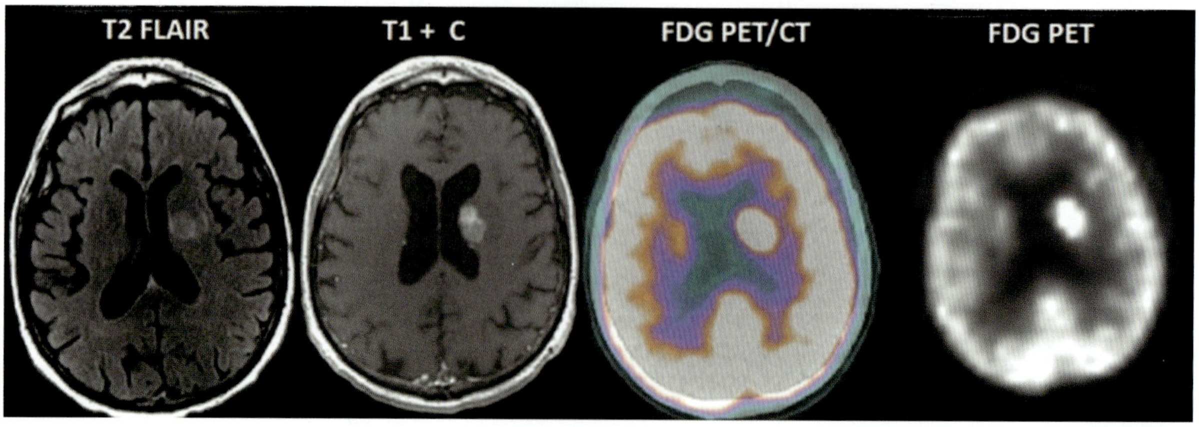

A. 进行性多灶性脑白质病　　B. 脑脓肿
C. 弓形虫病　　D. 脑转移瘤
E. 淋巴瘤

22 患者男,55 岁,近期发现肺癌。^{18}F－FDG PET/CT 扫描图像如下所示,MIP 图像中箭标记的颈部异常摄取灶最可能的诊断是:

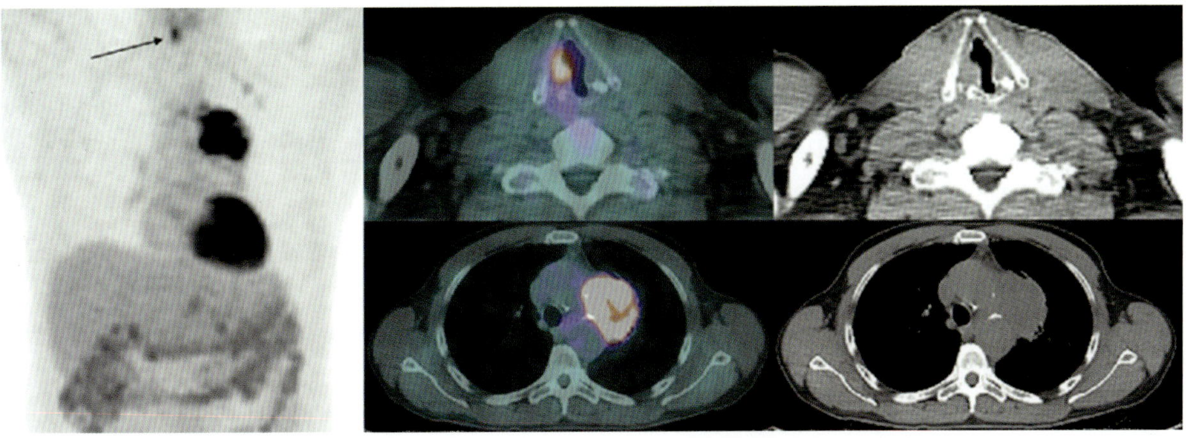

A. 转移　　B. 第二原发恶性肿瘤
C. 生理性摄取　　D. 感染
E. 炎症

23 对于头颈部肿瘤，下列哪种情况^{18}F－FDG PET/CT 作用不如传统影像（CT / MRI）?
A. 评估末次放化疗的反应　　B. 鉴别治疗后改变与病灶残留/复发
C. 评估未知的头颈部原发肿瘤　　D. 头颈部原发肿瘤的初始分期
E. 评估神经侵袭

24 患者男，67 岁，有长期吸烟史，近期发现右肺上叶占位。 FDG PET/CT 扫描图像如下所示，导致右侧腮腺内异常 FDG 摄取最可能的原因是:

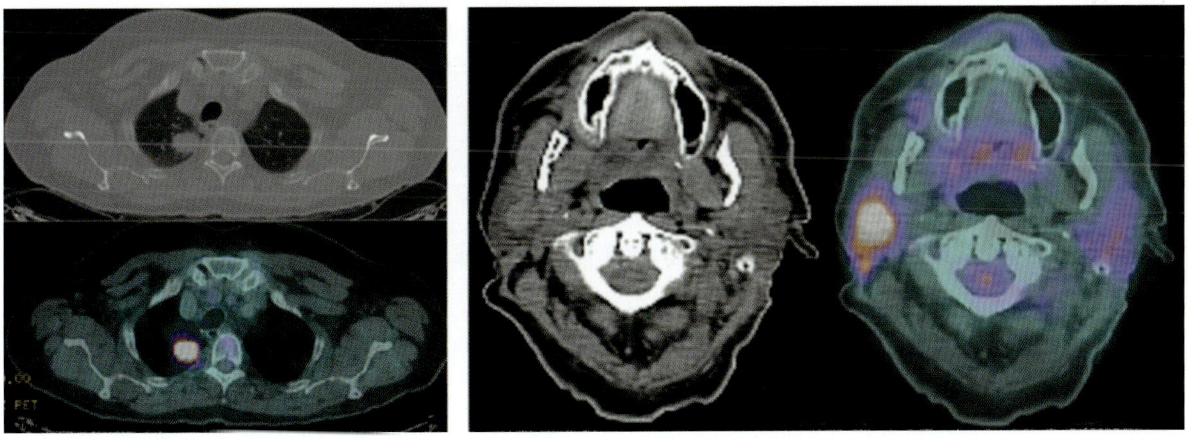

A. 感染　　B. 转移
C. Warthin 瘤　　D. 腺样囊性癌

答案与解析

1 **答案 C**。^{99m}Tc－HMPAO(Ceretec)和 ECD(Neurolite)是亲脂性显像剂,血脑屏障首次通过率高,注射该药物后数分钟内脑内放射性活性达到峰值。两者一旦进入神经细胞,均会被代谢转化为非扩散形式而滞留在细胞内。因此,延迟图像的分布与注射时间点的局部脑血流量成正比。但为了获得图像最佳信噪比,ECD 通常延迟至注射后 30～60min 显像,HMPAO 通常延迟至注射后 30～90min 显像。^{99m}Tc－HMPAO 的分布与^{99m}Tc－ECD 略有不同,HMPAO 在额叶、丘脑和小脑积聚更多,而 ECD 在顶叶和枕叶的亲和力高,因此,患者随访检查应选用相同的显像剂。

参考文献: Mettler FA, Guiberteau MJ. *Essentials of nuclear medicine imaging*, 6th ed. Philadelphia, PA: Saunders, 2012:71－74.

Ziessman HA, O'Malley JP, Thrall JH. *Nuclear medicine: the requisites*, 4th ed. Philadelphia, PA: Saunders, 2014:351－354, 365－366.

2 **答案 A**。在 HMPAO 和 ECD 出现之前,由于 DTPA 从血液中清除迅速,^{99m}Tc－DTPA 放射性核素血管显像常用于诊断脑死亡。DTPA 是血流显像剂,不能通过血脑屏障,也不能在灰质中滞留。因此,需要高质量弹丸注射,且其图像判读很困难。其他选项,^{99m}Tc－HMPAO 和 ECD 是亲脂性放射性药物,容易通过血脑屏障,注射后很快滞留在脑实质中;^{133}Xe 虽然具有亲脂性和可扩散性,但由于不能发生化学转化,无法滞留在脑实质中。

参考文献: Catafau AM. Brain SPECT in clinical practice. Part I: perfusion. *J Nucl Med* 2001; 42:259－27.

Mettler FA, Guiberteau MJ. *Essentials of nuclear medicine imaging*, 6th ed. Philadelphia, PA: Saunders, 2012:71－74.

Spieth ME, Ansari EN, Kawada TK, et al. Direct comparison of Tc－99m HMPAO for evaluating brain death. *Clin Nucl Med* 1994; 19:867－72.

3 **答案 D**。发作期 SPECT 灌注显像比发作间期 SPECT 显像定位致痫灶更敏感,因为癫痫发作导致脑血流量增加,发作期 SPECT 灌注显像致痫灶表现为放射性摄取增加,发作间期致痫灶脑血流正常或发作后快速降低,因此,发作间期 SPECT 显像致痫灶定位困难。但是,发作间期的^{18}F－FDG PET 优于 SPECT 灌注显像,特别是典型颞叶起源的难治性部分复杂性发作癫痫,发作间期 FDG PET 非常敏感(80%)。发作间期 SPECT 或 PET 显像有助于提高发作期显像致痫灶定位的特异性。

参考文献: Mettler FA, Guiberteau MJ. *Essentials of nuclear medicine imaging*, 6th ed. Philadelphia, PA: Saunders, 2012:80－84, 85.

Ziessman HA, O'Malley JP, Thrall JH. *Nuclear medicine: the requisites*, 4th ed. Philadelphia, PA: Saunders, 2014:359－363.

4 **答案 C**。虽然发作间期^{18}F－FDG 显像对颞叶起源的难治性部分复杂性癫痫灶的定位非常敏感(80%),但是对颞叶外癫痫灶的定位不敏感。当怀疑颞叶外癫痫灶时,发作期 ECD 或 HMPAO SPECT 灌注显像最敏感。颞叶外癫痫发作间期很少表现为灌注和代谢减低,因此,发作间期的 SPECT 或 PET 评价困难。

发作期显像要求患者停用抗癫痫药物、住院并持续监测直至癫痫发作。患者床旁准备好放射性药物，一旦确定癫痫发作，必须在发作时或发作后 30s 内注射放射性药物。

参考文献：Mettler FA, Guiberteau MJ. *Essentials of nuclear medicine imaging*, 6th ed. Philadelphia, PA: Saunders, 2012:80 – 84, 85.

Ziessman HA, O'Malley JP, Thrall JH. *Nuclear medicine: the requisites*, 4th ed. Philadelphia, PA: Saunders, 2014:359 – 363.

5 **答案 D**。脑死亡 ^{99m}Tc – HMPAO 血流显像显示颈内动脉血流终止于颅底，延迟的前位和侧位灌注图像可见皮质摄取缺损，符合脑灌注缺失和脑死亡表现。鼻腔区可见放射性摄取增高，称为"热鼻征"，可能与继发脑内血流分流至颈外动脉有关。此征象对诊断脑死亡不具有特异性，因为颈内动脉闭塞而没有脑死亡时也可见这种表现。HMPAO 和 ECD 与 ^{99m}Tc – DTPA 不同，前两者均可获得动态脑血流图像，但延迟显像脑内无放射性药物摄取即可明确没有血流，从而诊断为脑死亡，因此没有必要进行动态检查。放射性核素检查能够明确诊断脑死亡，但通常只有临床和(或)脑电图结果模棱两可时才进行；与脑电图不同，核素检查不受药物中毒或体温过低的影响。此外，虽然四头颈动脉血管造影造影能够显示脑血流灌注缺失，但放射性核素检查具有无创、简单、快速、特异的优势。

参考文献：Donohoe KJ, Agrawal G, Frey KA, et al. SNM practice guideline for brain death scintigraphy 2.0. *J Nucl Med Tech* 2012;40:198 – 203.

Ziessman HA, O'Malley JP, Thrall JH. *Nuclear medicine: the requisites*, 4th ed. Philadelphia, PA: Saunders, 2014:365 – 366.

6 **答案 C**。^{18}F – FDG PET 冠状位和轴位图像显示右侧颞叶葡萄糖代谢明显不对称性减低，检查期间如果脑电图监测没有癫痫发作，上图结果提示致痫灶位于右侧颞叶。由于脑内 FDG 摄取逐渐增高，95% 摄取峰值出现在给药后约 35min，明显长于平均1 ~ 2min 的癫痫发作时间，导致发作期 FDG 高摄取与发作间期/发作后期的低摄取重叠，因此 ^{18}F – FDG PET 的时间分辨率低，不能用于发作期评价。发作间期 FDG PET 对评价部分复杂性发作癫痫患者很有价值，这些患者通常为颞叶内侧癫痫。FDG PET 与 SPECT 相比，其空间分辨率高、本底放射性活性低，能够进行动态 PET 显像，FDG PET 不能用于发作期致痫灶评价并不是因为不能获得动态图像。

参考文献：Kim S, Mountz JM. SPECT imaging of epilepsy: an overview and comparison with (18)F-FDG PET. *Int J Mol Imaging* 2011;2011:813028.

Masdeu JC, Arbizu J, Toledo J, et al. SPECT and PET in neurology. *Neurologia* 2006;21(5):219 – 225.

Ziessman HA, O'Malley JP, Thrall JH. *Nuclear medicine: the requisites*, 4th ed. Philadelphia, PA: Saunders, 2014:359 – 363.

7 **答案 D**。图中显示颅底以上颈动脉有血流(箭)，延迟显像可见皮层灌注，提示存在脑血流灌注，不能诊断脑死亡；延迟显像脑实质内可见放射性药物分布，表明患者进行 HMPAO 或 ECD 检查；由于 HMPAO 和 ECD 可以在脑组织内停留，能够明确判断脑死亡，是诊断脑死亡的优选检查；SPECT 图像足以诊断脑死亡，但并不是必须检查。^{99m}Tc – DTPA 可评估脑死亡，但由于不能通过血脑屏障，因此，延迟显像不会出现放射性摄取；^{111}In – DT-

PA 评估脑脊液动力学和脑脊液漏;^{99m}Tc－DMSA 主要用于肾皮质显像。

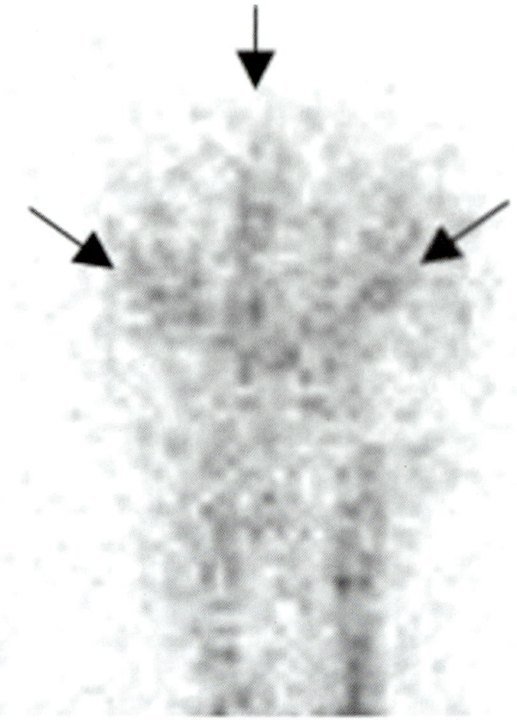

参考文献: Mettler FA, Guiberteau MJ. *Essentials of nuclear medicine imaging*, 6th ed. Philadelphia, PA: Saunders, 2012:71－74.

Ziessman HA, O'Malley JP, Thrall JH. *Nuclear medicine: the requisites*, 4th ed. Philadelphia, PA: Saunders, 2014:351－354, 365－366.

8 **答案 C**。路易体痴呆(DLB)是原发性痴呆第二常见类型,其 FDG 低代谢模式可与阿尔茨海默病(AD)相似,但 DLB 可累及视觉皮层,而 AD 很少累及;视觉皮层受累导致 DLB 患者幻视。

参考文献: Bohnen NI, Djang DSW, Herholz K, et al. Effectiveness and safety of (18)F－FDG PET in the evaluation of dementia: a review of the recent literature. *J Nucl Med* 2012;53(1):59－71.

9 **答案 A**。发作期 SPECT/CT 冠状位图像(B)显示右侧颞叶脑灌注高于左侧(箭);发作间期 SPECT/CT 冠状位(A)和^{18}F－FDG PET 轴位(C)图像显示右侧颞叶脑灌注和代谢均低于左侧(箭头),符合内侧颞叶硬化所致右侧颞叶癫痫表现。多形性胶质母细胞瘤是高级别的原发性脑内恶性肿瘤,表现为脑灌注和代谢均增高。

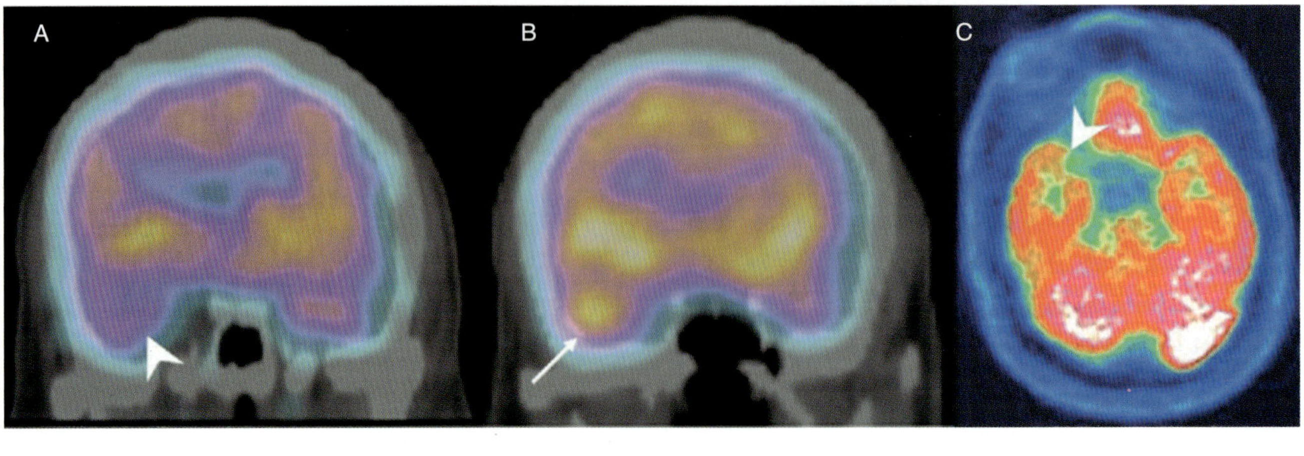

参考文献：Mettler FA, Guiberteau MJ. *Essentials of nuclear medicine imaging*, 6th ed. Philadelphia, PA: Saunders, 2012:80 – 84, 85.

Ziessman HA, O'Malley JP, Thrall JH. *Nuclear medicine: the requisites*, 4th ed. Philadelphia, PA: Saunders, 2014:359 – 363.

10 **答案 A**。静脉注射^{123}I – 碘氟烷（DaT 扫描）3h 的轴位延迟显像显示双侧纹状体对称性放射摄取明显增高，边界清晰，为正常表现。运动障碍患者若 DaT 扫描正常，通常提示为原发性震颤。帕金森综合征的 DaT 影像表现异常，可能病因包括特发性帕金森病、进行性核上性麻痹和多系统萎缩。

参考文献：Seibyl JP. Imaging studies in movement disorders. *Semin Nucl Med* 2003;33(2):105 – 113.

Ziessman HA, O'Malley JP, Thrall JH. *Nuclear medicine: the requisites*, 4th ed. Philadelphia, PA: Saunders, 2014:368 – 370.

11 **答案 B**。^{18}F – FDG PET 轴位图像显示双侧后顶叶和颞叶中重度、不对称代谢减低（左侧严重），这种代谢减低模式常见于阿尔茨海默病（AD）。AD 是原发性痴呆最常见的原因，占所有病例的 50% ~60%，临床资料结合 FDG PET 结果能够提高 AD 诊断准确性，提升医生诊断 AD 的信心。FDG PET 对 AD 的诊断价值，大约与纵向随访 4 年的常规临床信息相似。AD 早期表现为后扣带回和上顶叶后部皮层不对称受累，随着疾病进展，颞叶和额叶皮层受累逐渐增加，但前扣带回（与额颞叶痴呆有关）、枕叶视觉皮层（与路易体痴呆有关）、初级感觉和运动皮层、小脑和基底节较少受累。

参考文献：Bohnen NI, Djang DS, Herholz K, et al. Effectiveness and safety of (18)F-FDG PET in the evaluation of dementia: a review of the recent literature. *J Nucl Med* 2012;53(1):59 – 71.

12 **答案 C**。由于晚期阿尔茨海默病（AD）额叶明显受累，因此，晚期 AD 和额颞叶痴呆（FTD）通常很难鉴别。^{18}F – FDG PET 鉴别 AD 患者与正常人的诊断准确性 >90%，但鉴别 AD 与其他原发性痴呆的特异性很低。β 淀粉样蛋白显像有助于鉴别 AD 与 FTD，因为 AD 患者明显异常沉积，而 FTD 表现正常。

首个被 FDA 批准并且广泛应用于活体的 β 淀粉样蛋白（Aβ）斑块放射性示踪剂是^{18}F – 氟倍他帕[Florbetapir(Amyvid)]，其他被 FDA 批准的 β 淀粉样蛋白成像药物包括^{18}F – 氟倍他苯[Florbetaben(Neuraceq)]和^{18}F – 氟美他酚[Flutemetamol(Vizamyl)]。β 淀粉样蛋白 PET 扫描放射性主要滞留在白质为阴性，而灰质内放射性分布增高为阳性。早期 AD，在^{18}F – FDG PET 显像出现异常之前，淀粉样蛋白显像即可发现异常；但 PET 淀粉样蛋白显像阳性并不能明确诊断 AD，只提示临床诊断 AD 的可能性大；显像结果阴性则说明脑内很少或没有淀粉样斑块，因此能够除外 AD。^{11}C – 匹兹堡复合物 B（^{11}C – PIB）是荧光淀粉样蛋白染料（Thioflavin T）的衍生物，对 β 淀粉样斑块具有高亲和力和特异性，是第一个用于淀粉样蛋白成像的药物，然而由于^{11}C 半衰期仅 20min，因此，仅限于有回旋加速器的影像中心使用。

参考文献：Rowe CC, Villemagne VL. Brain amyloid imaging. *J Nucl Med* 2011; 52(11):1733 – 1740.

Yang L, Rieves D, Ganley C. Brain amyloid imaging—FDA approval of florbetapir F18 injection. *N Engl J Med* 2012; 367(10):885 – 887.

13 **答案 E**。SPECT/CT 轴位和冠状位脑灌注融合图像显示双侧额叶前内侧、双侧颞极局灶性代谢减低，符合额颞叶痴呆（FTD）的典型表现。由于额叶受累，这些患者早期表现出性格和行为改变；一些患者还出现明显语言改变，如渐进性流利性失语。

虽然痴呆的脑灌注（HMPAO 或 ECD SPECT）和葡萄糖代谢（^{18}F－FDG PET）显像的异常分布模式相似，但 FDG PET 的分辨率和敏感性更高。FTD 典型低代谢区域包括前额叶皮层内侧、背外侧和腹外侧、前扣带回（AD 多累及后扣带回）、颞极、尾状核和丘脑，额下回和运动皮层通常不受累。FTD 的准确诊断很重要，因为乙酰胆碱酯酶抑制剂治疗不仅不能改善认知，而且还可能导致行为异常恶化。

参考文献： Bohnen NI, Djang DSW, Herholz K, et al. Effectiveness and safety of (18)F－FDG PET in the evaluation of dementia: a review of the recent literature. *J Nucl Med* 2012; 53(1):59－71.

14a **答案 B。**^{123}I－碘氟潘（ioflupane）是可卡因类似物。多巴胺转运（DaT）蛋白是多巴胺能黑质纹状体神经元突触前膜的标志，^{123}I－碘氟潘与 DaT 蛋白亲和力高，而且可逆。帕金森综合征患者黑质纹状体神经元受损导致纹状体放射性药物摄取减低，早期摄取减低位于纹状体后部（壳核后部），逐渐向前蔓延至壳核前部，晚期累及尾状核。美国批准 DaT 扫描作为鉴别继发于帕金森综合征的震颤和特发性震颤的辅助评估手段。

该病例静脉注射^{123}I－碘氟潘后延迟显像，显示左侧豆状核（壳核和苍白球，又称后纹状体）放射性摄取缺损，左侧尾状核放射性摄取轻度减低，右侧纹状体放射性摄取正常，该震颤患者的表现符合帕金森综合征。

参考文献： Grosset DG, Tatsch K, Oertel WH, et al. Safety analysis of 10 clinical trials and for 13 years after first approval of ioflupane (123)I injection (DaTscan). *J Nucl Med* 2014;55(8):1281－1287.

Ziessman HA, O'Malley JP, Thrall JH. *Nuclear medicine: the requisites*, 4th ed. Philadelphia, PA: Saunders, 2014:368－370.

14b **答案 E。**路易体痴呆（DLB）患者通常伴有幻视、精神状态波动和帕金森症，^{18}F－FDG PET 显像初级视觉皮层代谢减低，而阿尔茨海默病（AD）很少见这种表现。FDG PET 检查难于鉴别 AD 和 DLB 时，DaT 扫描有助于明确诊断。通常 AD 和额颞叶痴呆患者 DaT 扫描正常，而帕金森综合征和 DLB 患者表现异常。明确 DLB 诊断对临床很重要，因为乙酰胆碱酯酶抑制剂治疗可能改善认知，抗帕金森病治疗能够改善运动障碍。

参考文献： Grosset DG, Tatsch K, Oertel WH, et al. Safety analysis of 10 clinical trials and for 13 years after frst approval of ioflupane (123)I injection (DaTscan). *J Nucl Med* 2014; 55(8):1281－1287.

Ziessman HA, O'Malley JP, Thrall JH. *Nuclear medicine: the requisites*, 4th ed. Philadelphia, PA: Saunders, 2014:368－370.

15 **答案 C。**由于^{111}In－DTPA 半衰期长达 2.8 天，所以用于评估脑脊液（CSF）动力学、慢性脑脊液漏导致的耳漏和鼻漏。DTPA 通过室管膜时不被代谢或吸收，是脑脊液显像的理想示踪剂。DTPA 到达大脑凸面后即被蛛网膜绒毛吸收，经由肾脏迅速清除。对于需要高计数、短显像时间的病例（例如，脊髓漏、脑脊液分流评估），可以使用^{99m}Tc－DTPA 代替^{111}In－DTPA。

该病例图示放射性药物一直停留在大脑凸面，即使 48h 后也并没有向前移动。根据患者提供的临床病史，这种现象可能代表正常压力脑积水，属交通性脑积水的一种。脑脊液动力学正常表现为鞘内注射的放射性药物 1h 到达基底池，2～6h 到达额极和大脑外侧裂，12h 到达大脑凸面。由于脑脊液生理性流动是从侧脑室进入蛛网膜下隙，所以正常情况下放射性药物不会逆向进入脑室系统。

参考文献： Mettler FA, Guiberteau MJ. *Essentials of nuclear medicine imaging*, 6th ed. Philadelphia, PA:

Saunders, 2012:91 – 96.

Seibyl JP. Imaging studies in movement disorders. *Semin Nucl Med* 2003; 33(2):105 – 113.

16 **答案 D**。乙酰唑胺(ACZ)缓慢渗透穿过血脑屏障,通过抑制碳酸酐酶而引起 CO_2 浓度升高。CO_2 浓度升高导致碳酸酸中毒,从而脑血流量(CBF)显著增加。负荷试验乙酰唑胺剂量为 1000mg,静脉弹丸注射,10 ~ 15min 后 CBF 达峰值,正常人增加 30% ~ 60%;体循环血压、心率、呼吸频率、动脉 CO_2 分压和动脉 pH 值不受影响。腺苷和瑞加德松与腺苷受体结合使血管扩张,而双嘧达莫则通过阻断细胞腺苷代谢使其浓度增加,从而导致血管扩张;其他药物不能通过血脑屏障。

参考文献: Rogg J, Rutigliano M, Yonas H, et al. The acetazolamide challenge: imaging techniques and designed to evaluate cerebral bloodflow reserve. *AJR Am J Roentgenol* 1989; 53:605 – 612.

Vagal AS, Leach JL, Fernandez-Ulloa M, et al. The acetazolamide challenge: techniques and applications in the evaluation of chronic cerebral ischemia. *AJNR Am J Neuroradiol* 2009; 30(5):876 – 884.

17 **答案 C**。^{99m}Tc – DTPA 和 ^{111}In – DTPA 是用于评估脑脊液分流的放射性药物;^{99m}Tc – 高锝酸盐、^{99m}Tc – 硫胶体和 ^{99m}Tc – HMPAO 不能用于脑脊液扫描;^{111}In – DTPA 是唯一被 FDA 批准的鞘内注射药物。

检查时先人工阻断分流管远端,然后在分流管贮液囊内注射 ^{99m}Tc – DTPA,使示踪剂流入分流管近端,图像显示示踪剂首先进入侧脑室,然后通过分流器远端导管进入腹腔,在腹腔内自由分布,且没有在分流器远端的末端周围聚集,此为正常脑脊液分流。

参考文献: Mettler FA, Guiberteau MJ. *Essentials of nuclear medicine imaging*, 6th ed. Philadelphia, PA: Saunders, 2012:91 – 96.

18 **答案 D**。低级别胶质瘤典型表现为 FDG 低摄取,与白质相似或低于白质;而高级别胶质瘤如多形性胶质母细胞瘤,表现为 FDG 高摄取,与皮层灰质相似或略低于皮层灰质;原发性中枢神经系统淋巴瘤典型表现为高于皮层灰质的 FDG 高摄取。通常 FDG 摄取程度越高,提示恶性程度越高、预后越差。据报道,FDG PET 能够鉴别放射性坏死与复发,但有些研究认为对于这一点价值有限。

参考文献: Padma MV, Said S, Jacobs M, et al. Prediction of pathology and survival by FDG PET in gliomas. *J Neurooncol* 2003;64(3):227 – 237.

Ricci PE, Karis JP, Heiserman JE, et al. Differentiating recurrent tumor from radiation necrosis: time for re-evaluation of positron emission tomography? *Am J Neuroradiol* 1998;19(3):407 – 413.

19 **答案 C**。放化疗联合治疗的患者,放疗后 3 ~ 4 个月行 FDG PET/CT 检查,检测恶性病变残存/复发的敏感性和特异性最高;在此之前,FDG 摄取与非特异性炎症有关,可能导致假阳性;放疗后的前 8 周内,癌细胞的顿抑也可导致检查呈假阴性;放疗后 3 ~ 4 个月 FDG PET 阴性预测值高,结果阴性预示预后良好,若结果阳性,应结合视觉分析和(或)组织活检从非特异性摄取中除外恶性病变复发。一些研究表明,放疗后 1 个月的持续高摄取强烈提示病变残存,早期检查发现病变从而改变治疗策略;但放疗后 1 个月的早期评估可能导致很高的假阴性。

参考文献: Conessa C, Clement P, Foehrenbach H, et al. Value of positron-emission tomography in the post-treatment follow-up of epidermoid carcinoma of the head and neck. *Rev Laryngol Otol Rhinol* 2001; 122:253 – 258.

Greven KM, Williams DW, Keyes JW Jr, et al. Positron emission tomography of patients with head and neck carcinoma before and after high dose irradiation. *Cancer* 1994; 74:1355 - 1359.

Kostakoglu L, Goldsmith SJ. PET in the assessment of therapy response in patients with carcinoma of the head and neck and of the esophagus. *J Nucl Med* 2004; 45(1):56 - 68.

20 **答案 B**。灌注储备是决定慢性脑血管病(CVD)患者颅外 - 颅内(ECIC)搭桥手术成功的重要因素之一,由于围术期发病率和死亡率很高,需要谨慎选择患者是否能够通过手术获益。Rogg 等用稳定氙增强 CT 检查,将乙酰唑胺负荷脑血流量(CBF)反应分为 3 类:

Ⅰ型:患者基线 CBF 正常,乙酰唑胺负荷后 CBF 增加。

Ⅱ型:患者基线 CBF 降低,乙酰唑胺负荷后 CBF 增加。

Ⅲ型:患者基线 CBF 正常或降低,乙酰唑胺负荷后 CBF 反而进一步降低。

Ⅲ型患者可能从手术获益最多。SPECT 乙酰唑胺负荷脑灌注显像是可行且广泛应用的评估脑血流动力的技术,有助于发现能够从 ECIC 中获益的 CVD 患者,这项检查已成功应用于慢性脑血管病患者搭桥手术前后的脑血流动力学评估。

参考文献: Lee H-Y, Paeng JC, Lee DS, et al. Efficacy assessment of cerebral arterial bypass surgery using statistical parametric mapping and probabilistic brain atlas on basal/acetazolamide brain perfusion SPECT. *J Nucl Med* 2004;45(2):202 - 206.

Rogg J, Rutigliano M, Yonas H, et al. The acetazolamide challenge: imaging techniques and designed to evaluate cerebral blood flow reserve. *AJR Am J Roentgenol* 1989; 53: 605 - 612.

Vagal AS, Leach JL, Fernandez-Ulloa M, et al. The acetazolamide challenge: techniques and applications in the evaluation of chronic cerebral ischemia. *AJNR Am J Neuroradiol* 2009;30(5):876 - 884.

21 **答案 E**。MRI 轴位(FLAIR 和 T1 增强)、PET/CT 和 PET 图像,显示左侧侧脑室旁室管膜下白质区域明显高代谢(高于灰质)团块,呈轻度不均匀强化。T2 FLAIR 图像病变周围没有明显高信号;病灶的形态、位置及 FDG 摄取明显增高符合原发性中枢神经系统淋巴瘤(PCNSL)的特征。PCNSL 的代谢活性非常高,高于高级别胶质瘤(GBM)或转移瘤;该病例表现可以排除多形性胶质母细胞瘤(GBM),GBM 强化通常更加不均匀,T2 FLAIR 图像可见呈明显高信号的瘤周浸润/血管源性水肿,FDG 摄取更加不均匀,且摄取程度(与灰质相似或略低于灰质)也没有 PCNSL 高;脓肿表现为环状增强,伴 T2 低信号边缘和 FLAIR 周围水肿改变;HIV/AIDS 患者脑部弓形虫病也可出现强化,但没有明显 FDG 高摄取;进行性多灶性脑白质病常累及皮层下 U 型纤维和胼胝体,表现为 T2 高信号、无强化;转移瘤常见于灰白质交界区,FDG 摄取程度常明显低于 PCNSL。

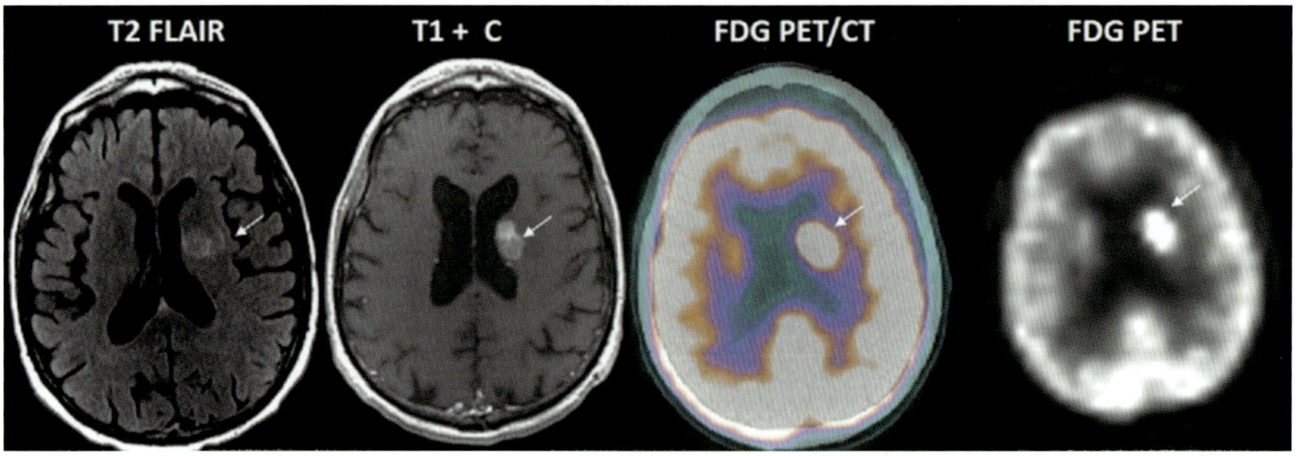

参考文献： Haldorsen IS, Espeland A, Larsson E-M. Central nervous system lymphoma: characteristic findings on traditional and advanced imaging. *Am J Neuroradiol* 2011; 32(6):984 – 992.

22 **答案 C。** 左肺上叶内侧段可见 FDG 高摄取肿块，在主动脉弓水平累及纵隔。颈部不对称性异常 FDG 高摄取，位于右侧声带内，左侧声带内未见 FDG 摄取，这种表现为右侧声带的生理性 FDG 摄取，而左侧声带因麻痹无 FDG 摄取。左侧喉返神经（RLN）从胸腔左侧迷走神经分出，上行至颈部前到达主动脉弓下后方，因此，主动脉弓区域肿块均可导致左侧喉返神经麻痹。右侧 RLN 在右侧锁骨下动脉颈前 T1 ~ T2 水平由右侧迷走神经分出，绕至右侧锁骨下动脉下后方在颈部上行。CT 显示声带部位未见肿块，提示第二个原发恶性肿瘤的可能性不大，CT 显示的两侧声带轻度不对称与声带麻痹有关；而且声带转移也非常少见；由于本病例无明显声带不对称或放射性滞留，所以基本可以排除感染/炎症。

参考文献： Komissarova M, Wong KK, Piert M, et al. Spectrum of (18) F-FDG PET/CT findings in oncologyrelated recurrent laryngeal nerve palsy. *Am J Roentgenol* 2009; 192(1):288 – 294.

23 **答案 E。** 在评估恶性肿瘤局部侵袭范围和神经周围扩散方面，FDG PET/CT 不如传统 MRI 或 CT 增强检查。如果患者考虑手术切除，术前应行对比增强 CT 或 MRI，但 FDG PET/CT 对头颈部原发恶性肿瘤的初始分期、未知头颈部原发肿瘤评估、末次放化疗后患者治疗反应的评估等方面优于传统影像。

参考文献： Al-Ibraheem A, Buck A, Krause BJ, et al. Clinical applications of FDG PET and PET/CT in head and neck cancer. *J Oncol* 2009; 2009:208725.

24 **答案 C。** 约 80% 的腮腺肿瘤是良性，最常见良性混合细胞肿瘤（多形性腺瘤），其次为 Warthin 瘤。Warthin 肿瘤和多形性腺瘤是偶然发现腮腺 FDG 异常摄取的最常见原因；肺癌不会导致单发腮腺转移；虽然腺样囊性癌也可能表现为 FDG 高摄取，但腺样囊性癌很罕见。由于本病例的放射性摄取是局灶性，周围组织未见异常摄取，因此感染的可能性较小。

Makis 等最近的研究表明，FDG PET/CT 检查的肿瘤患者偶然发现 FDG 腮腺阳性，其中仅 4% 是恶性。Warthin 瘤的 FDG 摄取程度（SUVmax 10.3）明显高于恶性肿瘤（SUVmax 7.4），而且 FDG 摄取程度不能鉴别病变的良恶性。

参考文献： Dua SG, Purandare NC, Shah S, et al. Bilateral synchronous and multifocal Warthin's tumor mimicking metastases from lung cancer: a rare cause of false positive flourodeoxy glucose positron emission tomography/computed tomography. *Indian J Nucl Med* 2012;27(2):139 – 140.

Makis W, Ciarallo A, Gotra A. Clinical significance of parotid gland incidentalomas on F-FDG PET/CT. *Clin Imaging* 2015;39(4):667 – 671.

（崔碧霄　尚琨　王曼　译　张海琴　梁志刚　卢洁　校）

第 5 章　核心脏病学

问题

1　以下是双同位素心肌灌注检查图像，^{201}Tl 和 ^{99m}Tc – 负荷心肌灌注显像的主要区别是：

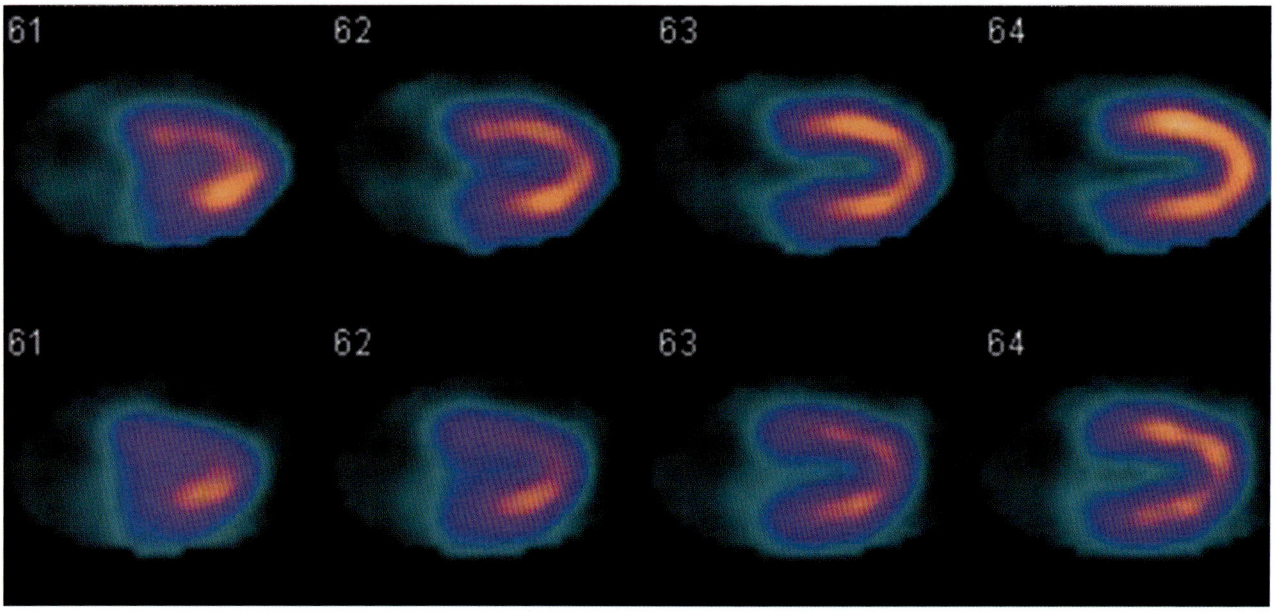

A. ^{201}Tl 注射剂量高　　B. 必须于注射 ^{201}Tl 后 10min 内采集负荷图像

C. ^{201}Tl 不能进行运动负荷试验　　D. ^{201}Tl 不能进行药物负荷试验

E. 静脉注射 ^{201}Tl 后 30 ~ 45min 开始采集图像　　F. ^{201}Tl 软组织衰减程度较轻

2　PET 心肌灌注图像 ^{13}N – 氨水与 ^{82}Rb 相比，主要区别是：

A. 分辨率更高　　B. 全半高宽更大

C. 没有区别　　D. 高能光子能量更高

E. 信噪比低

3　患者男，47 岁，胸痛、气短，考虑为冠心病。静息心电图（下图）提示左束支传导阻滞，下一步最适当的处理措施是：

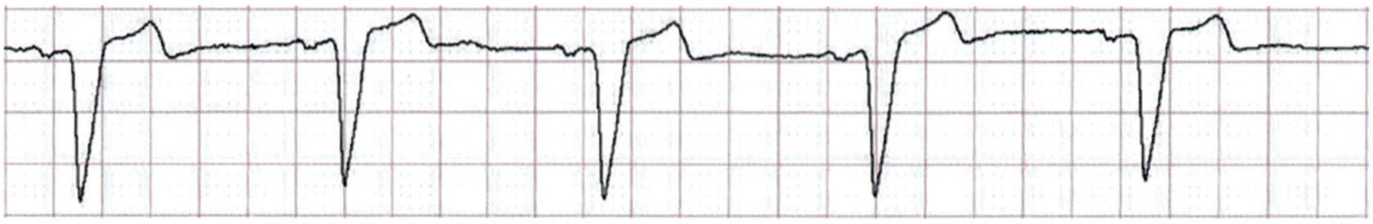

A. 运动心肌灌注显像　　B. 多巴酚丁胺(Dobutamine)心肌灌注显像
C. 类伽腺苷(Regadenoson)心肌灌注显像　　D. 冠状动脉造影

4　患者行腺苷药物负荷试验时出现房室传导阻滞（下图），下一步最适当的处理措施是：

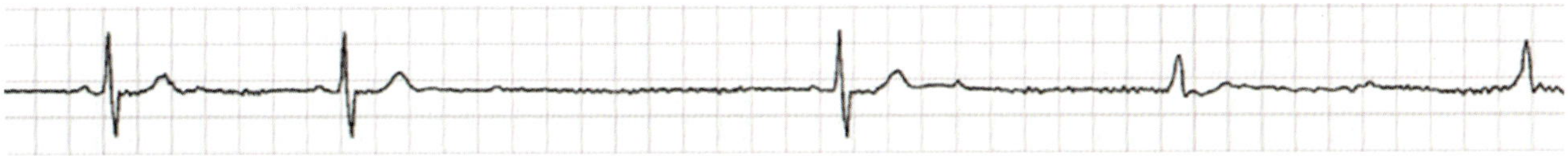

A. 电除颤　　B. 同步电复律
C. 注射氨茶碱　　D. 注射阿托品
E. 静脉输液　　F. 停用腺苷

5　下列哪项与左心室下壁心肌血流灌注异常最相关?
A. 乳房衰减　　B. 膈肌衰减
C. 左束支传导阻滞　　D. 左回旋支狭窄

6　红细胞经离心、分离、洗涤后与 Sn^{2+}、$^{99m}TcO_4^-$ 共同混合标记，重新注射的标记方法是：
A. 体外法　　B. 体内法
C. 改良体内法　　D. 改良体外法

7a　患者女，68 岁，因胸痛行^{99m}Tc－替曲膦静息－负荷心肌灌注显像。最可能的诊断是：

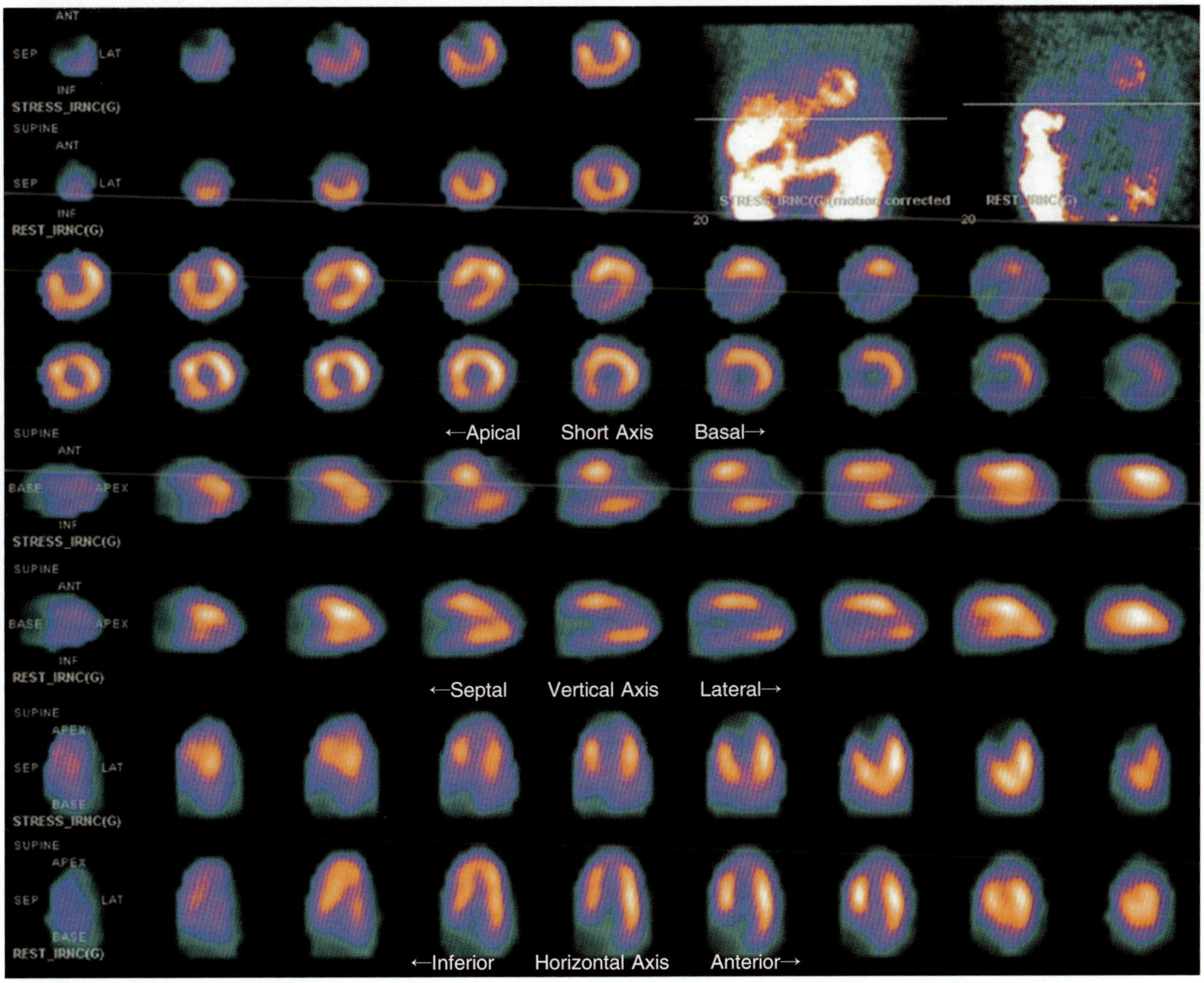

A. 正常　　B. 心肌缺血

C. 心肌梗死　　D. 衰减伪影

7b 该区域由下列哪支冠状动脉血管供应?

A. 左前降支（LAD）　　B. 左回旋支（LCX）

C. 右冠状动脉（RCA）　　D. 冠状动脉中间支

8 患者男，36 岁，气短，结合静息 - 负荷 SPECT 心肌灌注图像与射血分数结果，最可能的诊断是:

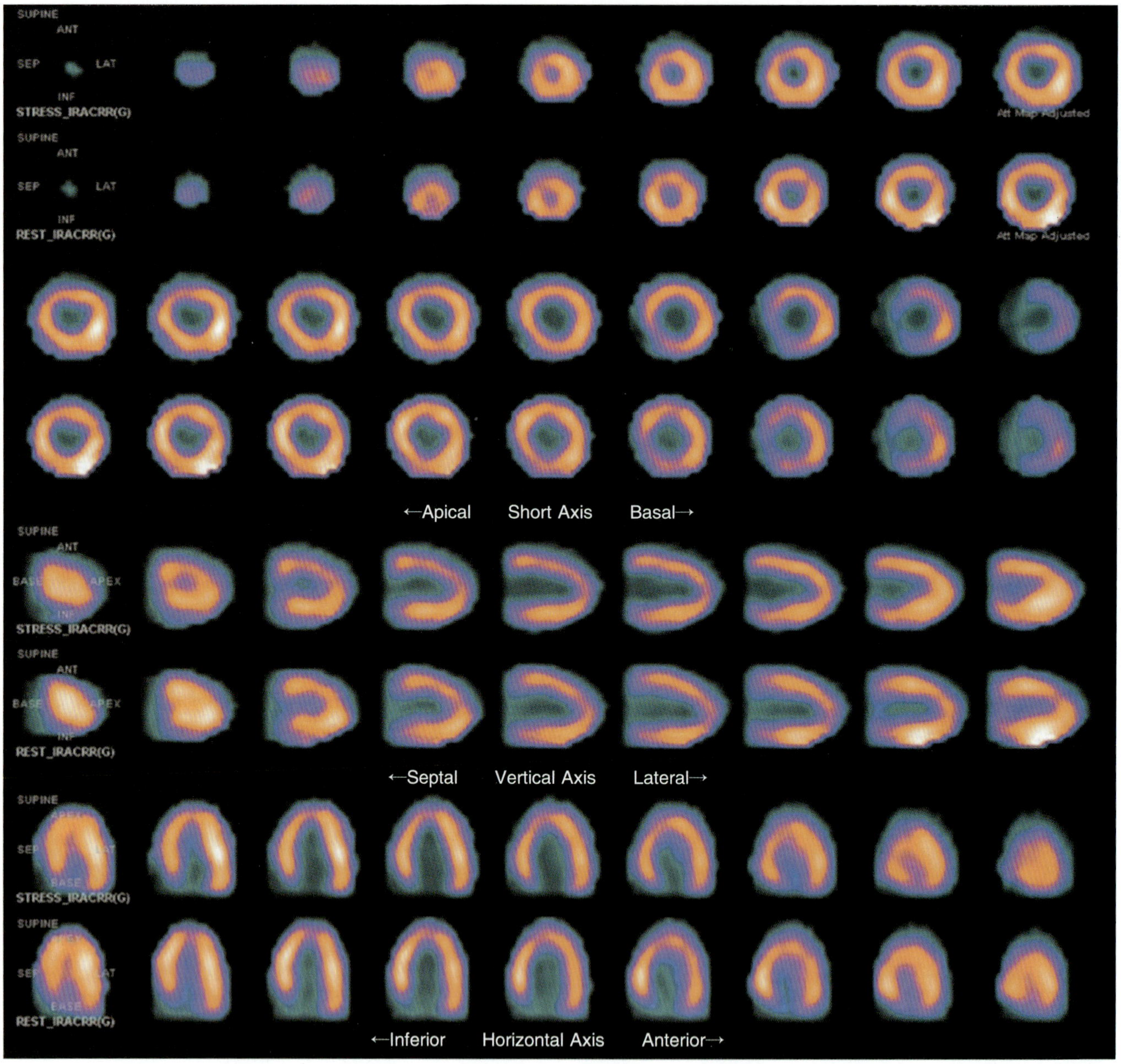

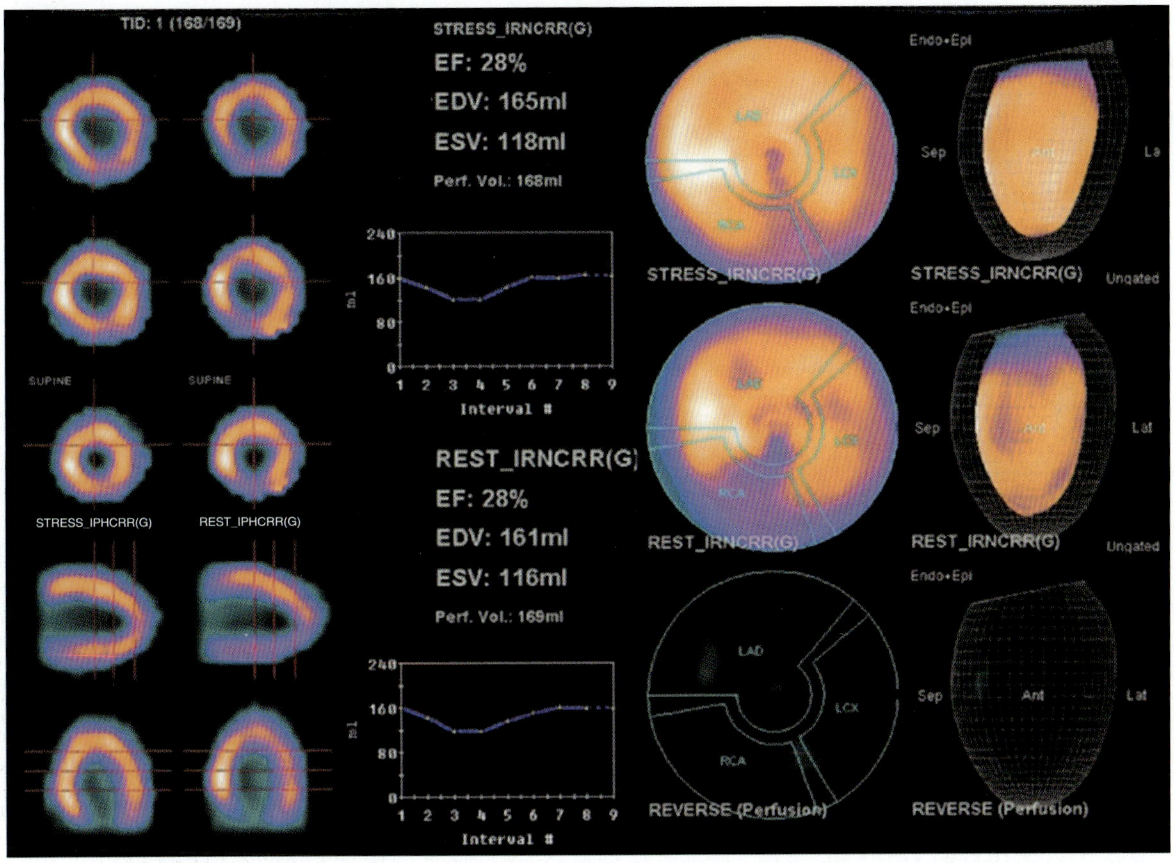

A. 冠状动脉多支病变
B. 右心室肥大
C. 缺血性心肌病
D. 非缺血性心肌病
E. 心内膜下心肌缺血

9 患者行^{201}Tl 运动负荷－静息心肌灌注显像，下图为原始电影数据的单帧图像，诊断是：

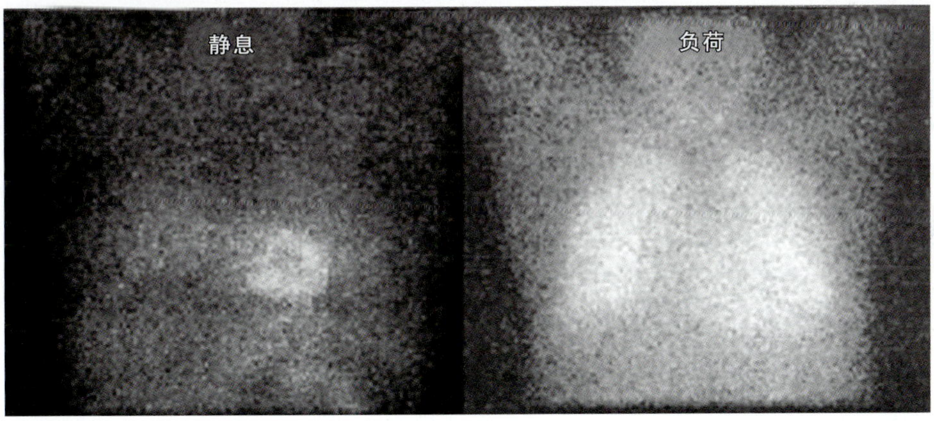

A. 双侧肺炎
B. 肺结节病
C. 负荷图像采集过早
D. 高危冠状动脉疾病
E. 肺动脉高压

10 下图为患者 PET 类伽腺苷药物负荷试验^{82}Rb 静息－负荷心肌灌注显像，最可能的诊断是：

A. 左前降支（LAD）病变
B. 左回旋支（LCX）病变
C. 右冠状动脉（RCA）病变
D. 多支血管病变

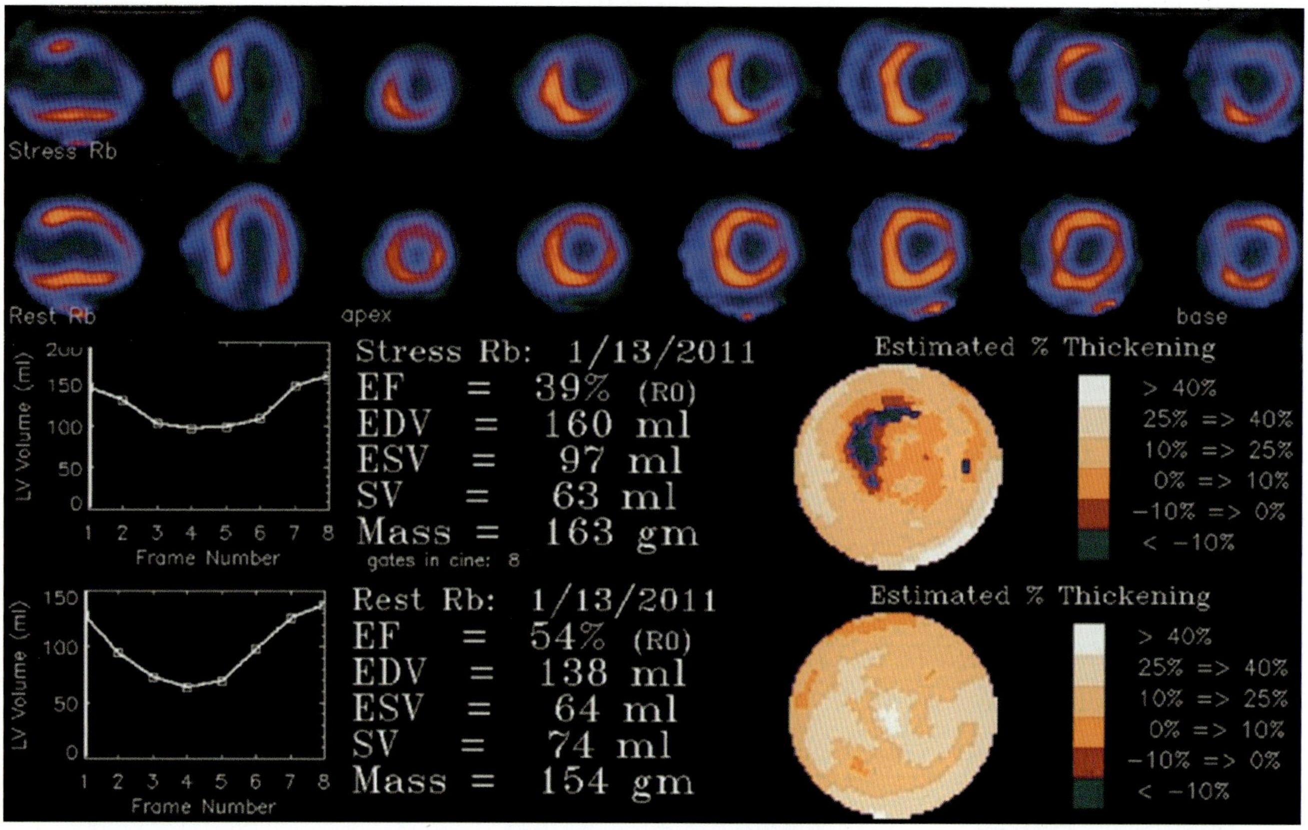

11a 患者男,63 岁,缺血性心肌病,评估冠状动脉搭桥术后缓解情况。根据^{201}Tl 心肌短轴早期(第 1 行图像)和 24h 延迟(第 2 行图像)灌注图像,最可能的诊断是:

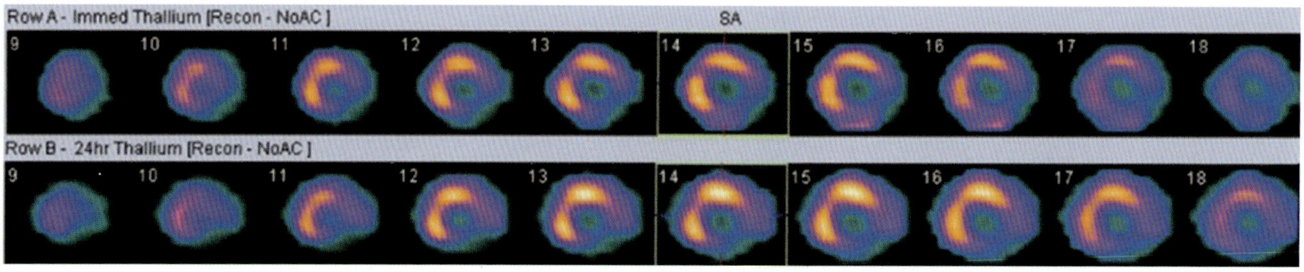

A. 心肌缺血　　B. 衰减伪影
C. 顿抑心肌　　D. 冬眠心肌
E. 不可逆性心肌梗死

11b 该区域供应动脉是:

A. 左前降支(LAD)　　B. 左回旋支(LCX)
C. 右冠状动脉(RCA)　　D. 中间支动脉

12 患者男,59 岁,缺血性心肌病,左心室射血分数(LVEF)为 35%。根据下图 PET 静息态^{13}N-氨水(上面 3 行图像)和^{18}F-FDG 显像(下面 3 行图像),最可能的诊断是:

A. 心肌缺血　　B. 衰减伪影
C. 顿抑心肌　　D. 冬眠心肌
E. 不可逆性心肌梗死

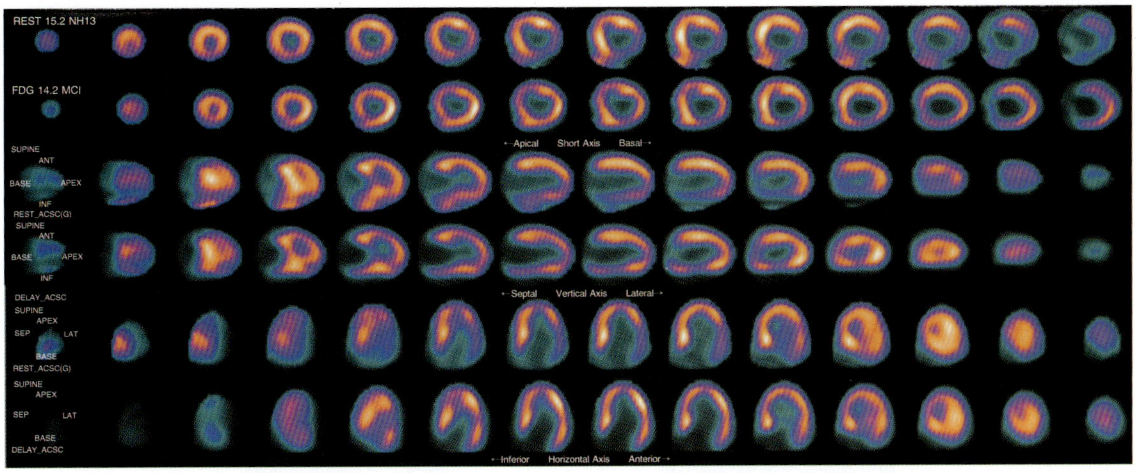

13 首次通过法放射性核素心血管造影(FPRNA)时,为何肘前内侧静脉注射优于其他外周静脉?

A. 增加“弹丸”离散　　B. 减少“弹丸”推注时间

C. 便于生理盐水冲洗　　D. 减少外渗风险

14 FPRNA 与门控平衡法放射性核素血管造影(E-RNA)相比,其优势是:

A. 统计计数高　　B. 评估左心室功能

C. 评估右心室功能　　D. 更严格的放射性药物“弹丸”注射

E. 由静脉近端注射

15 患者左室射血分数(LVEF)降低,既往心脏 MRI 图像显示异常斑片状强化,因此行空腹 18h PET 心肌检查,最可能的诊断是:

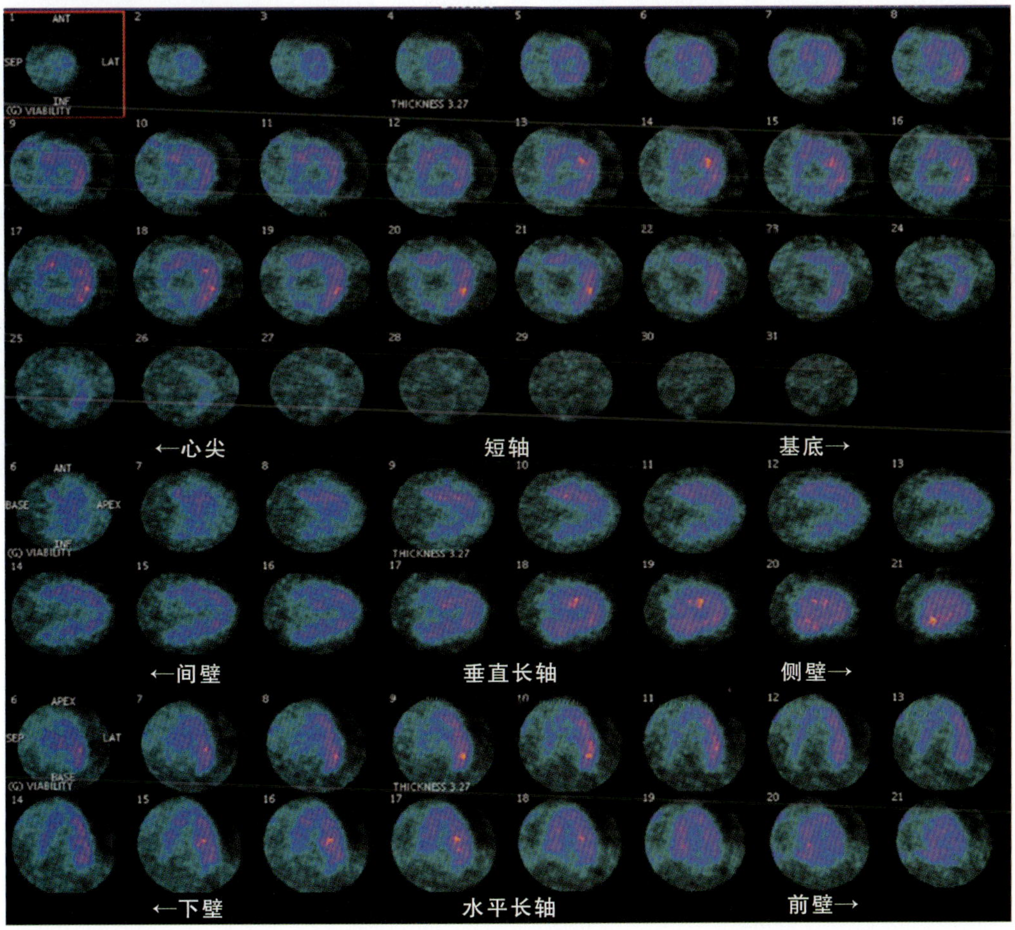

A. 侧壁不可逆性心肌梗死
B. 侧壁存活冬眠心肌
C. 侧壁活动性肉芽肿病
D. 间壁不可逆性心肌梗死

16 患者女,44 岁,急诊主诉胸痛,行运动负荷试验达到目标心率。根据下图,最可能的诊断是:

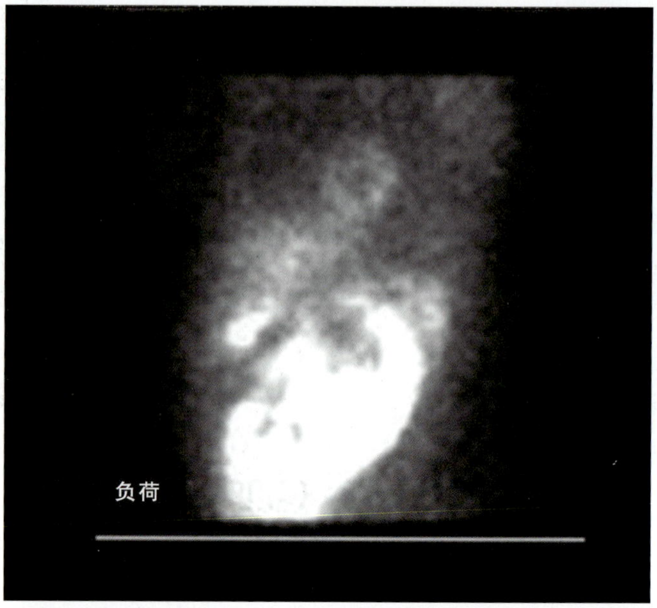

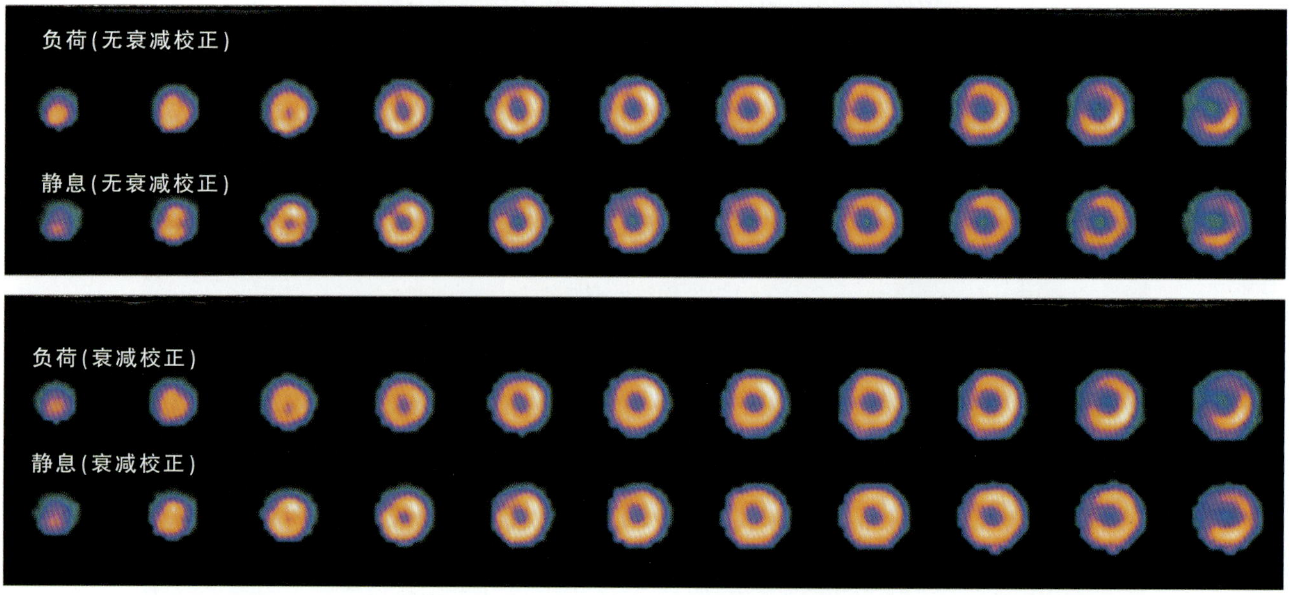

A. 心肌梗死
B. 心肌缺血
C. 恶性肿瘤
D. 运动伪影
E. 门控异常
F. 衰减伪影
G. 冬眠心肌

17 下图所示伪影最可能的原因是:

A. 组织衰减
B. 旋转中心异常
C. 运动伪影
D. 门控异常
E. 场不均匀性

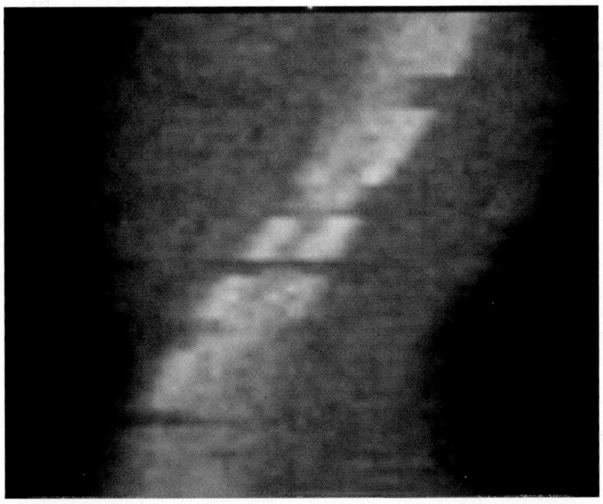

18　患者胸痛,下图为心肌灌注电影图像中的一帧,下一步最适合的措施是:

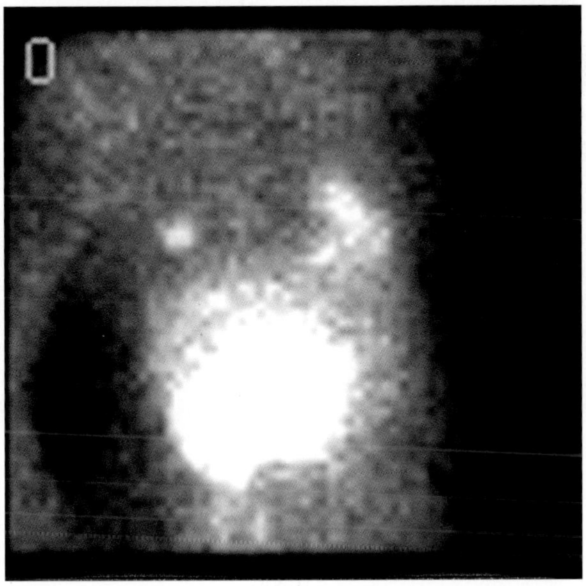

A. 俯卧位成像　　B. 重复仰卧位成像
C. HIDA 显像　　D. 衰减校正
E. 乳腺 X 线检查　　F. 腹部 CT 检查

19　患者 35 岁,冠状动脉异常,评估缺血程度。根据以下 SPECT 静息 - 负荷心肌灌注显像,最可能的原因是:

A. 心肌缺血　　B. 相机轴向错误
C. 衰减伪影　　D. 运动伪影
E. 场不均匀性　　F. 剂量不足

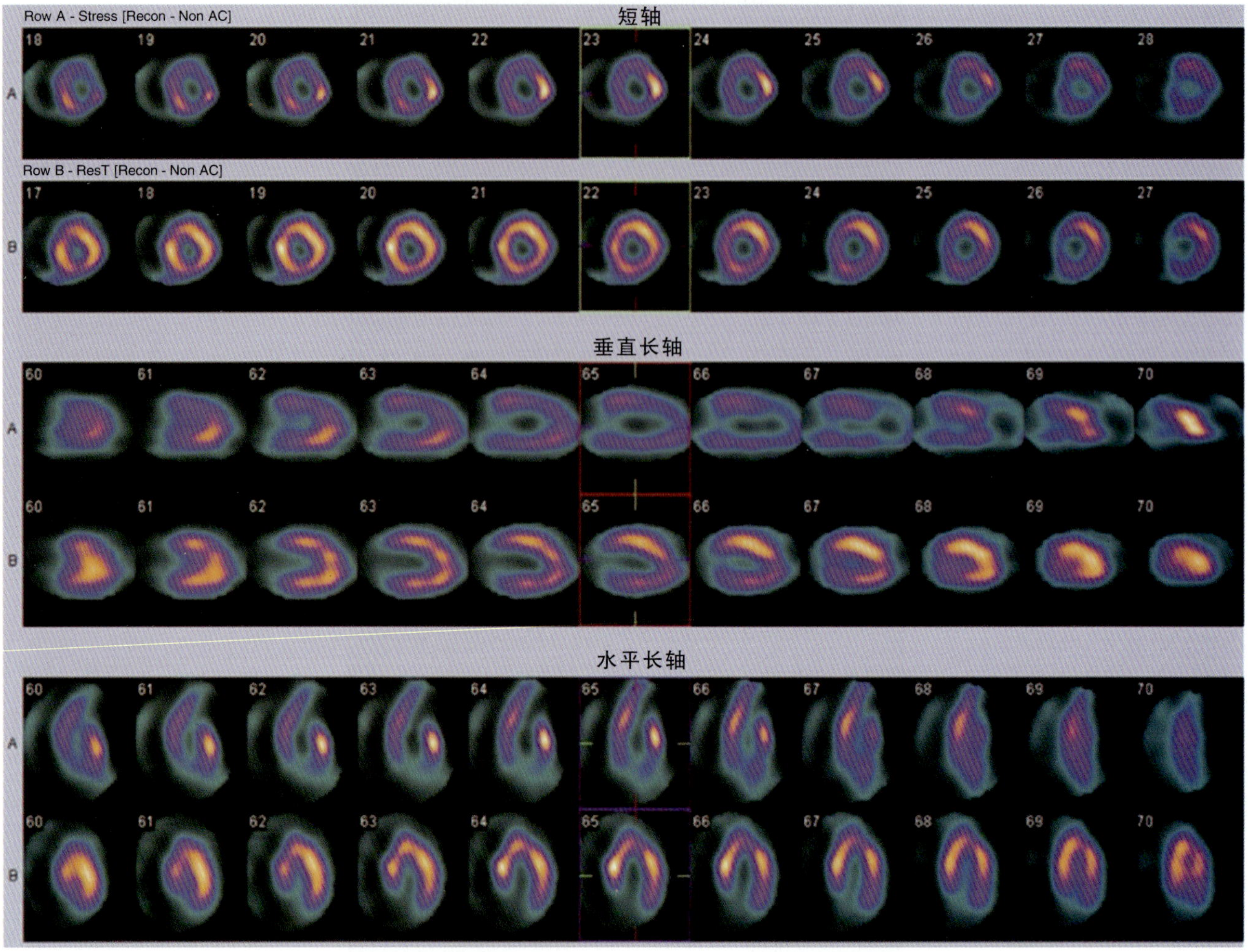

20 计算右向左分流百分比[R－L分流(%)]的正确公式是:

A. R－L分流(%)＝(全身计数－肺计数)/全身计数 ×100%

B. R－L分流(%)＝全身计数/体循环计数 ×100%

C. R－L分流(%)＝(肺计数－全身计数)/全身计数 ×100%

D. R－L分流(%)＝(肺计数－全身计数)/肺计数 ×100%

21 根据SPECT电影图像、正弦图和相应心肌灌注图像，导致静息灌注图像质量下降最可能的原因是:

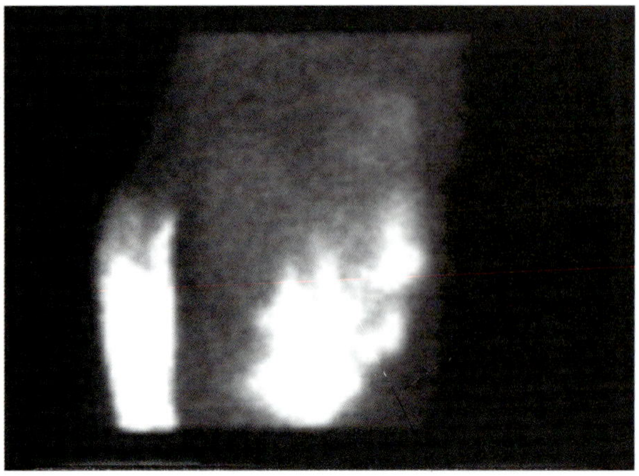

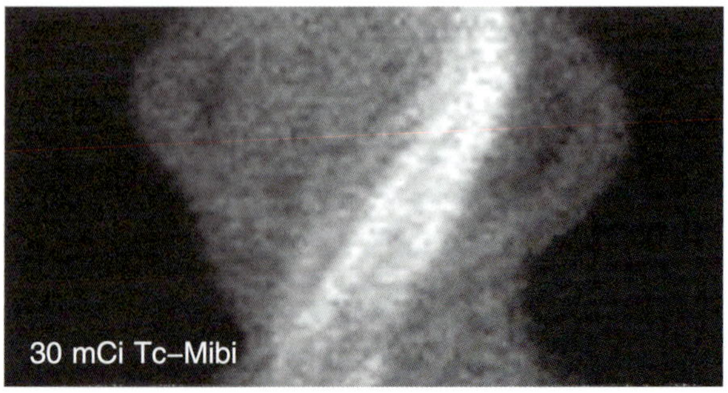

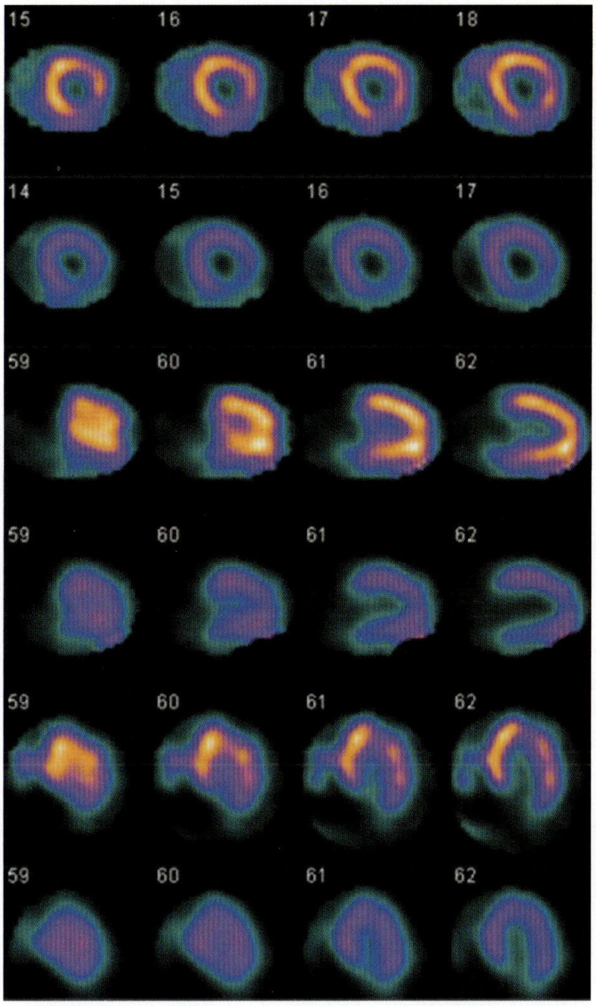

A. 运动伪影　　B. 衰减伪影

C. 动脉注射　　D. 右前臂恶性肿瘤

E. 重建错误

22 患者男，55 岁，持续胸痛，有冠心病病史，下图分别为衰减校正负荷灌注图像（第 1 行图像）、未衰减校正（第 2 行图像）负荷灌注图像、静息灌注图像（第 3 行图像），下一步最适合的措施是：

A. 按侧壁心肌缺血处理　　B. 检查 SPECT 和 CT 图像配准是否错误

C. 按侧壁冬眠心肌处理　　D. 按侧壁梗死心肌处理

E. 按侧壁顿抑心肌处理

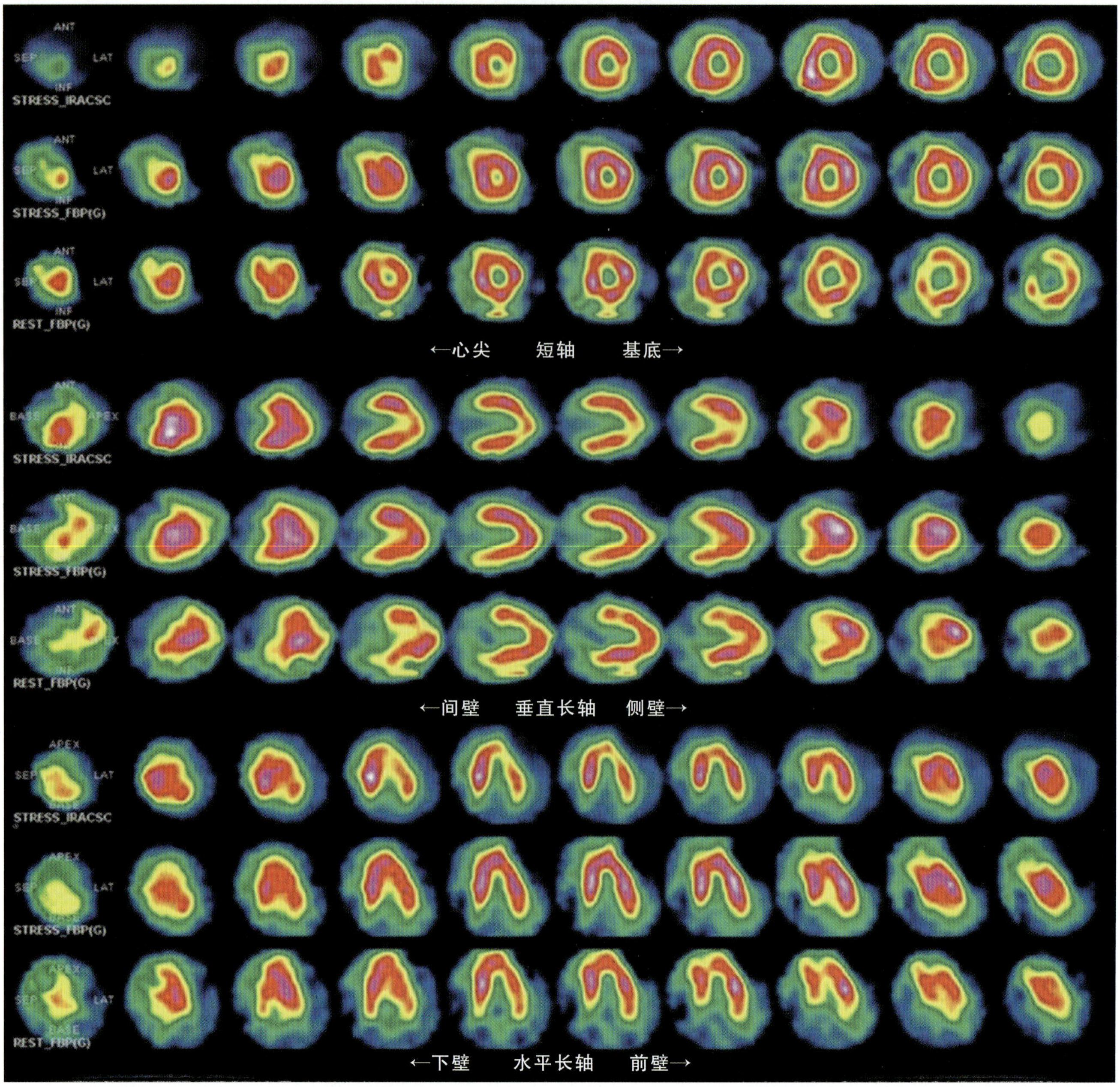

23 干细胞移植术患者术前评估,放射性核素心室造影术(RVG)或门控平衡法放射性核素血管造影(E-RNA)如下所示。根据计算的左室射血分数(LVEF),最可能的结论是:

A. LVEF 高于实际水平

B. LVEF 低于实际水平

C. LVEF 正常,无须进一步干预

D. 早期舒张功能障碍

E. 右束支传导阻滞

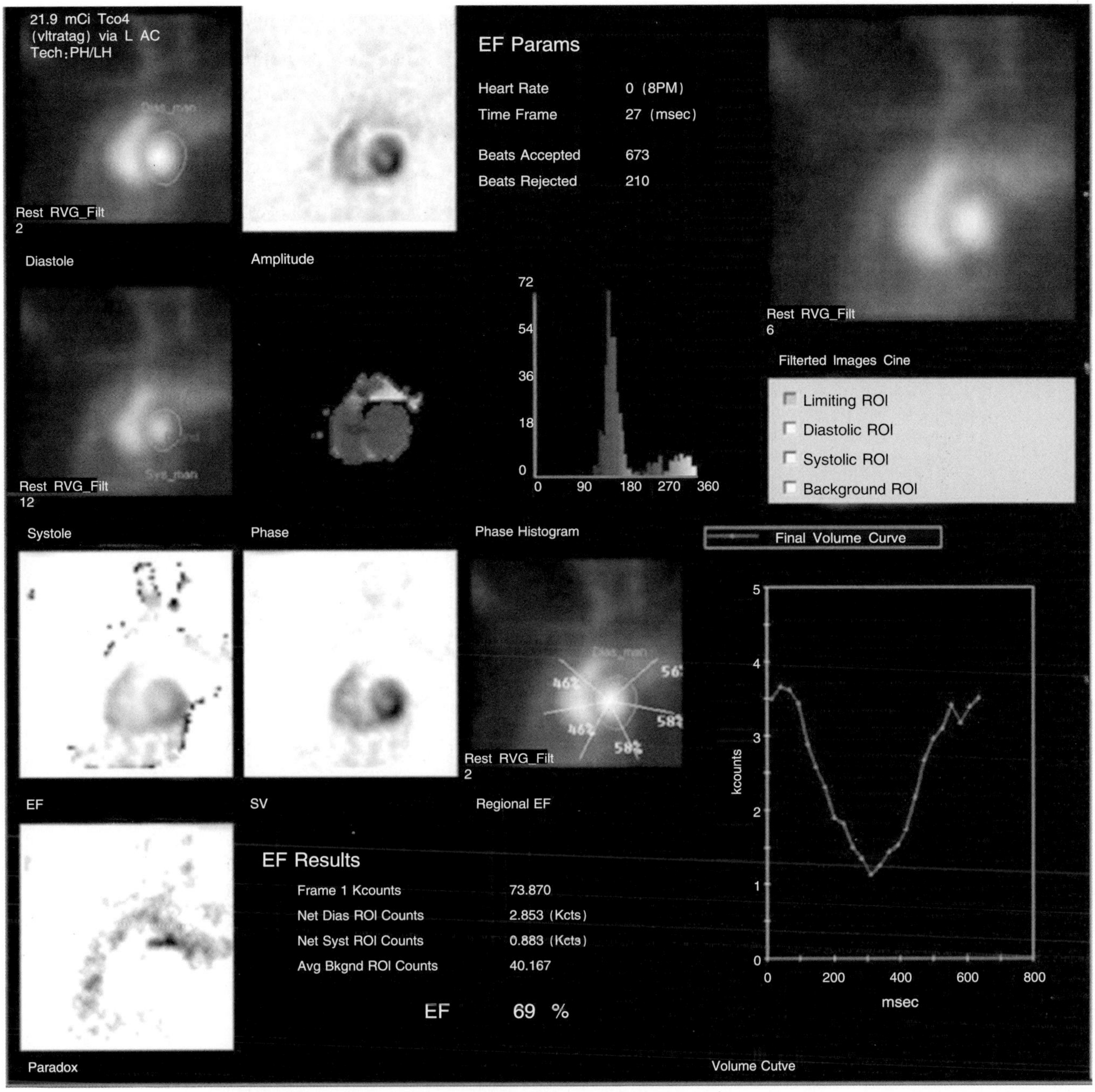

24 干细胞移植患者术前评估，门控平衡法放射性核素血管造影如下所示。最可能的诊断是：

A. 全心扩大
B. 右心室扩张
C. 双主动脉弓
D. 左心室室壁瘤
E. 右束支传导阻滞

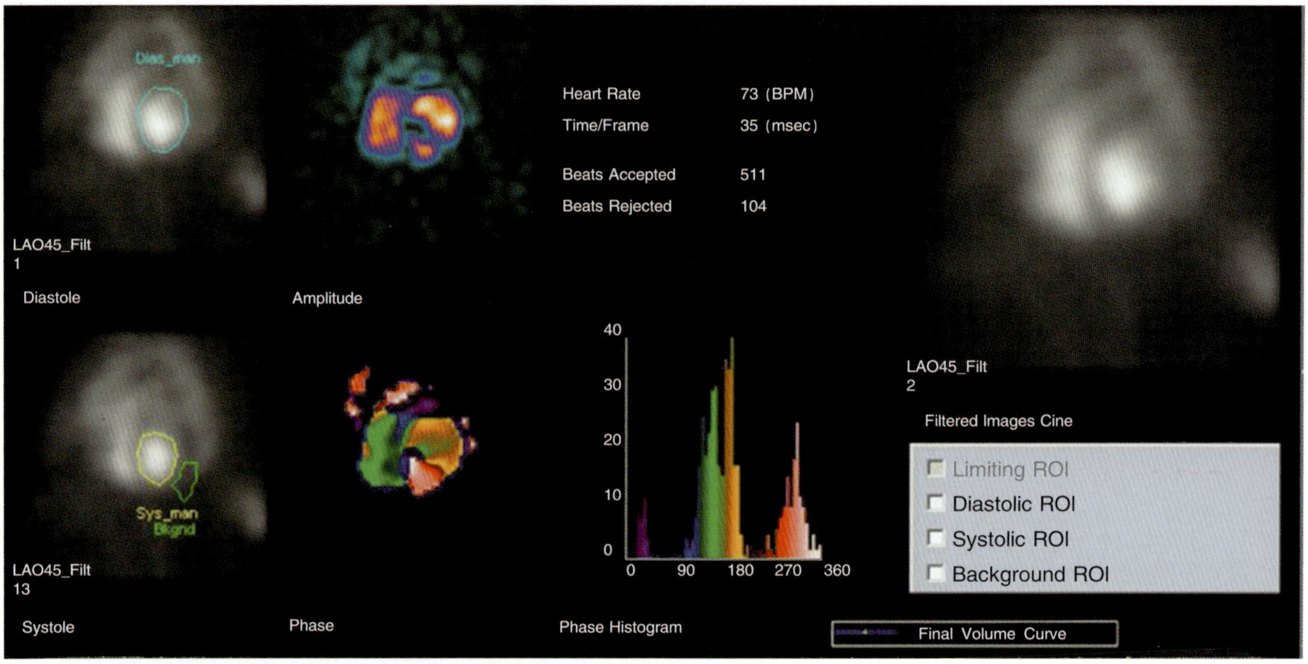

Dias_man
Heart Rate 73 (BPM)
Time/Frame 35 (msec)
Beats Accepted 511
Beats Rejected 104
LAO45_Filt
1
Diastole
Amplitude
40
30
20
10
0
0 90 180 270 360
LAO45_Filt
2
Filtered Images Cine
Limiting ROI
Diastolic ROI
Systolic ROI
Background ROI
Sys_man
Bkgnd
LAO45_Filt
13
Systole
Phase
Phase Histogram
Final Volume Curve

答案与解析

1 **答案 B**。^{201}Tl 是钾离子类似物，通过心肌细胞表面 $Na^+ - K^+$ - ATP 酶泵穿过细胞膜转运入心肌细胞基质，首次通过率高达 85%，而^{99m}Tc 标记心肌灌注显像剂约 60%（MIBI 或替曲膦）。^{201}Tl 与^{99m}Tc 标记心肌灌注显像剂不同，其可快速"再分布"，即^{201}Tl 可在心肌细胞基质和血池间动态交换。由于"再分布"的特点，^{201}Tl 负荷显像必须在药物注射后尽快进行（<10min）；"再分布"也是^{201}Tl 延迟 24h 显像评估心肌活性的基础。药物或运动负荷检查均可采用^{201}Tl 显像，因吸收剂量高，半衰期更长（3 天），^{201}Tl 注射剂量低于^{99m}Tc。由于^{99m}Tc 标记心肌灌注显像剂从胆道排泄，因此肝脏呈高摄取。由于这些药物不进行再分布，为使药物在肝脏清除，通常药物注射后 30 ~ 45min 开始采集图像。^{99m}Tc 光子能量（140keV）高于^{201}Tl 衰变的 X 线能量（69 ~ 81keV），所以与^{201}Tl 相比，^{99m}Tc 标记心肌灌注显像剂的软组织衰减程度低。

参考文献：Mettler FA, Guiberteau MJ. *Essentials of nuclear medicine imaging*, 6th ed. Philadelphia, PA: Saunders, 2012:135 - 140.

2 **答案 A**。^{13}N - 氨水衰变产生的正电子能量较^{82}Rb 低，湮灭之前的行程距离短，因此^{13}N - 氨水心肌灌注显像图像分辨率更高（全半高宽更小）。^{13}N - 氨水和^{82}Rb 湮灭辐射产生的光子能量均为 511keV。^{13}N - 氨水、^{82}Rb 和^{18}F - flurpiridaz 都是评价心肌灌注的 PET 显像剂，而^{18}F - FDG 主要评估心肌活性。应用^{13}N - 氨水需要有回旋加速器（半衰期 10min）；^{82}Rb 由发生器生产（半衰期为 76s），不需要加速器；^{18}F - Flurpiridaz 是一种正在临床开发的新型 PET 心肌灌注显像剂。

参考文献：Dicarli MF, Liptom MJ. *Cardiac PET and PET/CT imaging*. New York, NY: Springer, 2007: 74.

Dilsizian V, Bacharach SL, Beanlands RS, et al. Imaging guidelines for nuclear cardiology procedures: PET myocardial perfusion and metabolism clinical imaging. *J Nucl Cardiol* 2009, 16: doi:10.1007/s12350 - 009 - 9094 - 9.

3 **答案 C**。左束支传导阻滞（LBBB）或室性心律失常的患者，应采用扩张血管药物介入的心肌灌注显像。心脏舒张时冠状动脉充盈，心肌获得足够血流灌注。运动或多巴酚丁胺负荷引起心率增加，缩短舒张期。由于 LBBB 或室性心律失常患者心肌收缩和舒张时间均延长，负荷诱导的显像剂生理性摄取减少，出现假阳性结果，这种灌注异常通常位于心肌间隔和前间隔。类伽腺苷是 A2A 受体激动剂，使心肌灌注血流量增加 3.5 ~ 4 倍。腺苷和潘生丁是非特异性腺苷受体激动剂，不同腺苷受体激活的作用如下所示。

受体亚型	副作用
A1	房室传导阻滞
A2A	冠状动脉扩张
A2B	外周血管扩张，支气管痉挛
A3	支气管痉挛

参考文献：Henzlova MJ, Cerqueira MD, Hasen CL, et al. ASNC Imaging Guidelines for Nuclear Cardiology Procedures: stress protocols and tracers. *J Nucl Cardiol* 2009. doi: 10.1007/s12350-009-9061-5.

Mettler FA, Guiberteau MJ. *Essentials of nuclear medicine imaging*, 6th ed. Philadelphia, PA: Saunders, 2012:168-169.

Ziessman HA, O'Malley JP, Thrall JH. *Nuclear medicine: the requisites*, 4th ed. Philadelphia, PA: Saunders, 2014:399.

4 **答案 F**。房室传导阻滞是腺苷导致的偶发副作用,与房室结 A1 受体激活有关。由于腺苷的半衰期<10s,因此,停止注射后传导阻滞消失。据报道,腺苷常见不良反应包括面色潮红、胸腔压力增加、呼吸困难及恶心。大多数不良反应为自限性,停止注射后很快好转。腺苷和潘生丁的绝对禁忌证包括严重哮喘或慢性阻塞性肺疾病(COPD)、无起搏器植入的Ⅱ°或Ⅲ°房室传导阻滞、最近服用含咖啡因或其他黄嘌呤类药物(如氨茶碱)。虽然严重哮喘或 COPD 不是类伽腺苷的绝对禁忌证,但需谨慎使用。据报道,类伽腺苷可降低癫痫发作的阈值,因此,患者有癫痫病史是相对禁忌证。

参考文献: Henzlova MJ, Cerqueira MD, Hasen CL, et al. ASNC Imaging Guidelines for Nuclear Cardiology Procedures: stress protocols and tracers. *J Nucl Cardiol* 2009. doi: 10.1007/s12350-009-9061-5.

Adenosine and Lexiscan package inserts.

5 **答案 B**。膈肌衰减伪影通常见于左心室下壁中段和基底段,以基底段更严重。使用衰减校正技术或俯卧位显像,通常能解决此类问题导致的灌注缺损。乳房衰减伪影通常位于左心室前壁和前间壁。左束支传导阻滞引起的灌注异常多位于左心室前间壁和间隔;左回旋支冠状动脉病变引起的异常多位于左心室侧壁和下侧壁。

参考文献: Ziessman HA, O'Malley JP, Thrall JH. *Nuclear medicine: the requisites*, 4th ed. Philadelphia, PA: Saunders, 2014:394-399.

6 **答案 A**。本例方法是红细胞(RBC)体外标记法。顾名思义,其所有标记步骤在患者体外进行。在 3 种标记方法中,RBC 体外标记法的标记率最高(>97%)。改良的体内标记法标记率为 85% ~90%,体内标记法的标记率约为 75%。

参考文献: Mettler FA, Guiberteau MJ. *Essentials of nuclear medicine imaging*, 6th ed. Philadelphia, PA: Saunders, 2012:183-184.

Saha GB. *Fundamentals of nuclear pharmacy*, 6th ed. New York, NY: Springer, 2010:120-121.

7a **答案 B**。负荷图像显示左心室前间壁至心尖部大范围严重灌注缺损,但静息图像未见异常(可逆性),最符合心肌缺血表现;而心肌梗死表现为负荷和静息灌注图像匹配性灌注缺损区。乳房衰减伪影常在左心室前间壁,表现为轻至中度固定灌注减低,而不是严重可逆性灌注缺损;另外,电影图像显示明显乳房衰减伪影。膈肌衰减伪影在左心室下壁基底部最明显。

参考文献: Mettler FA, Guiberteau MJ. *Essentials of nuclear medicine imaging*, 6th ed. Philadelphia, PA: Saunders, 2012:145-151.

Ziessman HA, O'Malley JP, Thrall JH. *Nuclear medicine: the requisites*, 4th ed. Philadelphia, PA: Saunders, 2014:382-384, 395-400.

7b **答案 A**。前壁、前间壁、心尖部心肌通常由冠状动脉左前支(LAD)供血,左回旋支(LCX)供应侧壁和下侧壁心肌,而下壁和下间壁心肌由右冠状动脉(RCA)供血(如下图所示)。

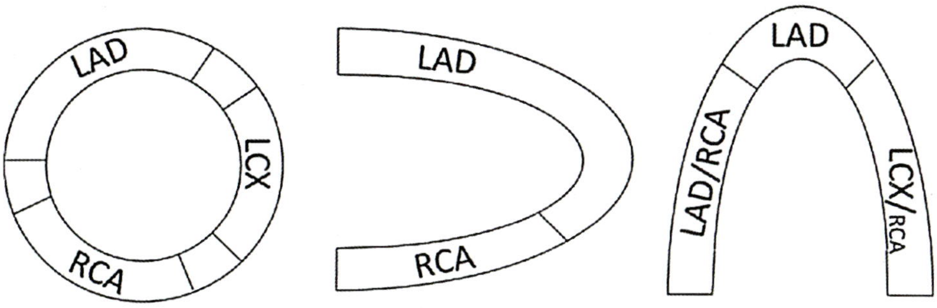

短轴 垂直长轴 水平长轴

参考文献： Mettler FA, Guiberteau MJ. *Essentials of nuclear medicine imaging*, 6th ed. Philadelphia, PA: Saunders, 2012:145 - 151.

Ziessman HA, O'Malley JP, Thrall JH. *Nuclear medicine: the requisites*, 4th ed. Philadelphia, PA: Saunders, 2014:382 - 384, 395 - 400.

8 **答案 D**。非缺血性心肌病通常血流灌注正常，射血分数中度至重度减低，但可见血流灌注异常，呈节段性分布。缺血性心肌病典型表现为相应血管供血区严重灌注异常（缺血或梗死）。右心室肥厚会导致室间隔平直，通常称为"D 形"间隔（见下图）。

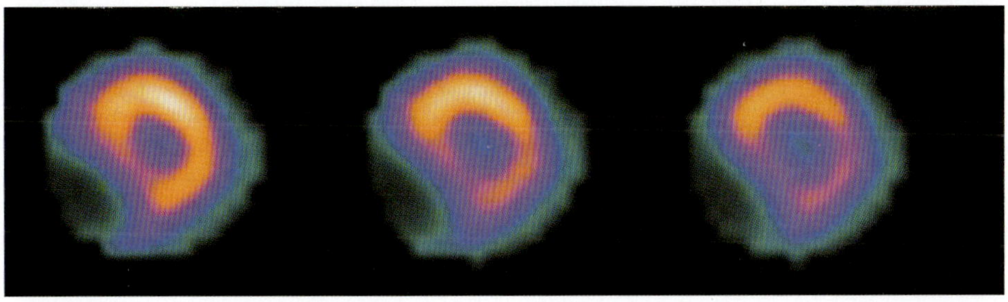

参考文献： Danias PG, Ahlberg AW, Clark BA, Ⅲ, et al. Combined assessment of myocardial perfusion and left ventricular function with exercise technetium-99m sestamibi gated single-photon emission computed tomography can differentiate between ischemic and nonischemic dilated cardiomyopathy. *Am J Cardiol* 1998: 1253 - 1258.

9 **答案 D**。肺部^{201}Tl 放射性摄取增加，肺与心的放射性摄取比率增加，通常见于严重多支冠状动脉病变。据报道，正常肺与心的放射性摄取比率为 0.33 ~ 0.37。该比率 >0.45 时，严重多支血管病变的发生风险增加，与负荷状态左心室功能障碍导致的短暂性肺水肿有关。

参考文献： Boucher CA, Zir LM, Beller GA, et al. Increased lung uptake of thallium-201 during exercise myocardial imaging: clinical, hemodynamic and angiographic implications in patients with coronary artery disease. *Am J Cardiol* 1980:189 - 196.

Kurata C, Tawarahara K, Taguchi T, et al. Lung thallium-201 uptake during exercise emission computed tomography. *J Nucl Med* 1991:417 - 423.

10 **答案 D**。静息 - 负荷心肌灌注图像显示从前壁延伸至前外侧壁及侧壁大范围、严重的可逆性灌注异常。此外，负荷引起左心室腔扩张，以及 LVEF 从 54% 降至 39%，这两者均提示存在多支血管病变。

由于目前 PET 放射性药物半衰期短，患者必须在药物负荷下进行 PET 负荷灌注显像。因此，负荷 EF 值减低提示严重心肌缺血、心肌收缩力下降导致心肌顿抑。此外，^{99m}Tc 标记的替曲膦和 MIBI 负荷心肌灌注显像，为了使肝脏内显像剂充分清除，患者则通常在负荷达到极量时注射显像剂后，再等待 10 ~ 40min 才进行显像，在此期间，顿抑心肌可能已经恢复，负荷诱发的 LVEF 减低可能已经消除。短暂性缺血性扩张

(TID)表现为负荷显像左心室扩张,静息显像左心室正常,这是由心内膜下缺血和心肌顿抑共同作用导致的。

参考文献: Mettler FA, Guiberteau MJ. Essentials of nuclear medicine imaging, 6th ed. Philadelphia, PA: Saunders, 2012:170 - 172.

Ziessman HA, O'Malley JP, Thrall JH. *Nuclear medicine: the requisites*, 4th ed. Philadelphia, PA: Saunders, 2014:382 - 384, 395 - 400.

11a **答案 E**。早期显像(上行)显示下侧壁心肌大面积严重灌注缺损,24h 延迟显像(下行)仍可见缺损,符合不可逆性心肌梗死表现。因为^{201}Tl 具有"再分布"特点,6h 或 24h 延迟显像与早期显像比较,显示^{201}Tl 从正常心肌重新分布至慢性缺血但存活(冬眠)心肌;这部分心肌能从血运重建受益,心肌功能可得到显著改善。^{201}Tl 静息/再分布心肌显像或^{18}F - FDG PET 心肌代谢显像可评估心肌活性。

参考文献: Maddahi J, Schelbert H, Brunken R, et al. Role of thallium-201 and PET imaging in evaluation of myocardial viability and management of patients with coronary artery disease and left ventricular dysfunction. *J Nucl Med* 1994:707 - 715.

Ziessman HA, O'Malley JP, Thrall JH. *Nuclear medicine: the requisites*, 4th ed. Philadelphia, PA: Saunders, 2014:401 - 405.

11b **答案 B**。此区域是典型的 LCX 动脉供血区,参见 7b 题答案解析。

参考文献: Mettler FA, Guiberteau MJ. *Essentials of nuclear medicine imaging*, 6th ed. Philadelphia, PA: Saunders, 2012:145 - 151.

Ziessman HA, O'Malley JP, Thrall JH. *Nuclear medicine: the requisites*, 4th ed. Philadelphia, PA: Saunders, 2014:382 - 384, 395 - 400.

12 **答案 D**。静息^{13}N - 氨水心肌灌注图像显示下侧壁大面积重度灌注缺损,但大部分缺损区^{18}F - FDG PET 图像有葡萄糖代谢,提示 LCX 供血区存在大面积冬眠心肌。冬眠心肌是慢性缺血但存活的心肌,血运重建术后能够恢复功能。

患者行^{18}F - FDG PET 心肌代谢显像,注射显像剂前采用葡萄糖负荷调节血糖(有时使用胰岛素),将心肌代谢从脂肪酸代谢转化为葡萄糖代谢,增加心脏对^{18}F - FDG 的摄取。^{18}F - FDG PET 心肌代谢一定要结合灌注图像分析,心肌灌注缺损需要代谢图像进行评估,因为灌注正常的心肌能够利用脂肪酸,没有明显 FDG 摄取。冬眠心肌会优先利用葡萄糖,而不是游离脂肪酸,表现为 FDG 摄取增加。如果 FDG 摄取增加与静息灌注减低区域不匹配,提示为冬眠心肌;如果灌注和代谢图像缺损匹配,则表明此部位为不可逆性心肌梗死,患者无法从血运重建术中获益。

参考文献: Maddahi J, Schelbert H, Brunken R, et al. Role of thallium-201 and PET imaging in evaluation of myocardial viability and management of patients with coronary artery disease and left ventricular dysfunction. *J Nucl Med* 1994:707 - 715.

Ziessman HA, O'Malley JP, Thrall JH. *Nuclear medicine: the requisites*, 4th ed. Philadelphia, PA: Saunders, 2014:412 - 413.

13 **答案 B**。首次通过法放射性核素心血管造影(FPRNA)是"弹丸"注射显像剂,在通过心脏的 30 ~ 60s 快速成像(每秒 20 ~ 30 帧)。由于采集时间窗非常短,所以需要非常严格的"弹丸"注射示踪剂。除了上腔静脉(SVC)、颈静脉或肘前静脉,其他部位导致"弹丸"推注时间延长和离散增加,因此,比肘前静脉更外周的静脉不适合 FPRNA。

参考文献: Imaging guidelines for nuclear cardiology procedures. American Society of Nuclear Cardiology. First-pass radionuclide angiography (FPRNA). *J Nucl Cardiol* 1996:G16 - G25.

Mettler FA, Guiberteau MJ. *Essentials of nuclear medicine imaging*, 6th ed. Philadelphia, PA: Saunders, 2012:178 - 183.

Ziessman HA, O'Malley JP, Thrall JH. *Nuclear medicine: the requisites*, 4th ed. Philadelphia, PA: Saunders, 2014:416.

14 **答案 C**。E - RNA 右心室和左心室摄取有显著重叠,FPRNA 定量右心室功能更准确。FPRNA 定量右心室功能,采集右前斜(RAO)20° ~30°图像, 此体位可以更好地分开右心房与右心室。

E - RNA 也称为放射性核素心室显像 (RVG)或多门控采集(MUGA)扫描,更适合评估 LVEF;采集左前斜(LAO)45°图像,可以最佳地分开左心室与右心室;与首次通过法相比,其不需要"弹丸"注射或近端静脉注射。

参考文献: Ziessman HA, O'Malley JP, Thrall JH. *Nuclear medicine: the requisites*, 4th ed. Philadelphia, PA: Saunders, 2014:416.

15 **答案 C**。^{18}F - FDG PET 心肌代谢显像评估存活心肌,患者在葡萄糖负荷后注射显像剂;而评价活动性肉芽肿性疾病,如结节病,需要患者长时间禁食后进行;活动性肉芽肿性疾病在患者禁食 18h 的图像上表现为 FDG 摄取增加,而正常心肌在长时间禁食后转变为脂肪酸代谢。据报道,^{18}F - FDG PET 诊断心脏结节病的敏感性和特异性分别为 89% 和 78% ,FDG PET 和延迟增强 MRI 诊断早期心脏结节病的作用互补。

参考文献: Skali H, Schulman AR, Dorbala S. (18)F-FDG PET/CT for the assessment of myocardial sarcoidosis. *Curr Cardiol Rep* 2013:352.

Youssef G,Leung E, Mylonas I, et al. The use of (18)F-FDG PET in the diagnosis of cardiac sarcoidosis: a systematic review and metaanalysis including the Ontario experience. *J Nucl Med* 2012:241 - 248.

16 **答案 F**。负荷图像显示左心室前间隔基底段小面积、轻度灌注缺损,静息图像该部位缺损程度更严重,但可以通过衰减校正纠正,因此符合乳房衰减伪影。原始数据的单帧图像显示左侧乳房造成严重衰减伪影(箭头)。没有衰减校正的情况下,观察到正常室壁运动和收缩期室壁增厚,能够区分心肌梗死和衰减伪影。另一种区分伪影和真正缺损的方法是采集俯卧位图像,乳房位置变化可以消除衰减伪影。乳房衰减伪影通常导致左心室前壁灌注缺损,但患者体型、侧壁、间隔和心尖也是影响因素。此外,膈肌衰减伪影通常在下壁中段至基底段最明显,而且男性比女性更常见。

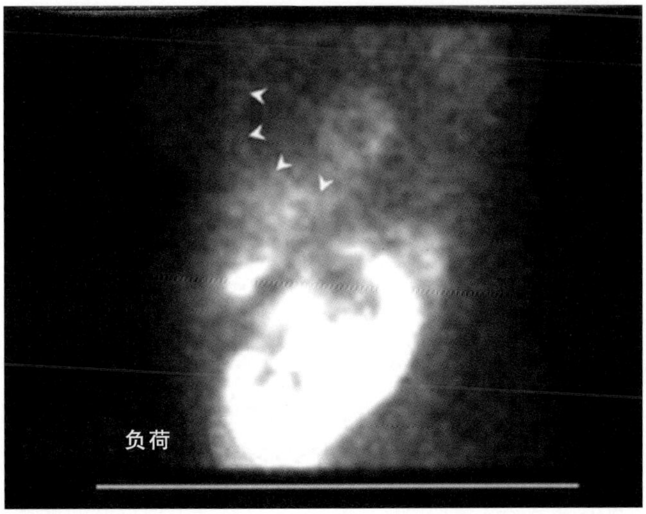

参考文献: Burrell S, MacDonald A. Artifacts and pitfalls in myocardial perfusion imaging. *J Nucl Med Technol* 2006;193 – 211.

17 **答案 C**。正弦图显示伪影与患者运动有关,是通过心脏水平一行像素叠加到 60 个原始投影图像而生成,最上面一行像素线通常对应左后斜(LPO)135°的最后方投影,最下面一行像素线对应右前斜(RAO)45°的最前方投影。正常的正弦图显示图像右侧向左侧连续的平滑线(见下图),因为相机从 LPO 移动到 RAO,心脏投影相对从右侧移动到左侧。本例平滑线中断提示患者运动,如果无法查看原始数据生成的电影图像,正弦图可以对患者运动伪影进行快速质控。

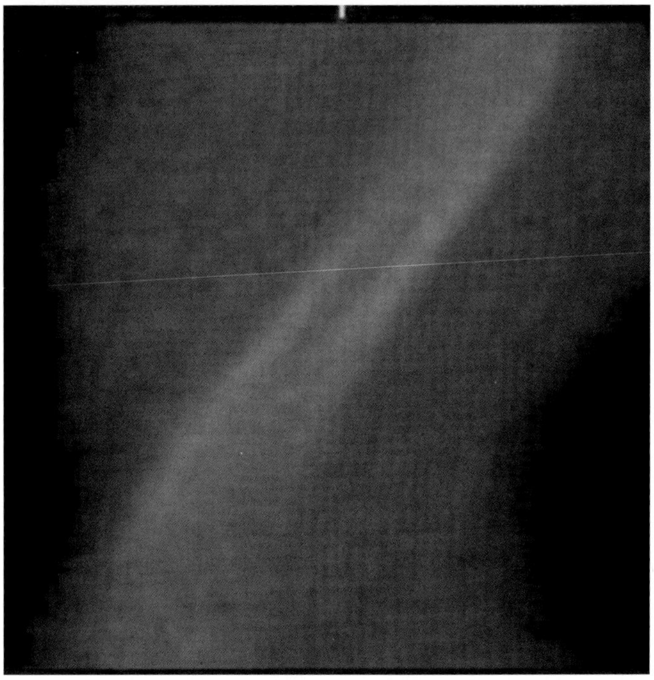

参考文献: Burrell S, MacDonald A. Artifacts and pitfalls in myocardial perfusion imaging. *J Nucl Med Technol* 2006;193 – 211.

Case JA, Bateman TM. Taking the perfect nuclear image: quality control, acquisition, and processing techniques for cardiac SPECT, PET, and hybrid imaging. *J Nucl Cardiol* 2013;891 – 907.

18 **答案 E**。心脏以外的右侧乳房内可见中等大小高摄取病灶。^{99m}Tc – MIBI(Cardiolite)和替曲膦(Myoview)都是亲脂性阳离子,位于线粒体,具有负的跨膜电位能力。因为恶性肿瘤线粒体的含量很高,所以这些显像剂在恶性肿瘤中呈异常浓聚。因此,应进行乳腺 X 线检查以评估乳腺癌。需要观察电影图像心外区的异常摄取,尤其对于无临床症状的恶性肿瘤很重要,如乳腺癌、肺癌或淋巴瘤。

参考文献: Ziessman HA, O'Malley JP, Thrall JH. *Nuclear medicine: the requisites*, 4th ed. Philadelphia, PA: Saunders, 2014;395 – 399.

19 **答案 D**。负荷心肌灌注图像显示左心室前壁基底段、侧壁和下侧壁大范围缺损区,水平长轴图像显示最佳(箭)。从左心室心肌延伸出来的放射性摄取"尾巴"(箭头),通常称为"飓风征",是典型的患者运动伪影。患者垂直(头足)方向运动比水平方向更常见。本例是严重运动伪影,轻度运动伪影容易与缺血相混淆,两者的鉴别对准确解读心肌灌注图像很重要,因为假阳性会导致不必要的心脏导管检查。因此,判读心肌灌注图像之前，应常规评估电影图像或正弦图，确保没有运动伪影。小角度的垂直方向运动可以用后处理软件进行校正，但校正算法无法改善患者水平方向和垂直方向的运动伪影。这种情况需要重新采集图像。

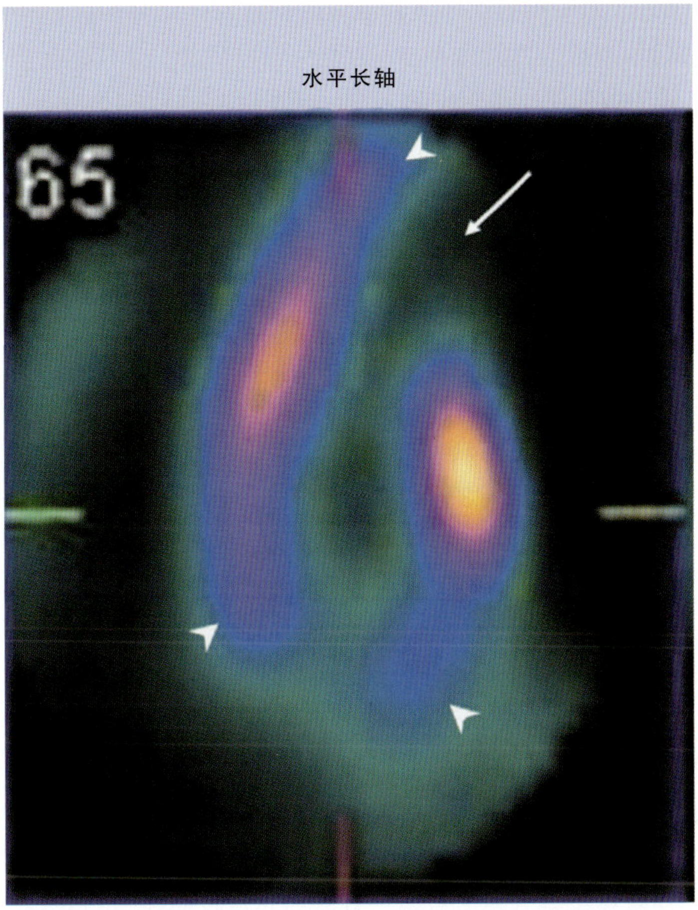

参考文献：Burrell S, MacDonald A. Artifacts and pitfalls in myocardial perfusion imaging. *J Nucl Med Technol* 2006;193 – 211.

Case JA, Bateman TM. Taking the perfect nuclear image: quality control, acquisition, and processing techniques for cardiac SPECT, PET, and hybrid imaging. *J Nucl Cardiol* 2013;891 – 907.

20 **答案 A**。R – L 分流(%) = 体循环计数/全身计数 × 100%；体循环计数 = 全身计数 – 肺计数。右向左分流可以通过静脉注射^{99m}Tc – 大分子聚合白蛋白(MAA)，计算全身和肺部感兴趣区的计数；通常也可以进行心脏 MRI 检查，精确量化分流，并可发现相关异常、评估肺血管以及量化心室大小/功能。

参考文献：MacDonald A, Burrell S. Infrequently performed studies in nuclear medicine: part 1. *J Nucl Med Technol* 2008;132 – 143.

21 **答案 C**。单帧电影图像显示右前臂放射性摄取明显增加，并向远端扩散至整个前臂，与动脉注射情况相符，导致进入心肌的放射性示踪剂显著减少，因此，该检查无法明确诊断。正弦图未见异常能够排除患者运动，衰减伪影会导致局部灌注缺损。

参考文献：Burrell S, MacDonald A. Artifacts and pitfalls in myocardial perfusion imaging. *J Nucl Med Technol* 2006;193 – 211.

22 **答案 B**。衰减校正负荷图像(上面 3 行图像)显示左心室侧壁中段至基底段中等范围灌注缺损;非衰减校正负荷图像(中间 3 行图像)未见明显缺损,提示为衰减校正伪影。SPECT/CT 或 PET/CT 心肌灌注显像中,CT 衰减校正常见伪影是左心室侧壁或前侧壁心肌假性放射性减低。CT 扫描进行衰减校正时,部分 SPECT 或 PET 图像没有投射在 CT 的心脏部位,而是投射在邻近肺组织时就会发生这种情况。肺部衰减导致衰减校正系数假性减低,造成假性计数减少,为避免这些伪影,技术员应该在采集时检查 CT 与 SPECT 或 PET 数据配准是否准确。

参考文献: Loghin C, Sdringola S, Gould KL. Common artifacts in PET myocardial perfusion images due to attenuation-emission misregistration: clinical significance, causes, and solutions. *J Nucl Med* 2004:1029 – 1039.

Mettler FA, Guiberteau MJ. *Essentials of nuclear medicine imaging*, 6th ed. Philadelphia, PA: Saunders, 2012:148.

23 **答案 A。**放射性核素心室显像(RVG)计算 LVEF 错误,常见原因是感兴趣区(ROI)勾画问题。因此,应该确保 ROI 勾画准确。本题中,本底 ROI 位于血池区域。LVEF 计算公式为:LVEF =(舒张末期计数 - 收缩末期计数)/(舒张末期计数 - 本底计数)。当本底错误地放置在高摄取区域(血管血池或脾脏),分母减去(假性)增大的本底计数,导致 LVEF 假性升高。LVEF 假性升高的其他原因包括收缩期 ROI 勾画过小、舒张期 ROI 勾画包含左心房。LVEF 假性降低的原因包括收缩期 ROI 勾画过大、只勾画单帧的收缩期和舒张期 ROI、舒张期 ROI 勾画过小。

参考文献: Mettler FA, Guiberteau MJ. *Essentials of nuclear medicine imaging*, 6th ed. Philadelphia, PA: Saunders, 2012:175 – 178.

24 **答案 D。**相位分析显示红色标记的左心室下壁心尖部局部区域(箭),与收缩时相比较,相位直方图上黄色和绿色标记的收缩时相相差约 180°,符合下壁心尖室壁瘤的局灶性反向运动表现。左心室扩张,右心室大小正常。血管形态正常,肺动脉以一个箭头标记,主动脉以两个箭头标记。

同时,注意相位直方图上有两个分离的心室收缩峰,左心室滞后(*),位于右心室峰后(#);见于左束支传导阻滞或正常节律患者。右束支传导阻滞的相位直方图上,左心室收缩峰出现在右心室峰之前。正常情况下,左右心室一起收缩,呈现单个收缩峰。

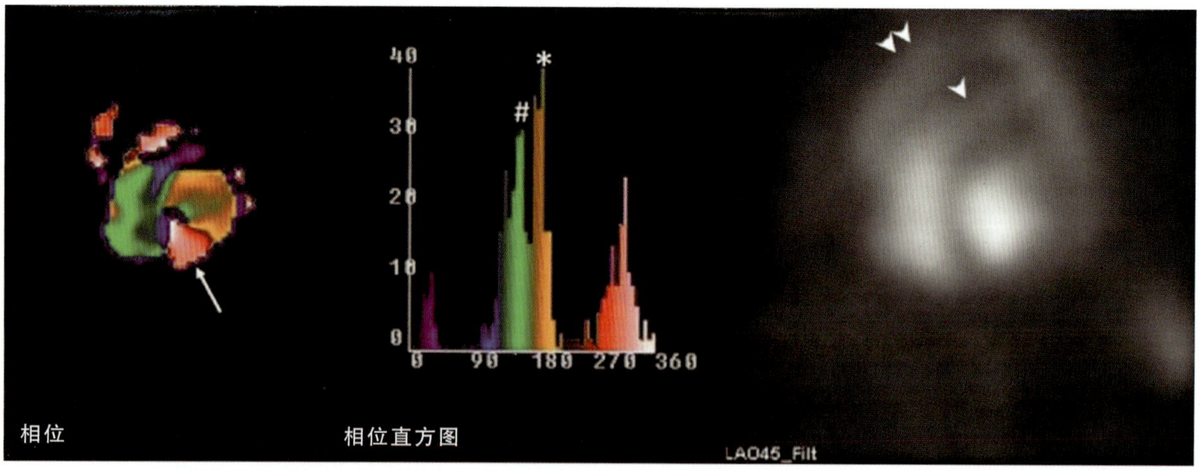

参考文献: Mettler FA, Guiberteau MJ. *Essentials of nuclear medicine imaging*, 6th ed. Philadelphia, PA: Saunders, 2012:177 – 180, 188 – 190.

(董薇 田晶 紫薇 常智 张颖 译 张晓丽 卢洁 校)

第 6 章　血管和淋巴系统

问题

1 这种显像检查最常用的放射性药物是以下哪种？

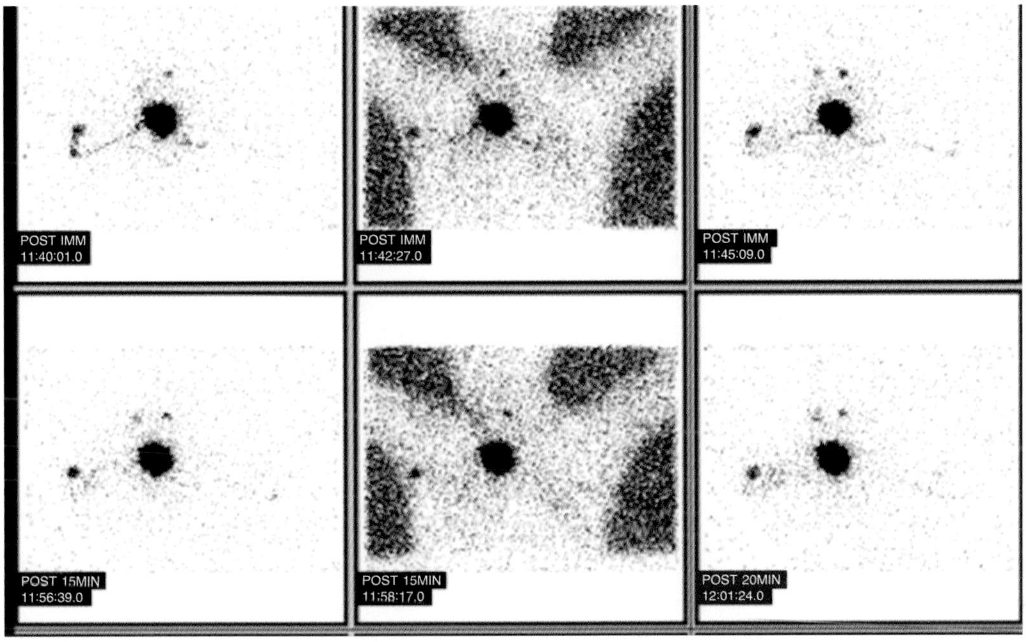

A. ^{99m}Tc – 硫胶体　　B. ^{99m}Tc – DTPA

C. ^{99m}Tc – MAA　　D. ^{99m}Tc – DMSA

2 淋巴显像使用的^{99m}Tc – 硫胶体需要进行过滤，从而使其在淋巴结内的迁移加快及滞留优化，其过滤后的颗粒大小为：

A. 100 ~ 220nm　　B. 10 ~ 22nm

C. 100 ~ 220μm　　D. 10 ~ 22μm

3 下列哪项是淋巴显像前哨淋巴结（SLN）的特征表现？

A. 离肿瘤最近的淋巴结　　B. 显影最大的淋巴结

C. 摄取最高的淋巴结　　D. 第一个显影的淋巴结

4 以下哪个注射位点最可能使内乳淋巴结显影？

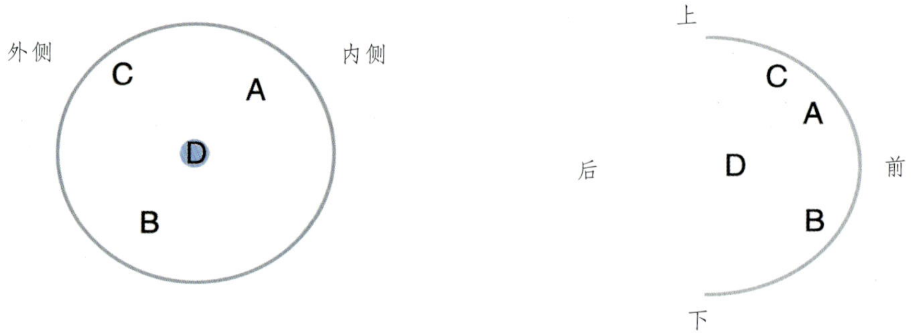

5 以下图像为双侧上肢淋巴显像,淋巴梗阻最可能的侧别和部位是:

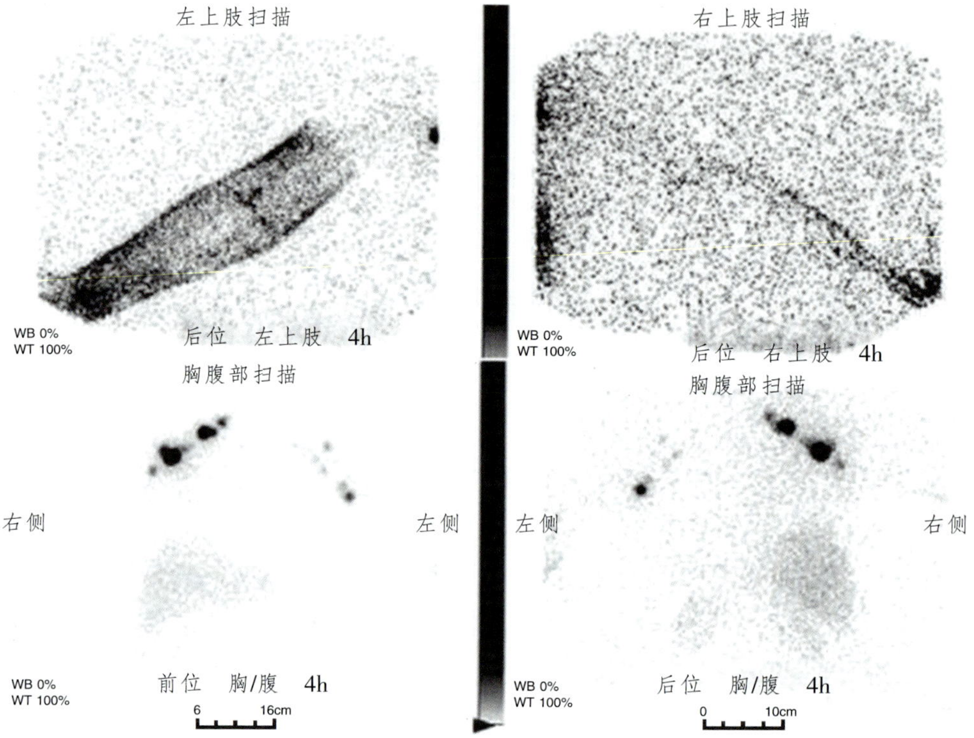

A. 右侧前臂　　B. 左侧前臂

C. 右上臂　　D. 左上臂

E. 无梗阻征象

6 关于乳腺淋巴显像,下列哪项正确?

A. 注射应在计划淋巴结清扫前 24 ~ 48h 进行　　B. 乳腺浅表病变建议进行超声引导

C. 60min 内显影的淋巴结是 SLN　　D. 外上象限病变建议进行乳晕周围注射

7 以下图像如何获得?

A. ^{57}Co 片源　　B. 镉 - 锌 - 碲化物(CTZ)探测器

C. 平板 X 线探测器　　D. 钨 X 线管

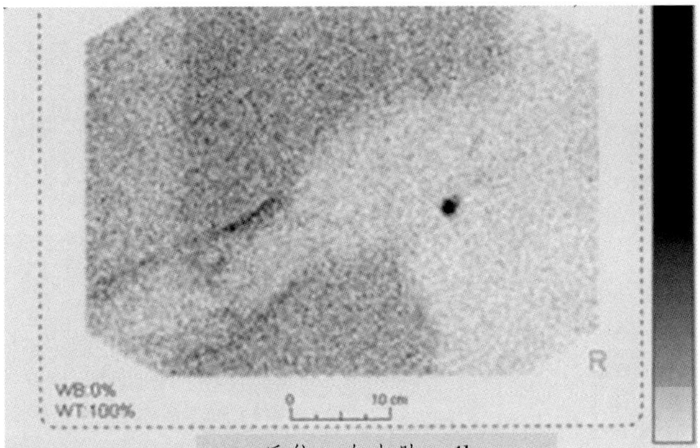

后位 左上肢 4h

8 肝内注射^{99m}Tc－MAA 后获得图像如下所示。依据该图像，计划行^{90}Y－SIR－微球治疗，最佳推荐方案为以下哪项？

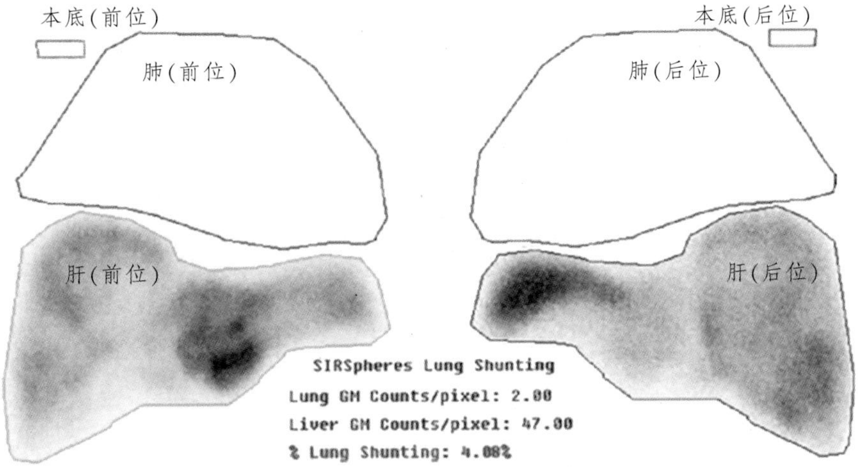

A. 无须减少^{90}Y－SIR－微球剂量　　B. 减少 20% ^{90}Y－SIR－微球剂量

C. 减少 40% ^{90}Y－SIR－微球剂量　　D. 减少 100% ^{90}Y－SIR－微球剂量

9 下图为右肝动脉内注射^{99m}Tc－MAA 前位和后位图像的定量分析，关于该患者^{90}Y－玻璃微球治疗的正确说法是：

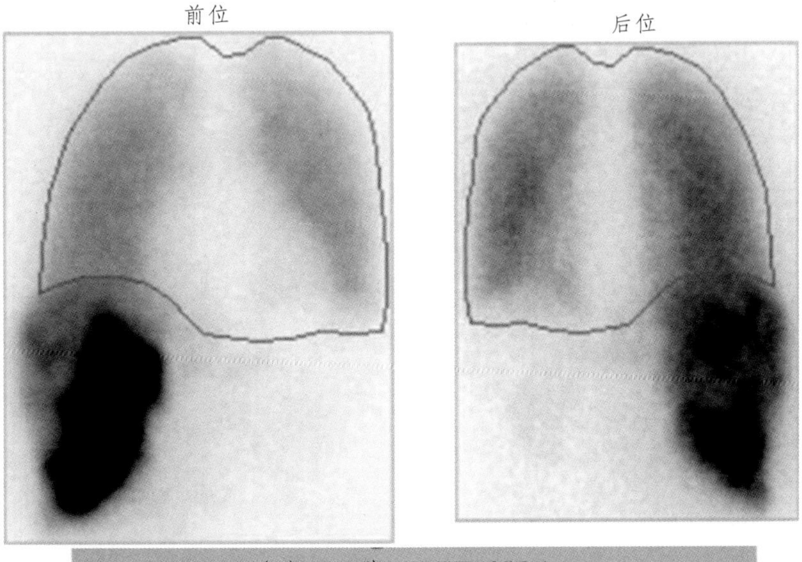

分流(%)=肺×100/WB=35.8%

A. 无须调整剂量　　B. 增加剂量

C. 减少剂量　　D. 不治疗

10 1 例不明原因发热患者的^{67}Ga 平面和 SPECT/CT 断层图像如下所示,根据图像得出的最可能的结论是:

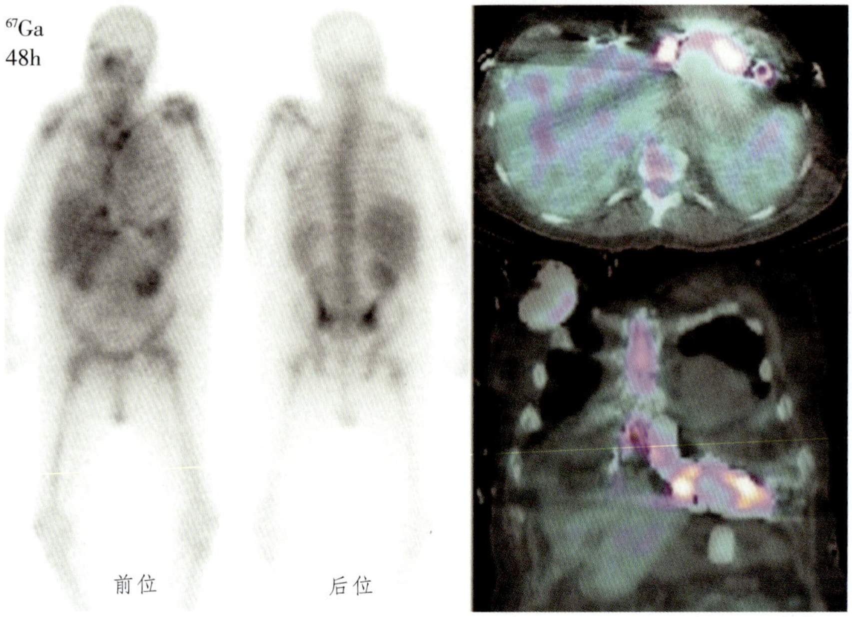

A. 不能确定患者的发热原因　　B. 左心室辅助装置泵感染

C. 感染性结肠炎　　D. 衰减伪影

11 下列哪种放射性示踪剂最适合评估腹部感染?

A. ^{67}Ga　　B. ^{99m}Tc－HMPAO 标记白细胞显像

C. ^{111}In－8－羟基喹啉(Oxine)标记白细胞显像　　D. ^{201}Tl

12 以下哪种情况应用^{67}Ga 显像比^{111}In－8－羟基喹啉(Oxine)标记白细胞显像更合适?

A. 可疑髋关节假体感染　　B. 可疑腹腔内脓肿

C. 可疑克罗恩病　　D. 可疑椎体骨髓炎

答案与解析

1 **答案 A**。美国常用过滤后的^{99m}Tc－硫胶体(颗粒大小 100～200nm)行淋巴显像定位前哨淋巴结(SLN);欧洲大多首选^{99m}Tc－纳米白蛋白(颗粒大小 5～100nm);澳大利亚和加拿大首选^{99m}Tc－三硫化锑(颗粒大小 3～30nm)。^{99m}Tc－替马诺塞(Lymphoseek)是放射性胶体的替代品,2013 年获得 FDA 批准,作用靶点是巨噬细胞表面的葡聚糖－甘露糖受体。

参考文献: Giammarile F, Alazraki N, Aarsvold JN, et al. The EANM and SNMMI practice guideline for lymphoscintigraphy and sentinel nodelo calization in breast cancer. *Eur J Nucl Med Mol Imaging* 2013;40(12):1932－1947.

2 **答案 A**。标准制剂硫胶体(SC)颗粒体积对于 SLN 淋巴显像过大。>400nm 的颗粒不能迁移到区域淋巴结,颗粒太小则又由于通过整个淋巴链速度太快而对单个 SLN 判断困难。未经过滤的^{99m}Tc－SC 由 15～5000nm 的颗粒组成,平均大小为 305～340nm。制备 SLN 显像用 SC 时,通常选用 0.22μm 过滤器,以获得 100～220nm 悬浮胶体颗粒,这些均匀的小颗粒混合物有利于淋巴引流。

参考文献: Mettler FA, Guiberteau MJ. *Essentials of nuclear medicine imaging*, 6th ed. Philadelphia, PA: Saunders, 2012:353－355.

Newman EA, Newman LA. Lymphatic mapping techniques and sentinel lymphnode biopsyin breast cancer. *Surg Clin North Am* 2007; 87(2):353－364.

3 **答案 D**。SLN 为通过淋巴管与原发肿瘤直接相连的区域淋巴结,是肿瘤淋巴引流区域内第一个显影的淋巴结,早期动态图像经常能显示一条通向 SLN 的通道。识别 SLN 的主要标准是淋巴结显影时间,以及偶尔显影的与之相连接的淋巴管。SLN 不一定是显影最浓、最近或最大的淋巴结。通过淋巴管与肿瘤相连的淋巴结可以是一个或多个,经常可见数个 SLN 显影,这些均应手术切除,并检测是否发生转移。SLN 活检是目前乳腺癌和黑色素瘤淋巴结分期的金标准,与有创的淋巴结清扫术相比,患者的死亡率相似,但并发症发病率降低。

参考文献: Chakera AH, Hesse B, Burak Z, et al. EANM-EORTC general recommendations for sentinel node diagnostics in melanoma. *Eur J Nucl Med Mol Imaging* 2009; 36(10):1713－1742.

4 **答案 D**。大家也许认为,内乳淋巴结显影的理想注射位点是锁骨中线内侧的浅表皮肤(A),但已有研究表明定位内乳淋巴结更适合瘤周深部注射。最近一项乳房淋巴管的解剖学研究发现,乳房腹侧和背侧存在独立的淋巴网络,该网络正常情况先引流至腋窝,然后再引流至内乳淋巴链。瘤周深部注射的主要优点为可以探测到腋窝外的 SLN,降低注射体积。表浅注射(皮下、乳晕周围、皮内或乳晕下)的优势是容易操作,但这些位点注射与肿瘤周围注射相比,患者更为痛苦。两种技术相结合可以提高 SLN 的检出率,并且可以降低假阴性率。

参考文献: Hindie E, Groheux D, Espie M, et al. Sentinel node biopsy in breast cancer. *Bulletin du Cancer* 2009; 96(6):713－725.

Shimazu K, Tamaki Y, Taguchi T, et al. Lymphoscintigraphic visualization of internal mammary nodes with subtumoral injection of radiocolloid in patients with breast cancer. *Ann Surg* 2003;237(3):390-398.

Suami H, Pan WR, Mann GB, et al. The lymphatic anatomy of the breast and its implications for sentinel lymph node biopsy: a human cadaver study. *Ann Surg Oncol* 2008;15(3):863-871.

5 **答案 D**。患者手指间部位注射放射性示踪剂后显像以评估双上肢的淋巴引流。图像示左上肢示踪剂沿左上肢皮下回流,止于中上臂;右上肢可见淋巴管的正常回流;左腋窝内可见淋巴结显影,但数量比右腋窝少;综合上述表现,考虑左侧淋巴管部分梗阻。如果完全梗阻,则左侧腋窝淋巴结不显影,且整条左臂皮下均可见放射性分布。淋巴显像评估淋巴引流的主要适应证包括:淋巴水肿、乳糜尿、乳糜胸和乳糜腹。淋巴异常引流常继发于手术、癌症、感染和放疗。

参考文献: Mettler FA, Guiberteau MJ. *Essentials of nuclear medicine imaging*, 6th ed. Philadelphia, PA: Saunders, 2012:345-360.

Moshiri M, Katz DS, Boris M, et al. Using lymphoscintigraphy to evaluate suspected lymphedema of the extremities. *Am J Roentgenol* 2002;178(2):405-412.

Yuan Z, Chen L, Luo Q, et al. The role of radionuclide lymphoscintigraphy in extremity lymphedema. *Ann Nucl Med* 2006; 20(5):341-344.

Ziessman HA, O'Malley JP, Thrall JH. *Nuclear medicine: the requisites*, 4th ed. Philadelphia, PA: Saunders, 2014:265-287.

6 **答案 D**。病灶位于外上象限靠近腋窝时,推荐选择乳晕周围注射,但有些医疗中心所有淋巴显像均进行乳晕周围注射。当原发灶靠近腋窝时,病灶周围注射的示踪剂容易与 SLN 混淆,选择乳晕周围注射有利于区分注射点与 SLN。因为术中需要用伽马射线探测,确认淋巴结内是否存在放射性,所以注射应在 SLN 切除术前 18h 内进行。比较浅表的病灶可直接注射,但乳腺深部的病灶建议在超声引导下注射。淋巴引流区域内第一个显影的淋巴结是 SLN,虽然其他显影淋巴结也可被标记为潜在切除病灶,但必须清楚记录哪个是 SLN;90%~98% 病例的淋巴显像能检测到 SLN。

参考文献: Mettler FA, Guiberteau MJ. *Essentials of nuclear medicine imaging*, 6th ed. Philadelphia, PA: Saunders, 2012:344-360.

Ziessman HA, O'Malley JP, Thrall JH. *Nuclear medicine: the requisites*, 4th ed. Philadelphia, PA: Saunders, 2014:265-287.

7 **答案 A**。这是一例使用 ^{57}Co 片源后采集的透射图像,有助于更好地解剖定位。置片源于患者身后,被软组织衰减的片源射线无法到达探测器;其余没有被软组织遮挡的射线到达探测器,显示患者身体轮廓。片源是一种提高病灶定位简单且经济的方法,对患者辐射低。采集 SPECT/CT 图像使用的 X 线球管无法获得图中显示的透射图像。

参考文献: Mettler FA, Guiberteau MJ. *Essentials of nuclear medicine imaging*, 6th ed. Philadelphia, PA: Saunders, 2012:345-360.

Moshiri M, Katz DS, Boris M, et al. Using lymphoscintigraphy to evaluate suspected lymphedema of the extremities. *Am J Roentgenol* 2002;178(2):405-412.

Yuan Z, Chen L, Luo Q, et al. The role of radionuclide lymphoscintigraphy in extremity lymphedema. *Ann Nucl Med* 2006; 20(5):341-344.

Ziessman HA, O'Malley JP, Thrall JH. *Nuclear medicine: the requisites*, 4th ed. Philadelphia, PA: Saunders, 2014:265-287.

8 **答案 A**。动脉内注射^{99m}Tc – MAA 后采集前位和后位图像，显示肺内无明显放射性分布，提示没有动静脉分流。沿肺和肝轮廓分别勾画感兴趣区，计算其放射性活度，显示肺部约有 4% 分流，远远低于 10% 的阈值，只有达到阈值才考虑减少 SIR – 微球疗法用量，因此，患者无须减少^{90}Y – SIR – 微球疗法治疗剂量。

^{90}Y – 标记的放射性玻璃微球和 SIR – 微球用于肝脏肿瘤和转移瘤的姑息性治疗，通过选择性动脉内灌注提高肿瘤受照剂量。^{90}Y 只发射 β 射线，半衰期为 64h。注射^{90}Y – 微球治疗之前，需要通过肝内动脉注射^{99m}Tc – MAA 显像记录血管分布、评估非靶器官和肺的动静脉分流。如果胃肠道出现明显放射性分布，应在^{90}Y 治疗前栓塞相应的供血血管。如果存在肺分流，需要减少治疗剂量，以预防放射性肺炎。使用 SIR – 微球时需要根据肺分流百分比调整用量，如下表所示。

肺分流百分比	SIR – 微球减少量(% 总量)
<10%	不需要调整剂量
10%~15%	减少 20% 剂量
15%~20%	减少 40% 剂量
>20%	禁止注射 SIR – 微球

参考文献：Mettler FA, Guiberteau MJ. *Essentials of nuclear medicine imaging*, 6th ed. Philadelphia, PA: Saunders, 2012:358 – 359.

Uliel L, Royal HD, Darcy MD, et al. From the angio suite to the gamma-camera: Vascular mapping and (99m)Tc-MAA hepatic perfusion imaging before liver radioembolization—a comprehensive pictorial review. *J Nucl Med* 2012; 53(11): 1736 – 1747.

Ziessman HA, O' Malley JP, Thrall JH. *Nuclear medicine: The requisites*, 4th ed. Philadelphia, PA: Saunders, 2014:283 – 285.

9 **答案 D**。注射^{90}Y – 微球治疗前，需要通过动脉内注射^{99m}Tc – MAA 显像记录血管分布、评估非靶器官和肺的动静脉分流。如果胃肠道有明显放射性分布，应在^{90}Y 治疗前栓塞相应的供血血管。如果存在肺分流，需要减少治疗剂量，以预防放射性肺炎。如果治疗选用玻璃微球，则注射剂量分流至肺上限(肺分流百分比 × 计划治疗用量)为16.5mCi (610.5mBq)。本例患者肺分流达 35.8%，可能导致放射性肺炎，属于治疗禁忌。

参考文献：Mettler FA, Guiberteau MJ. *Essentials of nuclear medicine imaging*, 6th ed. Philadelphia, PA: Saunders,2012:358 – 359.

Uliel L, Royal HD, Darcy MD, et al. From the angio suite to the gamma-camera: vascular mapping and (99m)Tc-MAA hepatic perfusion imaging before liver radioembolization—a comprehensive pictorial review. *J Nucl Med* 2012; 53(11): 1736 – 1747.

Ziessman HA, O' Malley JP, Thrall JH. *Nuclear medicine: the requisites*, 4th ed. Philadelphia, PA: Saunders, 2014:283 – 285.

10 **答案 B**。静脉注射^{67}Ga 后采集 48h 延迟前位和后位图像、轴位和冠状位 SPECT/CT 图像，显示患者左心室辅助装置泵(LVAD)周围局部区域有放射性显著浓聚，这种异常表现结合患者不明原因发热病史，提示可能存在左心室辅助装置泵感染。通常 48h 延迟图像上的假体周围不应出现^{67}Ga 异常浓聚，但由于 LVAD 金属会使衰减增加，导致 SPECT/CT 图像衰减的过度校正，使局部放射性活性假性增加，因此判读时应结合非衰减校正和(或)平面图像。此患者平面图像显示左上腹前部异常放射性浓聚(箭)，如果没有 SPECT/CT

图像，很容易与肠道生理性摄取混淆，但 SPECT/CT 图像准确定位此放射性浓聚围绕在假体周围，因此可明确诊断为左心室辅助装置泵感染，排除感染性结肠炎的可能。

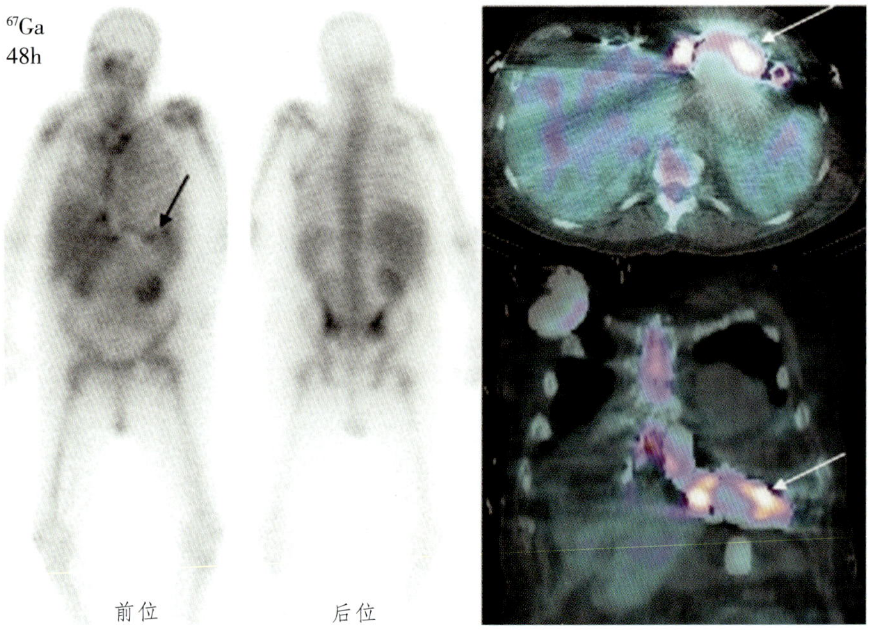

参考文献：Mettler FA, Guiberteau MJ. *Essentials of nuclear medicine imaging*, 6th ed. Philadelphia, PA: Saunders, 2012:397-419.

Ziessman HA, O'Malley JP, Thrall JH. *Nuclear medicine: the requisites*, 4th ed. Philadelphia, PA: Saunders, 2014:322-349.

11　**答案 C**。评估腹部感染首选^{111}In 标记白细胞，因其不会出现^{67}Ga 和^{99m}Tc-HMPAO 标记白细胞显像的正常肠道生理摄取；此外，^{67}Ga 肝、脾显著摄取也会妨碍检出上腹部感染。^{111}In 标记白细胞显像胃肠道出现放射性分布不具有特异性，病因包括：克罗恩病、溃疡性结肠炎、假膜性结肠炎、憩室炎或缺血，而且呼吸道感染、鼻窦炎、气管或鼻咽管或胃肠道出血患者因为吞咽白细胞，也会导致假阳性结果。^{201}Tl 显像评价感染无应用价值。目前，临床怀疑腹腔内感染或炎症的首选成像方式通常为腹盆腔 CT。

参考文献：Mettler FA, Guiberteau MJ. *Essentials of nuclear medicine imaging*, 6th ed. Philadelphia, PA: Saunders, 2012:400-401.

12　**答案 D**。^{111}In-8-羟基喹啉标记白细胞显像评价椎体骨髓炎不如^{67}Ga 敏感，可能与椎体骨髓炎局部灌注不足导致摄取减少有关。^{67}Ga 显像与骨显像联合使用可提高诊断椎体骨髓炎的敏感性；但由于^{67}Ga 显像受肠道正常生理性摄取干扰，所以^{111}In-8-羟基喹啉标记白细胞显像更适用于评估腹腔内感染或炎症。联合^{111}In-8-羟基喹啉标记白细胞显像和^{99m}Tc-硫胶体骨髓显像是诊断疑似髋关节或膝关节假体感染的首选方法。

参考文献：Mettler FA, Guiberteau MJ. *Essentials of nuclear medicine imaging*, 6th ed. Philadelphia, PA: Saunders, 2012:397-419.

Ziessman HA, O'Malley JP, Thrall JH. *Nuclear medicine: the requisites*, 4th ed. Philadelphia, PA: Saunders, 2014:322-349.

（乔真　王凯　译　陈谦　艾林　卢洁　译）

第 7 章 呼吸系统

问题

1 关于^{99m}Tc－MAA 肺灌注显像，下列哪项正确？

A. 快速“弹丸”注射优于缓慢注射

B. 肺灌注显像应在肺通气显像之前进行

C. ^{99m}Tc－MAA 注射时患者应取仰卧位

D. 中心静脉导管注射优于外周静脉注射

E. 若注射^{99m}Tc－MAA 前抽回血于注射器，将导致严重肺栓塞

2 利用气溶胶如^{99m}Tc－DTPA 或气体^{133}Xe 可以获得肺通气显像，下列哪项是^{99m}Tc－DTPA 优于^{133}Xe的特点？

A. DTPA 对呼吸道疾病的评估更敏感

B. DTPA 不影响后续 MAA 灌注图像

C. DTPA 的生物半衰期短，患者的辐射剂量较低

D. DTPA 具有更好的光子能量，可以采集多体位图像

3 下列哪种情况可以给患者正常剂量的 MAA？

A. 妊娠期女性

B. 右向左分流

C. 儿童

D. 肺动脉高压

E. 鞍状肺血栓

4 以下肺通气/灌注显像使用的放射性药物是：

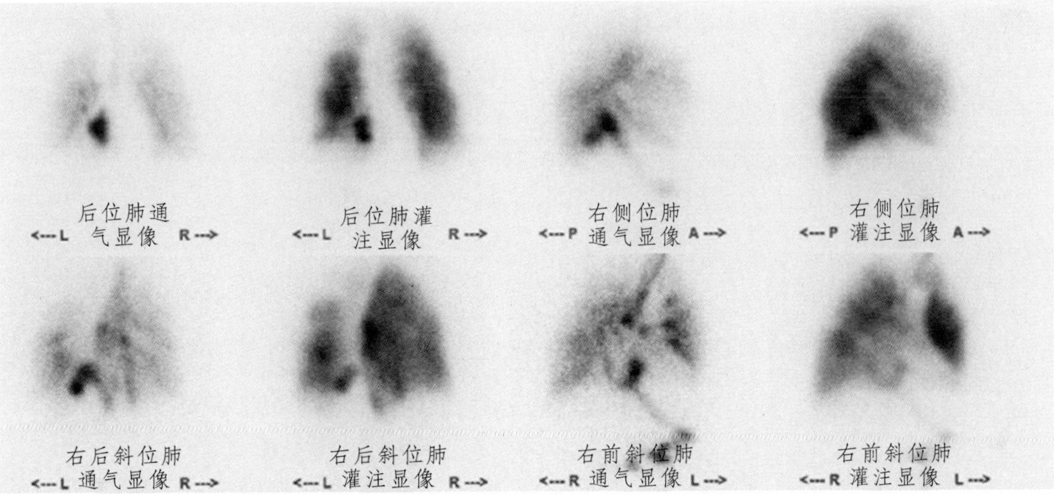

A. ^{133}Xe 和^{99m}Tc－MAA

B. ^{99m}Tc－DTPA 和^{99m}Tc－MAA

C. ^{133}Xe 和^{99m}Tc－DTPA

D. ^{99m}Tc－硫胶体和^{99m}Tc－DTPA

E. ^{81m}Kr 和^{99m}Tc－DTPA

5 基于如下图像，下一步最合适的诊疗措施是：

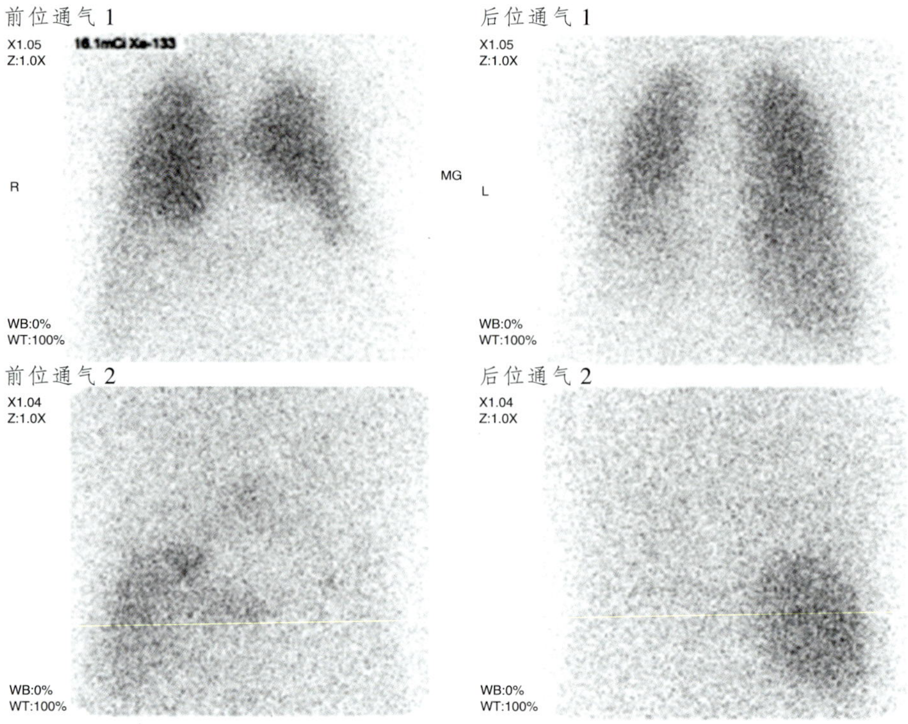

A. 放射性碘治疗　　B. FDG PET/CT

C. 肝功能检查　　D. 呼吸功能检查

E. 胸部 CT　　F. 腹部 CT

6 妊娠期女性患者，36 岁，因胸痛入急诊。与肺通气/灌注显像（V/Q）相比较，下列关于 CT 肺血管造影（CTPA）的描述正确的是：

A. CTPA 的特异性较低　　B. CTPA 的胎儿辐射剂量较低

C. CTPA 的女性乳腺辐射剂量较低　　D. CTPA 的女性全身辐射剂量较低

7 基于下图患者的肺灌注显像结果，应进一步行：

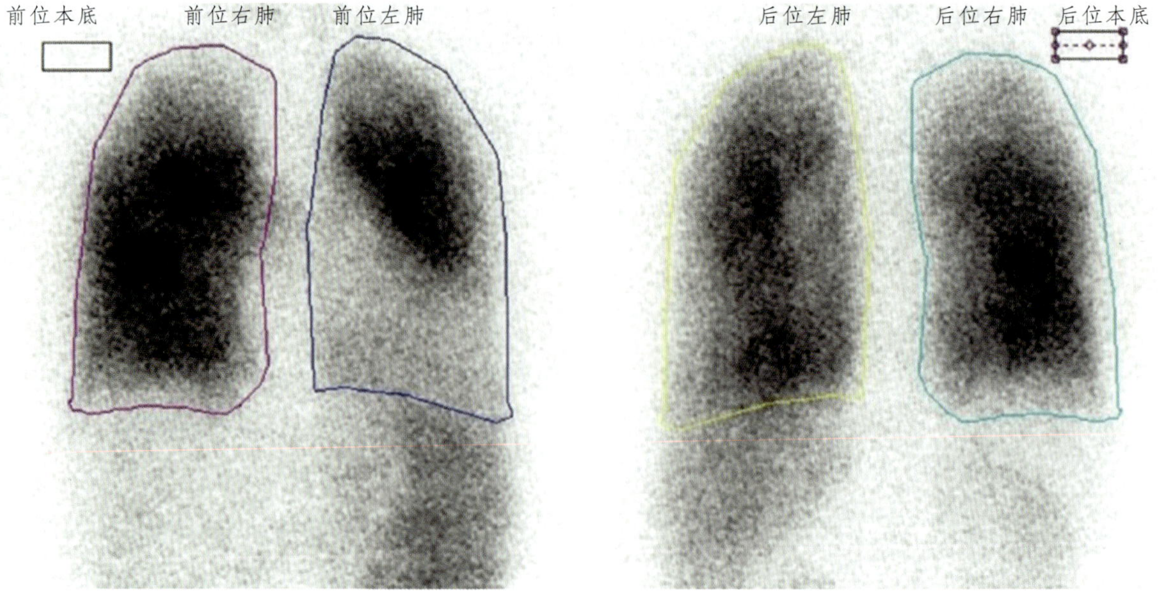

前位灌注　　后位灌注

A. 心脏 MRI　　B. CT 血管造影

C. 脑平面显像　　D. 心脏超声造影

8 肺错构瘤典型 FDG 摄取程度是：

A. 低于纵隔　　B. 高于纵隔，低于肝

C. 高于肝，低于膀胱　　D. 高于膀胱

9 患者女，63 岁，气短，肺通气/灌注显像如下所示。根据修订肺栓塞诊断前瞻性研究Ⅱ（PIOPED Ⅱ）标准，该患者诊断为肺栓塞的可能性：

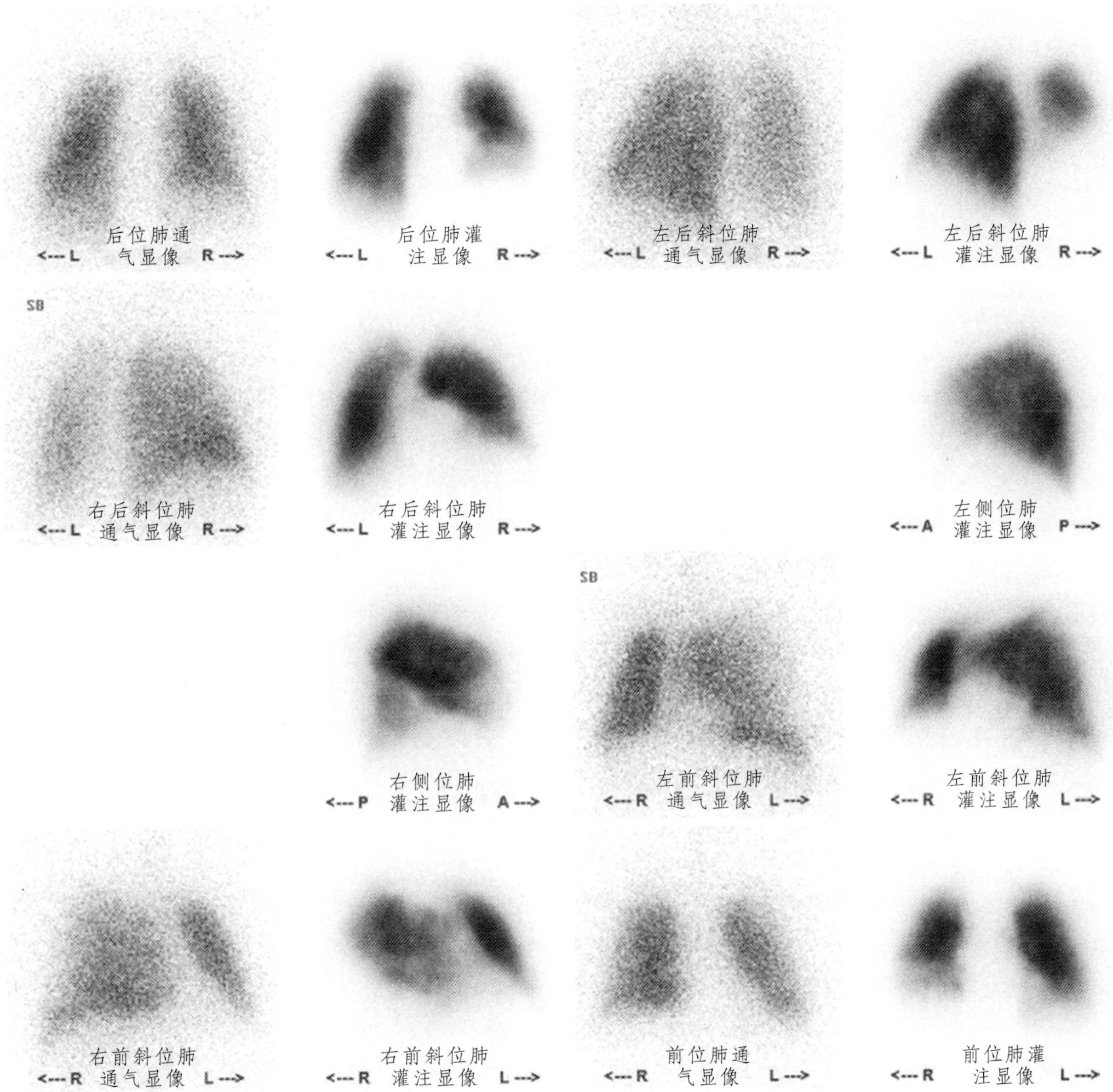

A. 极低　　B. 低

C. 不确定　　D. 高

10 根据修订 PIOPED Ⅱ标准，该患者发生肺栓塞的可能性：

A. 极低　　B. 低

C. 不确定　　D. 高

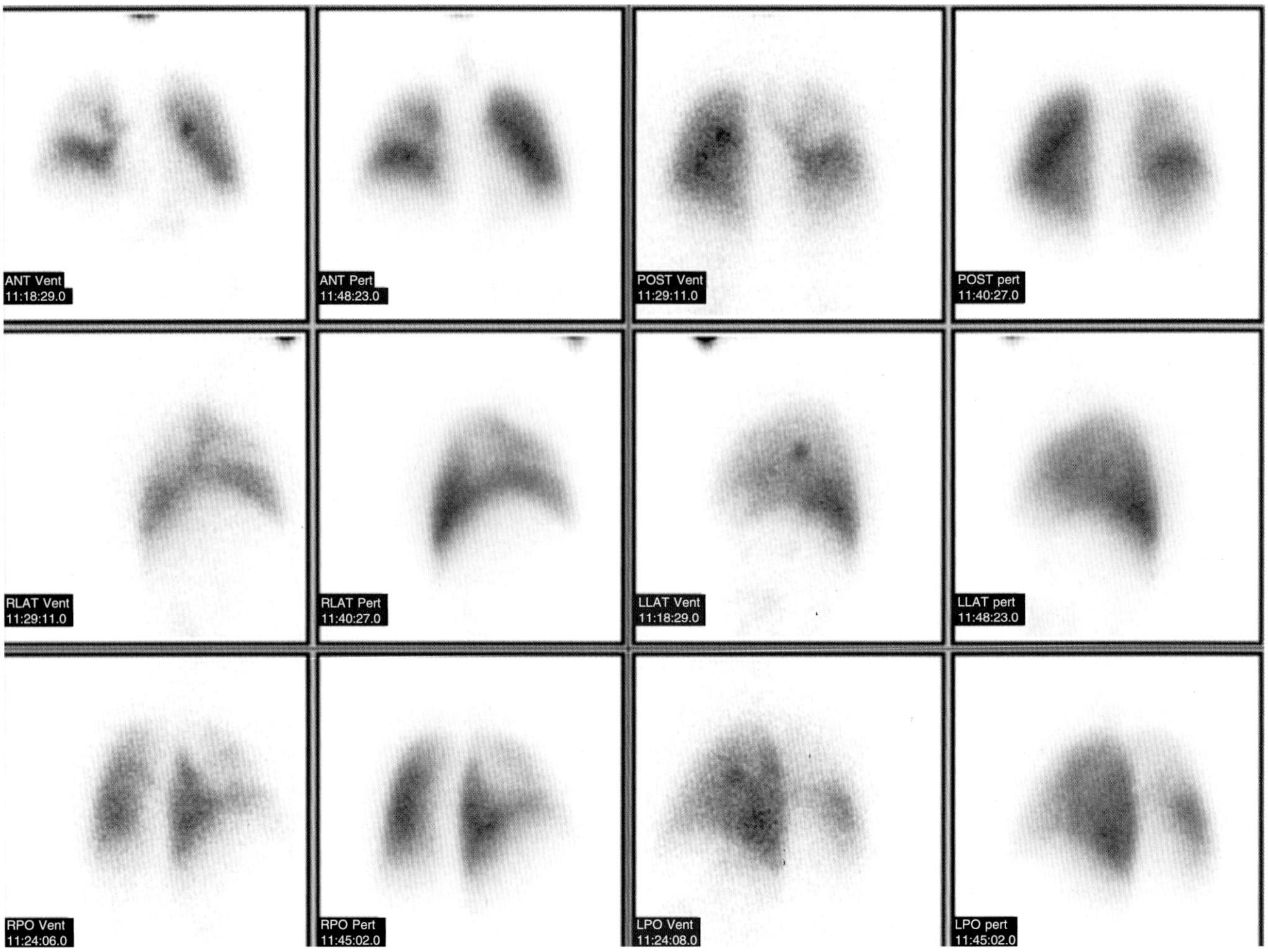

11 注射^{111}In－标记白细胞 1h 后出现肺弥漫性摄取，这是由下列哪项引起的？

A. 肺炎
B. 放射性肺炎
C. 胸腔积液
D. 生理性
E. 化疗

12 患者男，78 岁，主诉呼吸短促和心悸，既往有吸烟史，急诊医生考虑肺栓塞，申请行 V/Q 显像。 根据修订 PIOPED Ⅱ标准，下图最可能的诊断是：

A. 肺栓塞可能极低
B. 肺栓塞可能低
C. 不确定
D. 肺栓塞可能高

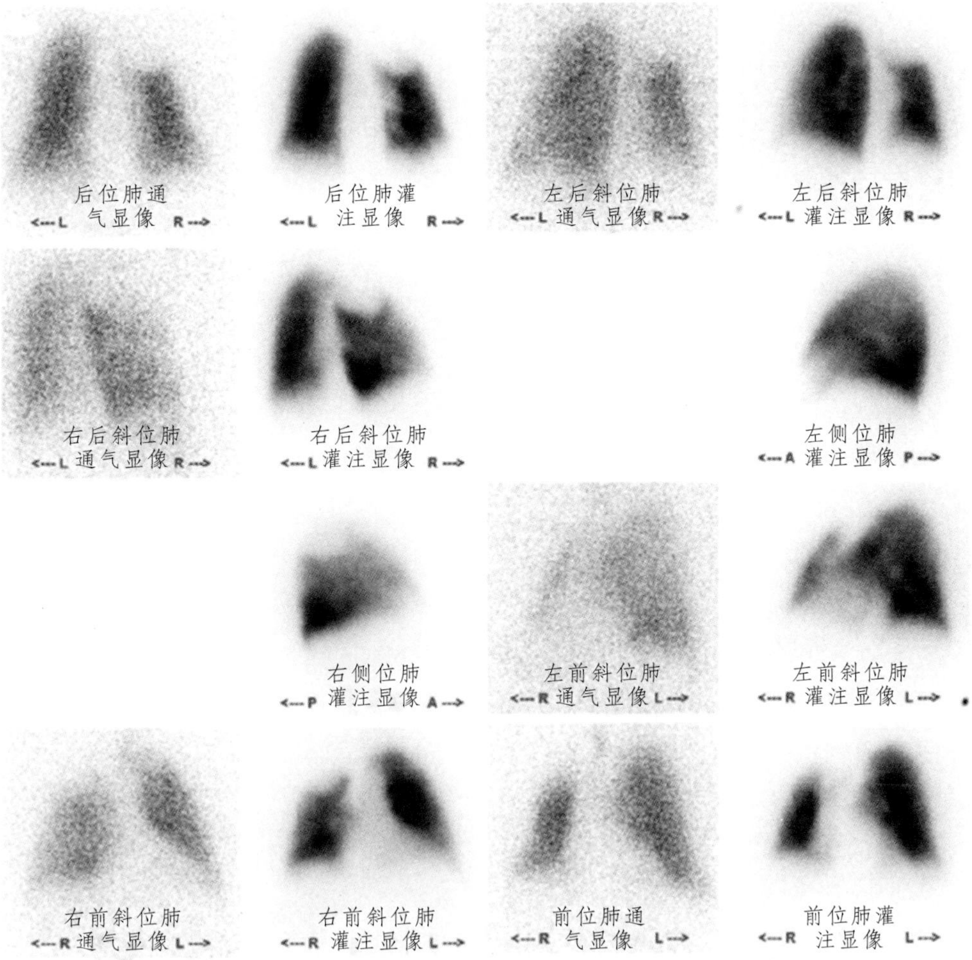

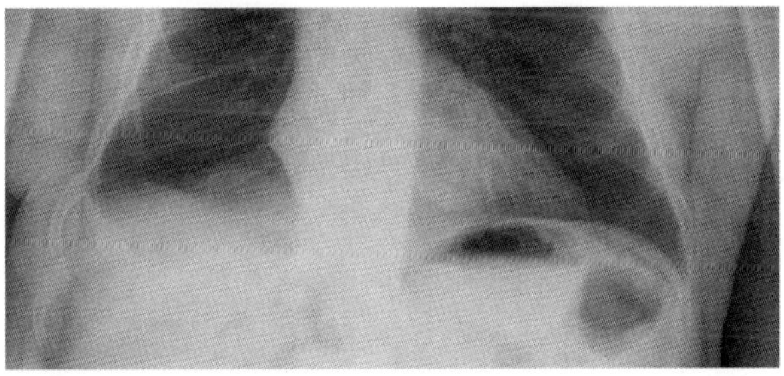

13 患者女，44 岁，呼吸急促，图像如下所示。诊断前最需要参考的是：

A. 胸部 X 线检查　　　　B. 静脉多普勒

C. 既往 V/Q 显像结果　　　　D. 既往胸部 CT 结果

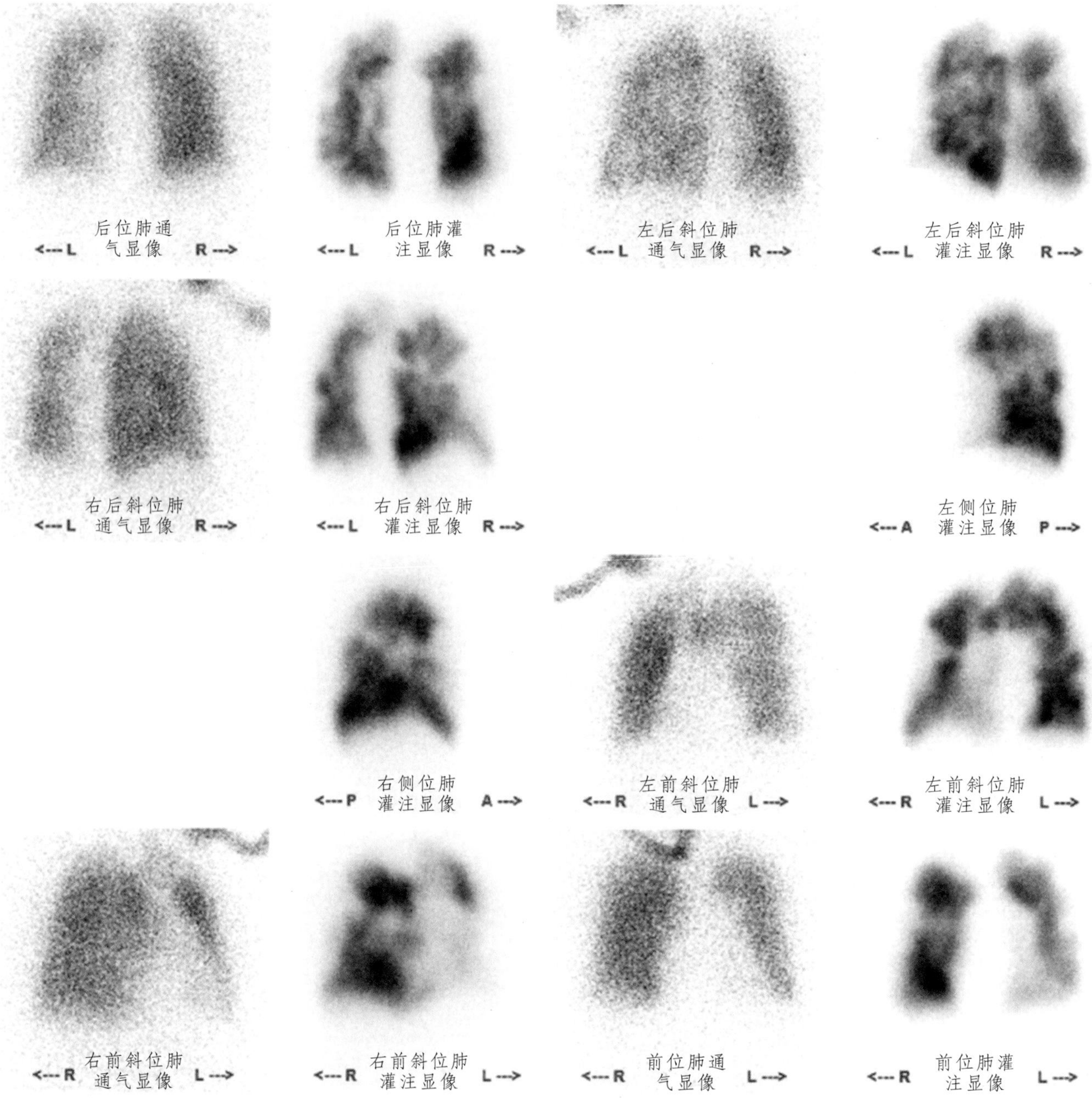

14 患者男，67 岁，2 天前行冠状动脉旁路移植术，术后出现呼吸急促和心动过速，因此，行 V/Q 显像。根据所提供图像，诊断是：

A. 肺栓塞可能极低

B. 肺栓塞可能低

C. 不确定

D. 肺栓塞可能高

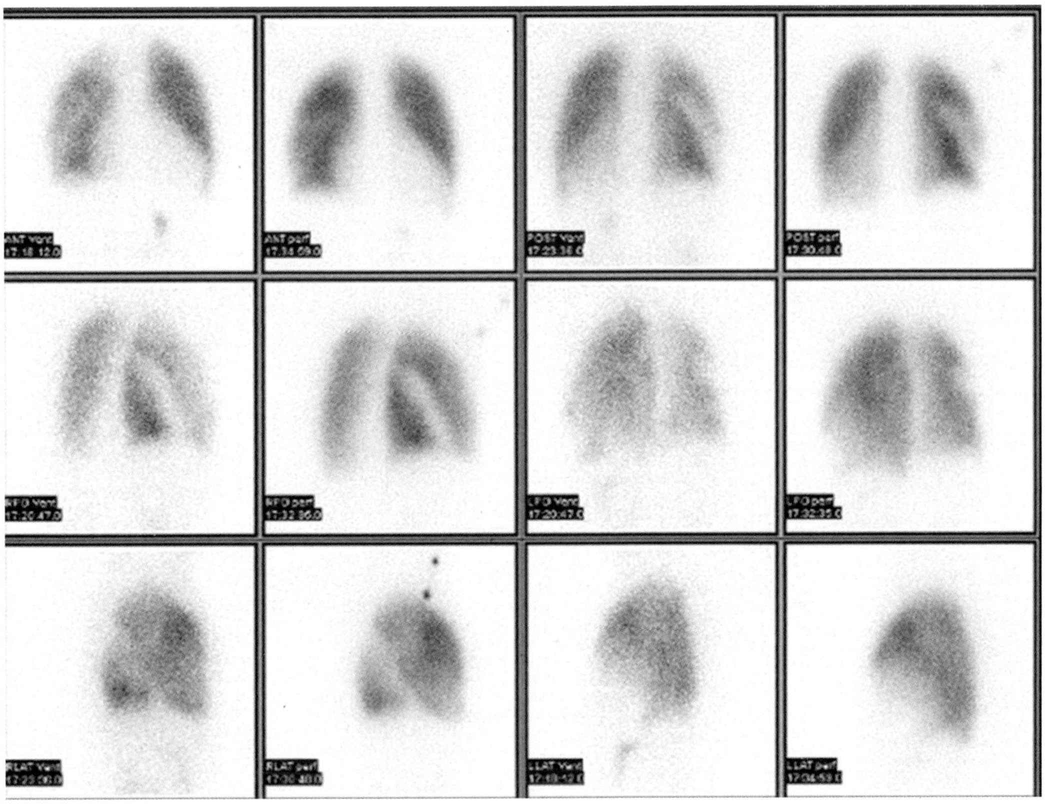

15　全身骨延迟显像时双肺弥漫性摄取增高，最可能的原因是：

A. 恶性胸腔积液　　B. 肺泡微石症

C. 放射性肺损伤　　D. 骨肉瘤肺转移

16　根据提供的 V/Q 显像和胸部 X 线片，最可能的诊断是：

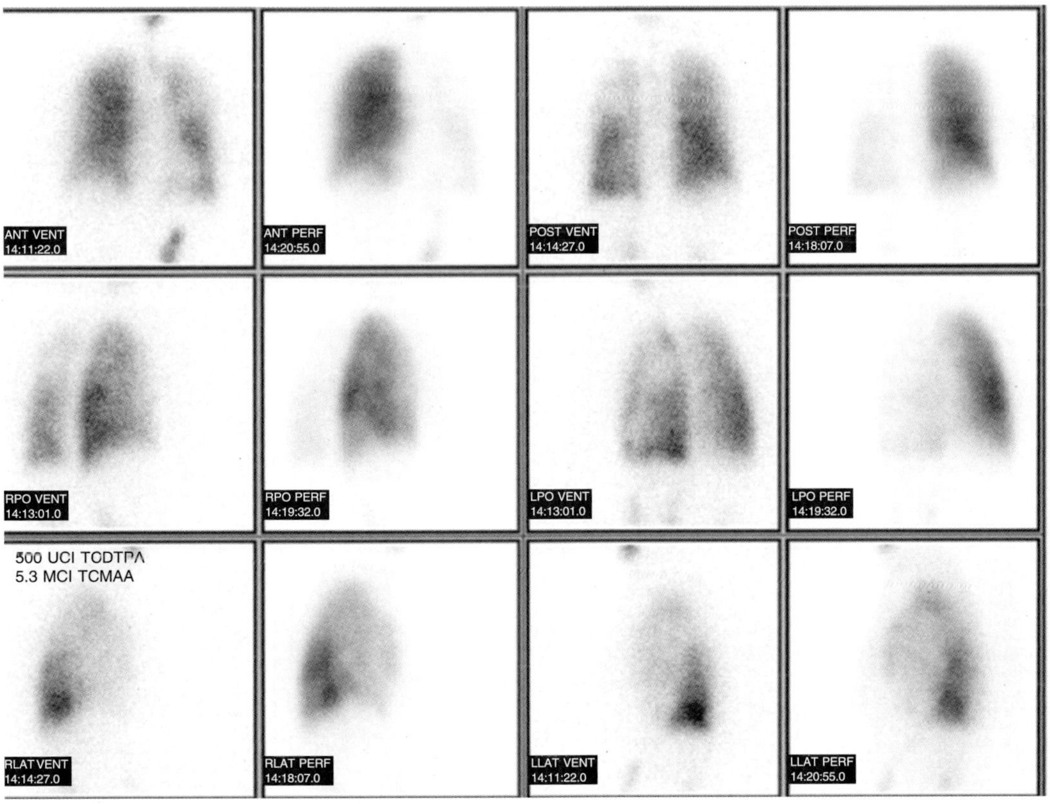

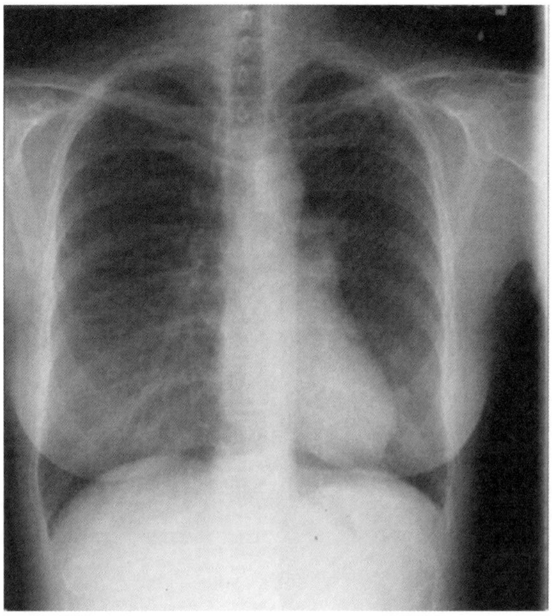

A. Swyer – James 综合征
B. 肺栓塞
C. 肺动脉闭锁
D. 肺切除术后
E. 肺癌

17 患者 75 岁,呼吸急促,有吸烟史。根据所提供的图像,依据修订 PIOPED Ⅱ标准,诊断为:

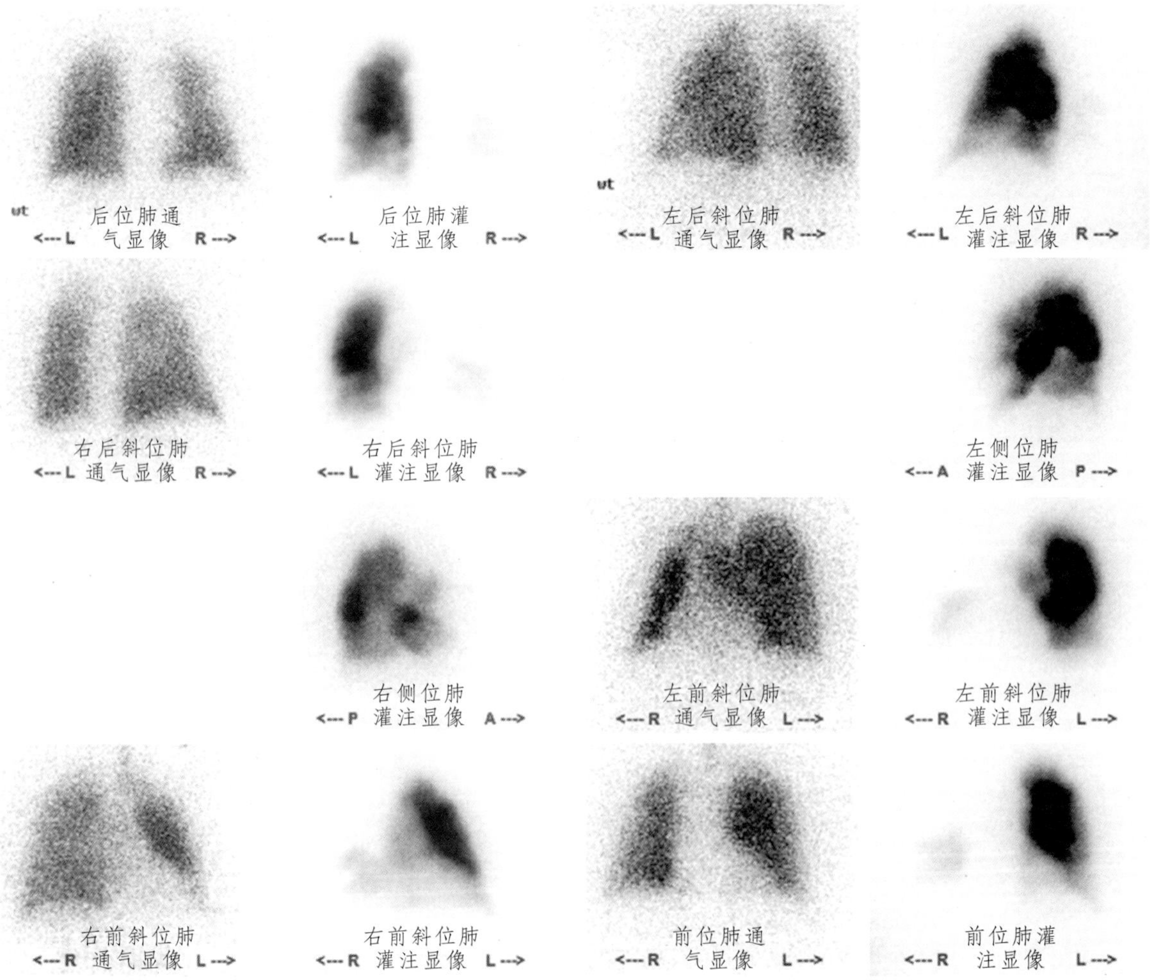

A. 肺栓塞可能极低

B. 肺栓塞可能低

C. 不确定

D. 肺栓塞可能高

E. 患者没有肺栓塞，但肺门有肿块

18 患者女，82 岁，既往肾细胞癌病史，怀疑左膝下截肢术后骨髓炎，行下图检查。导致胸部异常摄取最可能的原因是：

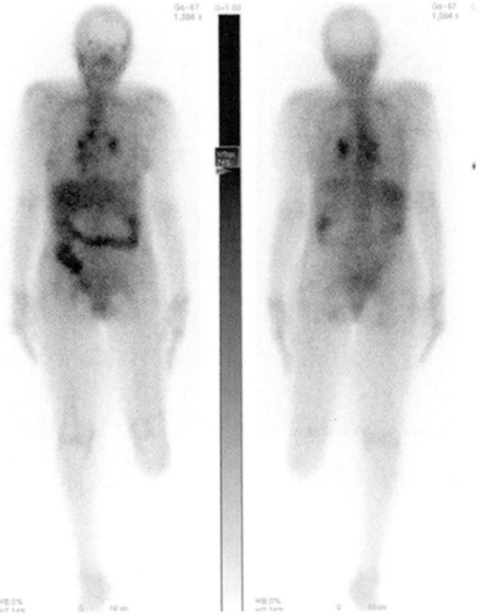

A. 淋巴瘤

B. 转移瘤

C. 肺脓肿

D. 肉芽肿性疾病

19 患者男，34 岁，咳嗽，既往 HIV 病史。现行^{67}Ga 显像，最不可能的诊断是：

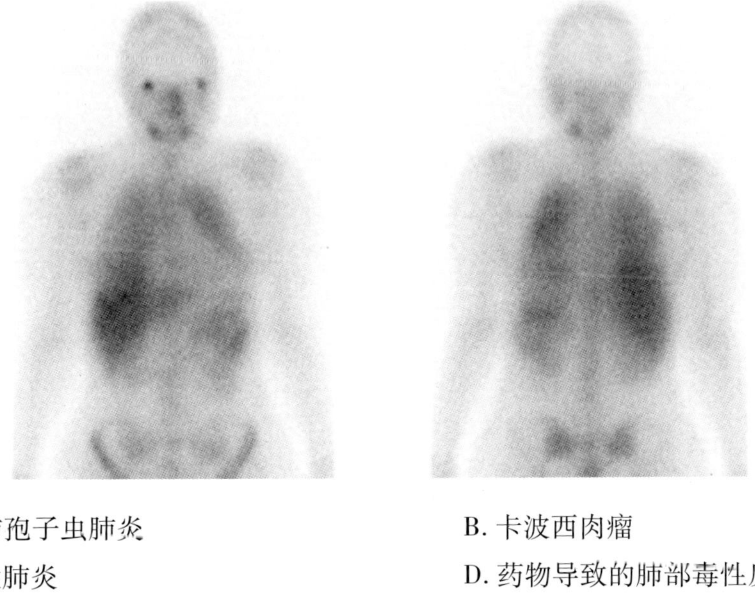

A. 卡氏肺孢子虫肺炎

B. 卡波西肉瘤

C. 放射性肺炎

D. 药物导致的肺部毒性反应

E. 鸟－胞内分枝杆菌感染

20 患者显像见下图，对进行性增大的肺结节最恰当的处理措施是：

A. FDG PET/CT 随访 1 年

B. 不需要随访

C. CT 随访 1 年

D. 影像引导下穿刺活检

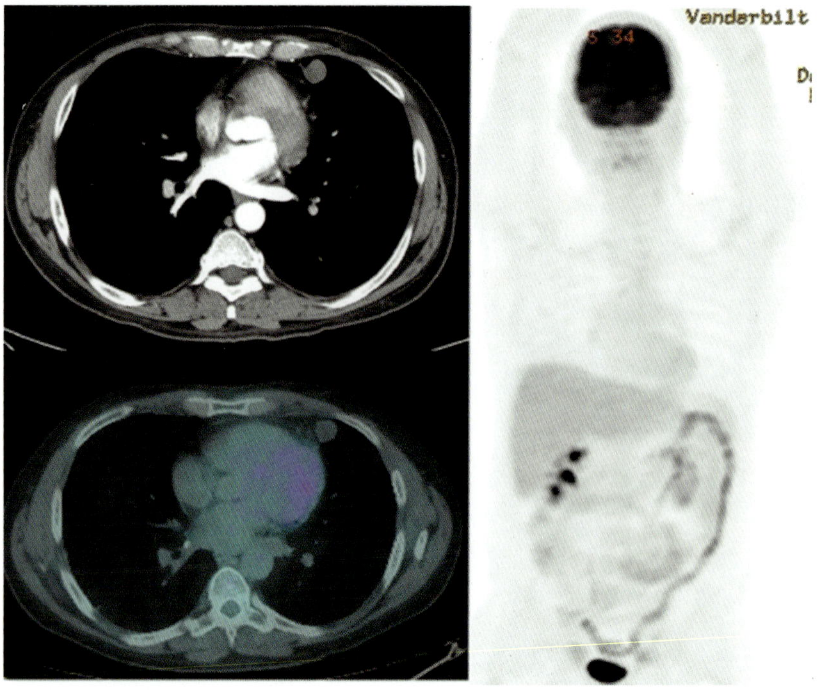

21 患者口服放射性药物后行下图检查，该检查最恰当的适应证是：

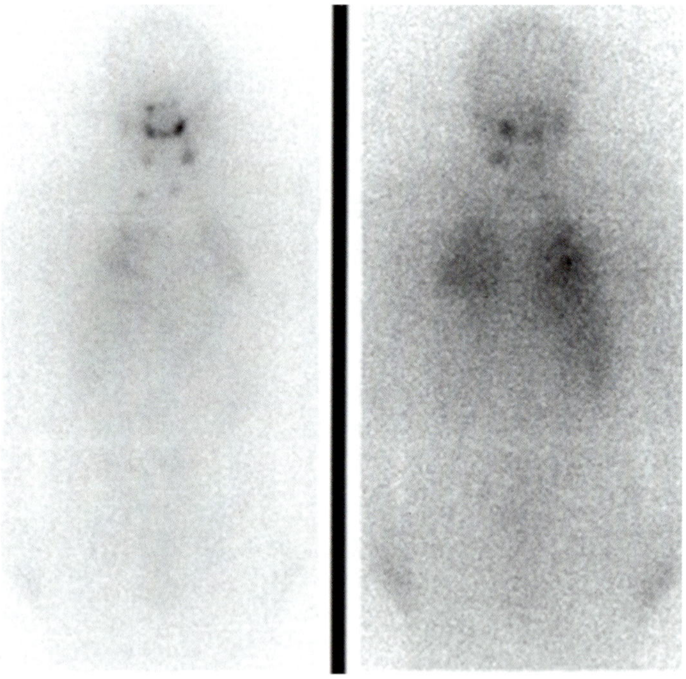

A. 白细胞计数升高　　　　B. AIDS 患者伴有气短

C. CEA 水平升高　　　　D. 血清甲状腺球蛋白水平升高

22 患者有严重肺气肿，第 1 秒用力呼气量（FEV1）为 2L，需行右肺切除术治疗右上叶肺癌。基于灌注图像，下一步的建议是：

A. 患者行右肺切除术很安全　　　　B. 患者行右肺切除术不安全

C. 由于未行肺通气显像，该检查不完全　　　　D. 无法定论

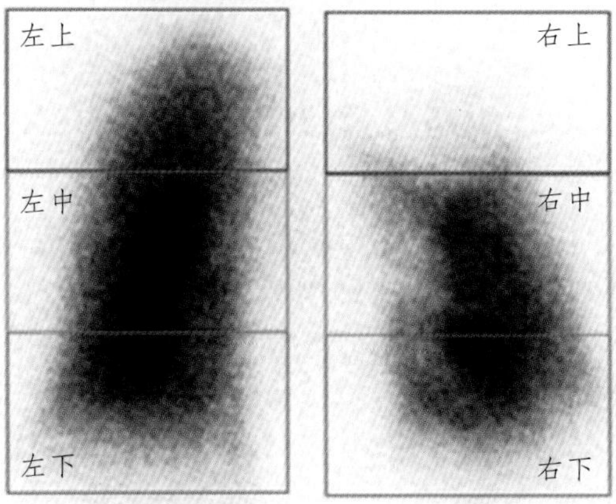

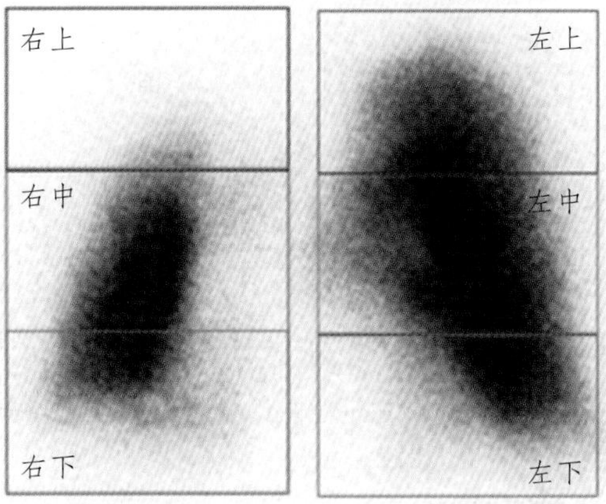

	后位计数(Kct)				几何平均计数(Kct)				前位计数(Kct)			
	左肺		右肺		左肺		右肺		右肺		左肺	
	%	计数(Kct)	%	计数(Kct)	%	计数(Kct)	%	计数(Kct)	%	计数(Kct)	%	计数(Kct)
上:	13.5	97.09	2.7	19.82	14.8	105.52	2.7	19.55	2.7	19.28	16.2	114.68
中:	27.8	200.26	20.4	147.44	31.0	220.04	19.8	140.92	19.0	134.69	34.2	241.78
下:	19.4	139.58	16.2	116.92	17.7	125.57	14.0	99.26	11.9	84.27	16.0	112.96
整个肺:	60.6	436.93	39.4	284.17	63.5	451.13	36.5	259.72	33.7	238.24	66.3	469.42

答案与解析

1 **答案 C**。患者直立位时受重力影响,肺底的血流量约为肺尖的 3 倍,为减少这种重力作用产生的生理性灌注差异,注射 ^{99m}Tc - MAA 时患者应取仰卧位。此外,为使显像剂与血液混合充分并延长“弹丸”注射长度,首选外周静脉,避免中心静脉注射。注射足够的显像剂,速度应缓慢,时间大于 4 个呼吸周期,有利于显像剂在肺内均匀分布。需要注意,回抽入注射器内的血液形成血凝块可导致肺灌注图像出现热点,但不会造成严重临床事件。DTPA 和 MAA 均使用 ^{99m}Tc 标记,因此,若连续进行 ^{99m}Tc - DTPA 通气显像与 ^{99m}Tc - MAA 灌注显像,为防止互相干扰,第一种显像剂的剂量必须小于后者。由于大量雾化的 DTPA 很难进入肺部,并且灌注成像需要计数更高,因此,通气显像检查要先于灌注显像(一日法)。^{133}Xe 能峰低,生物半衰期短,因此,^{133}Xe 通气显像检查也应早于灌注显像。

参考文献: Mettler FA, Guiberteau MJ. *Essentials of nuclear medicine imaging*, 6th ed. Philadelphia, PA: Saunders, 2012:197 - 200.

Ziessman HA, O' Malley JP, Thrall JH. *Nuclear medicine: the requisites*, 4th ed. Philadelphia, PA: Saunders, 2014:206 - 209.

2 **答案 D**。^{99m}Tc - DTPA 的优点为能够获取多体位图像、制备方便和具有能得到优质图像的理想光子能量;缺点为对随后的灌注图像(一日法)造成干扰,而且呼吸差或空气湍流增加(如 COPD 或哮喘)时中心气道示踪剂聚集显著。

^{133}Xe 的优点为检测 COPD 的敏感性高于 ^{99m}Tc - DTPA,且由于其生物半衰期短和能峰低(81keV),因此,不影响后续的灌注图像(一日法);缺点包括:由于光子能量低,导致软组织衰减明显,由于快速洗脱而无法一次获得多体位或 SPECT 断层图像,以及需要特殊的排气、收集系统和负压室。

参考文献: Mettler FA, Guiberteau MJ. *Essentials of nuclear medicine imaging*, 6th ed. Philadelphia, PA: Saunders, 2012:198 - 200.

Ziessman HA, O' Malley JP, Thrall JH. *Nuclear medicine: the requisites*, 4th ed. Philadelphia, PA: Saunders, 2014:211.

3 **答案 E**。通常评估肺栓塞的肺通气 - 灌注显像使用 20 万 ~ 50 万颗粒的 MAA,新生儿用量减少至 1 万,<5 岁儿童用量减少至 5 万 ~ 15 万。此外,肺动脉高压、右向左分流和妊娠期患者应考虑减少用量(10 万 ~ 15 万)。鞍状肺血栓不是减少 MAA 用量的指征。

参考文献: Mettler FA, Guiberteau MJ. *Essentials of nuclear medicine imaging*, 6th ed. Philadelphia, PA: Saunders, 2012:197.

Ziessman HA, O' Malley JP, Thrall JH. *Nuclear medicine: the requisites*, 4th ed. Philadelphia, PA: Saunders, 2014:206.

4 **答案 B**。肺通气图像显示后上腹部中线左侧、胃区可见较大放射性浓聚灶(箭),近端小肠区亦可见放射性异常浓聚,这些与吞咽气溶胶颗粒有关。气管和中央气道内可见放射性示综剂(箭头)。上述表现均可见于 ^{99m}Tc - DTPA 通气显像。^{99m}Tc - DTPA 由雾化器雾化成小颗粒,此微粒不同于气体如 ^{133}Xe,无法配合进行深呼吸或中心气道湍流增加(COPD 或哮喘)的患者,可见中心气道 DTPA 浓聚。另外,口腔吞咽的微粒也可导致食管和胃内有示踪剂分布。此患者有裂孔疝(下图胸部 X 线片中箭所示),因此,后纵隔有示踪剂分布。^{99m}Tc－MAA 是目前唯一用于肺灌注显像的药物,多数颗粒(60%～80%)大小为 10～30μm,适合嵌顿在直径约 10μm 的肺毛细血管。由于肺灌注显像在肺通气检查后进行(一日法),肺灌注图像经常可见肺通气显像时胃和中央气道内的示踪剂分布(如本例患者图像所示)。

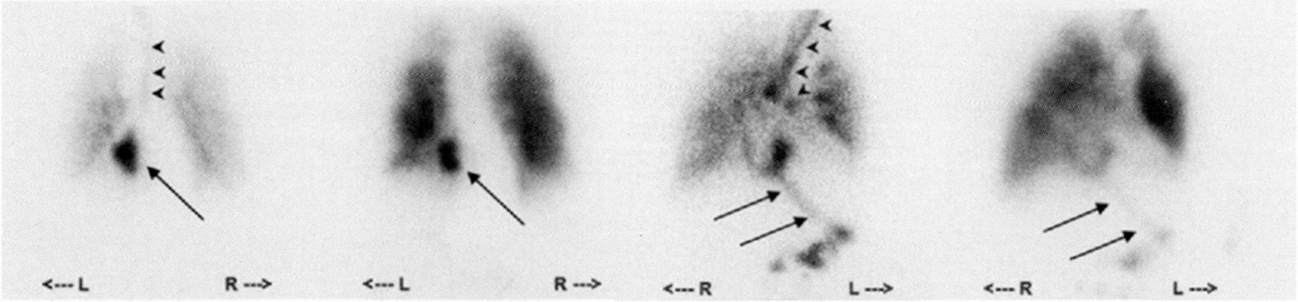

后位肺通气显像　　后位肺灌注显像　　右前斜位肺通气显像　　右前斜位肺灌注显像

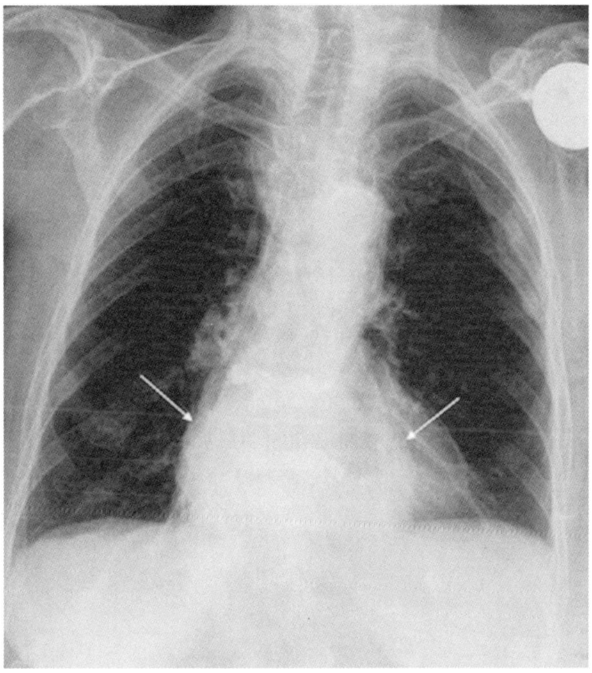

参考文献: Mettler FA, Guiberteau MJ. *Essentials of nuclear medicine imaging*, 6th ed. Philadelphia, PA: Saunders, 2012:201－203.

Ziessman HA, O'Malley JP, Thrall JH. *Nuclear medicine: the requisites*, 4th ed. Philadelphia, PA: Saunders, 2014:207, 209－210.

5 **答案 C**。连续的^{133}Xe 前位和后位图像显示右上图长箭所指区域示踪剂摄取增高,这种表现常见于脂肪肝患者,因为脂溶性^{133}Xe 会因此滞留在肝实质。对于这种情况,下一步应该进行肝功能检查,其他选项均不合适。洗脱图像上肺内^{133}Xe 持续摄取,与小气道疾病导致的气体滞留有关,但仔细观察图像可以发现,残留示踪剂是位于肝脏而不是肺实质,不要误认为右下肺^{133}Xe 气体滞留。

参考文献: Conn HL Jr. Equilibrium distribution of radioxenon in tissue: xenon-hemoglobin association curve. *J Appl Physiol* 1961; 16:1065－1070.

Ziessman HA, O'Malley JP, Thrall JH. *Nuclear medicine: the requisites*, 4th ed. Philadelphia, PA: Saunders, 2014:208－211.

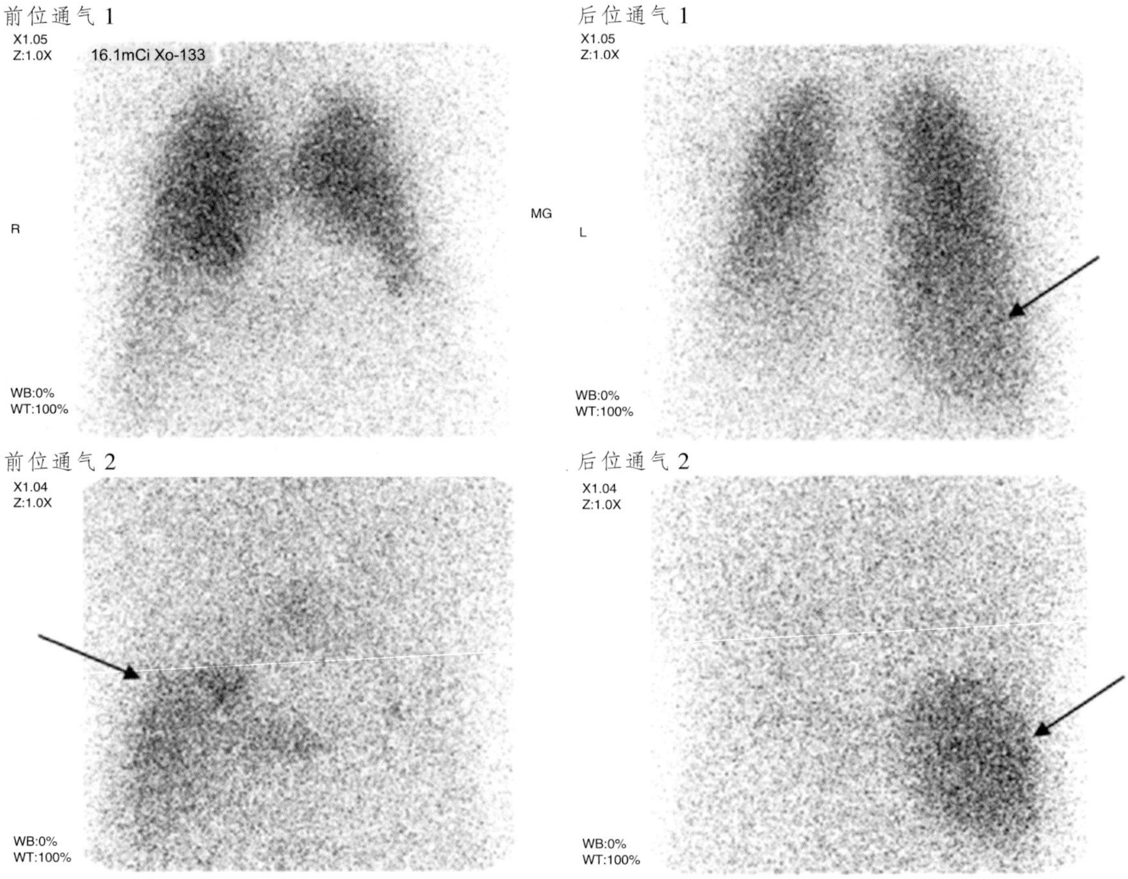

6 **答案 B**。尽管 CTPA 是诊断肺栓塞的首选检查,但 CTPA 对女性的辐射剂量(3 ~ 5mSv)高于 V/Q 显像(<2mSv)。虽然 CT 检查可以降低女性的辐射剂量,但与 V/Q 显像相比,CTPA 对乳腺组织的辐射更高,增加了乳腺癌的发生风险。对于妊娠期女性,即使减少^{99m}Tc - MAA 剂量(1 ~ 2mCi),V/Q 显像对胎儿的辐射剂量仍高于 CTPA。PIOPED Ⅱ的试验结果显示,V/Q 显像与 CTPA 对肺栓塞的诊断价值相同,但 CTPA 检出肺栓塞的特异性高于 V/Q 显像。V/Q 显像还有其他一些缺点,包括检查时间较长、缺乏即时性(需要准备放射性药品)。

参考文献: Mettler FA, Guiberteau MJ. *Essentials of nuclear medicine imaging*, 6th ed. Philadelphia, PA: Saunders, 2012:203 - 204.

Ziessman HA, O'Malley JP, Thrall JH. *Nuclear medicine: the requisites*, 4th ed. Philadelphia, PA: Saunders, 2014:204 - 205.

7 **答案 C**。前位和后位肺灌注图像显示脾脏(箭)及肾脏(箭头)显影;胃黏膜未见显影(排除游离高锝酸盐),上述表现是由右向左分流所致,脑平面显像可以证实,随后脑显影证实了右向左分流。^{99m}Tc - 高锝酸盐不能通过血脑屏障,如果脑内没有显像剂分布,提示脾和肾显影由游离锝引起。由于游离锝和右向左分流均可以引起肾和甲状腺显影,因此,上述器官显影应行脑平面显像进行鉴别。

参考文献: Mettler FA, Guiberteau MJ. *Essentials of nuclear medicine imaging*, 6th ed. Philadelphia, PA: Saunders; 2012:203, 197 - 198.

Ziessman HA, O'Malley JP, Thrall JH. *Nuclear medicine: the requisites*, 4th ed. Philadelphia, PA: Saunders; 2014: 211 - 212.

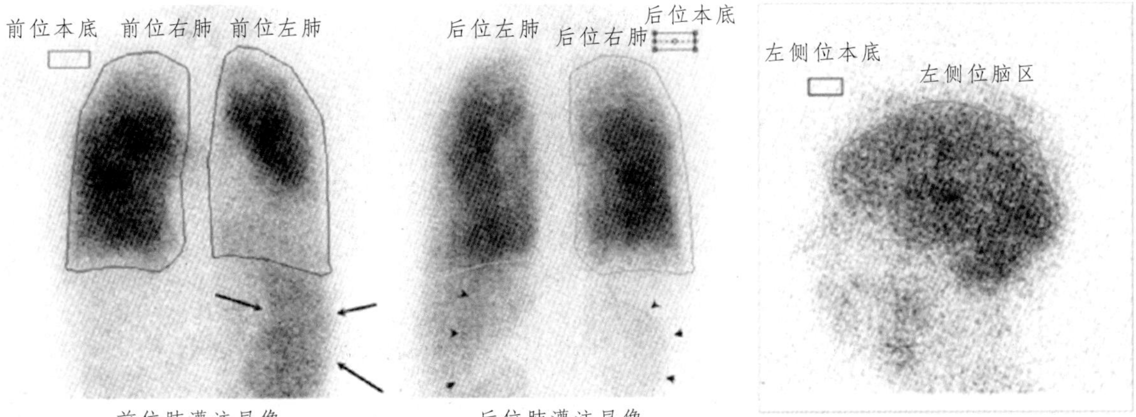

前位肺灌注显像　　后位肺灌注显像　　脑平面扫描

8　**答案 A**。$^{18}F-FDG$ PET 显像中肺错构瘤通常没有明显摄取（低于纵隔）。如果肺结节的 CT 表现为良性，而代谢活性增高，则怀疑为恶性肿瘤。FDG PET 显像假阳性包括感染性或肉芽肿性病变。此外，鳞状上皮样和类癌样的高分化腺癌可以无明显的 FDG 摄取，因此，$^{18}F-FDG$ 低摄取病变，应结合以前图像、随访图像或活检结果综合判断病变性质。如果结节内可见特征性爆米花样钙化，有助于诊断错构瘤，不需要进一步检查。

参考文献： Bury T, Dowlati A, Paulus P, et al. Evaluation of the solitary pulmonary nodule by positron emission tomography imaging. *Eur Respir J* 1996; 9(3):410 – 414.

Chang JM, Lee HJ, Goo JM, et al. False positive and false negative FDG-PET scans in various thoracic diseases. *Korean J Radiol* 2006; 7(1):57 – 69.

9　**答案 D**。肺通气/灌注显像显示多个肺段不匹配性肺灌注缺损，累及整个右肺下叶（第一幅图箭头所示）。由于有≥2 个（右肺下叶背段和 4 个基底段）较大（>75% 肺段）、节段性（楔形，延伸至胸膜）不匹配性灌注缺损，因此，诊断肺栓塞高度可能（85% ~ 90%）。但有时较大的灌注缺损累及邻近多肺段，可能会误诊；谨慎读片、结合肺通气显像有助于避免误诊。典型肺栓塞高度可能的肺通气/灌注显像如下面第二幅图所示，右肺和左肺多发、较大、楔形、节段性的肺通气/灌注不匹配。

修订 PIOPED Ⅱ标准*

高度可能	**≥2 个较大肺段的不匹配性、节段性灌注缺损**
极低度可能	非肺段性的灌注缺损
	条带征
	1 ~ 3 个小肺段的灌注缺损
	肺上部单发三重匹配异常（灌注、通气、X 线平片或 CT 均异常）
	灌注缺损范围小于相应 X 线异常范围
正常	灌注正常；无灌注缺损

* 如果灌注表现不属于以上分类，则诊断不明确，需要进一步检查。

参考文献： Mettler FA, Guiberteau MJ. *Essentials of nuclear medicine imaging*, 6th ed. Philadelphia, PA: Saunders, 2012:212 – 216.

Ziessman HA, O'Malley JP, Thrall JH. *Nuclear medicine: the requisites*, 4th ed. Philadelphia, PA: Saunders, 2014:216 – 219.

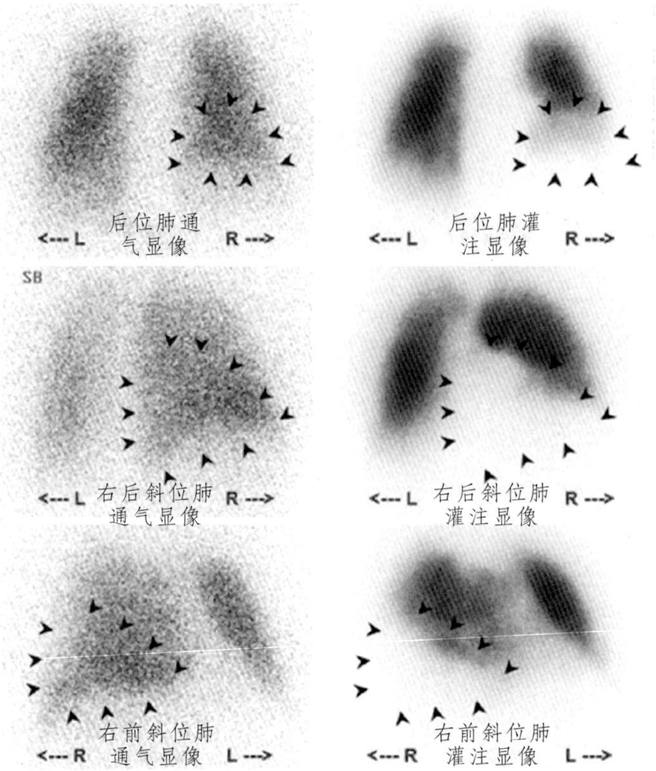
后位肺通气显像
<---L R--->
后位肺灌注显像
<---L R--->
SB
右后斜位肺通气显像
<---L R--->
右后斜位肺灌注显像
<---L R--->
右前斜位肺通气显像
<---R L--->
右前斜位肺灌注显像
<---R L--->

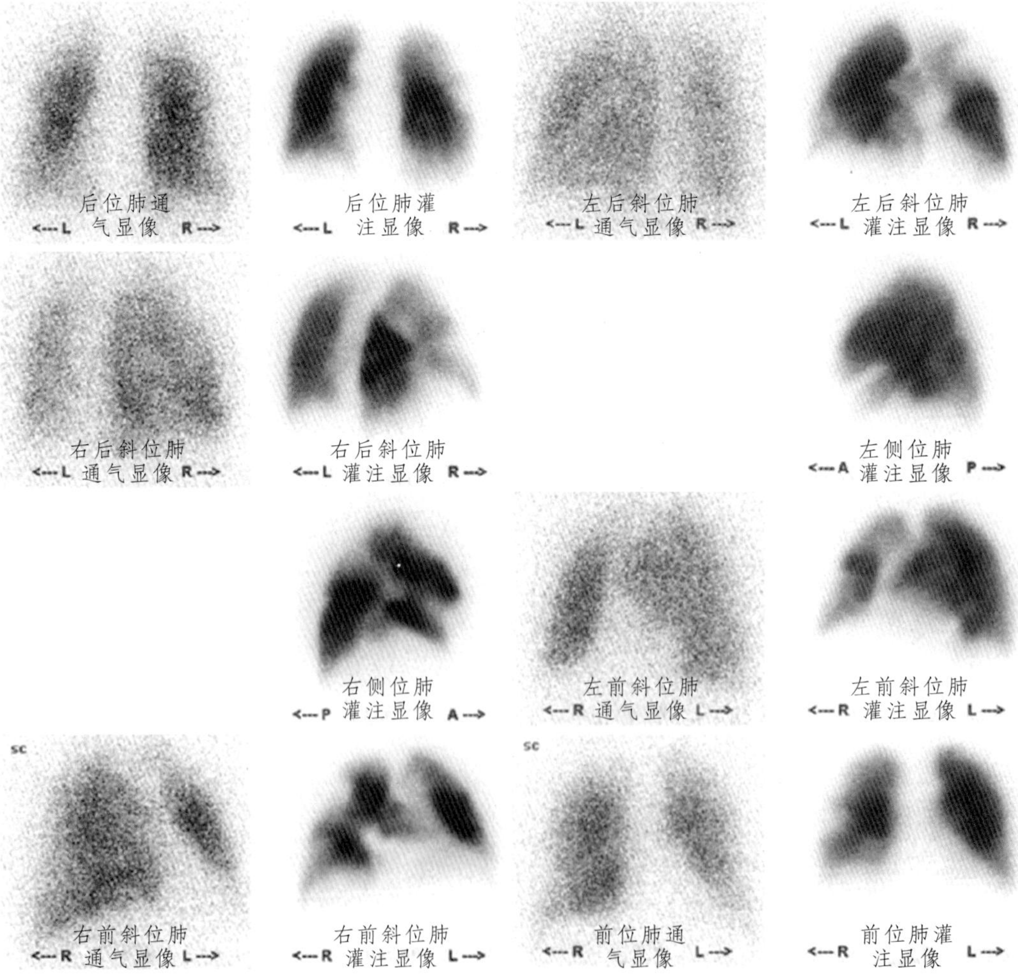
后位肺通气显像
<---L R--->
后位肺灌注显像
<---L R--->
左后斜位肺通气显像
<---L R--->
左后斜位肺灌注显像
<---L R--->
右后斜位肺通气显像
<---L R--->
右后斜位肺灌注显像
<---L R--->
左侧位肺灌注显像
<---A P--->
右侧位肺灌注显像
<---P A--->
左前斜位肺通气显像
<---R L--->
左前斜位肺灌注显像
<---R L--->
SC
右前斜位肺通气显像
<---R L--->
右前斜位肺灌注显像
<---R L--->
SC
前位肺通气显像
<---R L--->
前位肺灌注显像
<---R L--->

10 **答案 A。**通气/灌注显像提示右肺上叶较大、非节段性、匹配性灌注缺损。缺损周围有灌注（箭），为“条带征”，表示肺栓塞可能极低（<10%）。非节段性的灌注缺损不符合支气管解剖节段，通常不是楔形，可能由肺气肿/肺大泡（最常见）、肺不张、肿瘤、肺炎、出血或水肿等肺部异常引起。非节段性灌注缺损的肺外异常包括：肺门或纵隔正常变异或病理改变、横膈膜轮廓变异。根据修订 PIOPED Ⅱ 标准，极低的可能包括：非节段性灌注缺损、周围伴有“条带征”的灌注缺损、1~3 个小的节段性缺损、上肺或中肺区域的单个三重匹配性缺损（通气、灌注、放射检查三者匹配）、灌注缺损范围小于相应胸片异常。如果 V/Q 显像结果不能归类为肺栓塞高度可能、极低可能或者正常，即为诊断不明确，需要进一步检查。

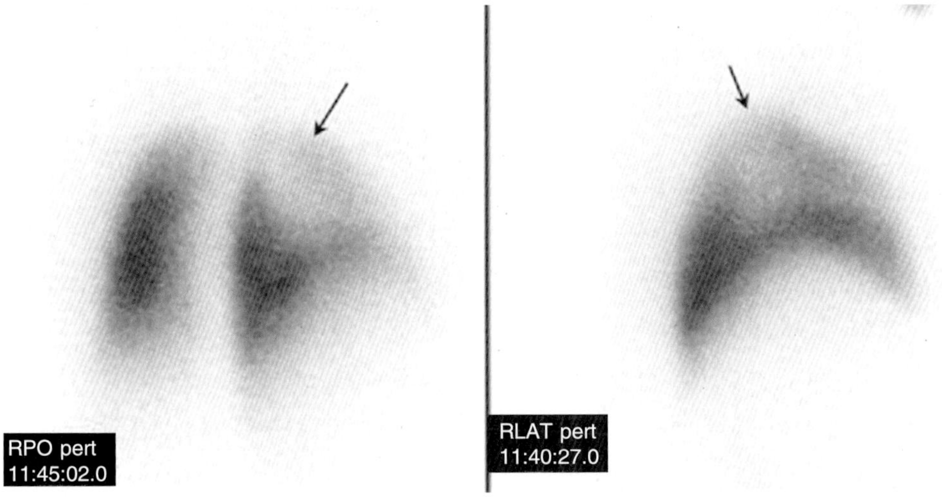

参考文献： Mettler FA, Guiberteau MJ. *Essentials of nuclear medicine imaging*, 6th ed. Philadelphia, PA: Saunders, 2012:217.

Ziessman HA, O'Malley JP, Thrall JH. *Nuclear medicine: the requisites*, 4th ed. Philadelphia, PA: Saunders, 2014:221-224.

11 **答案 D。**静脉注射 ^{111}In-标记白细胞显像的早期图像，可见弥漫生理性肺摄取，但注射显像剂 4h 后，肺活性应该降低至本底水平。肺持续摄取可继发于标记过程中白细胞受损。其他选项：肺炎、放射性肺炎和化疗均可导致肺内标记白细胞摄取增多，但不会出现于延迟显像上。良性胸腔积液显像应无明显异常。

参考文献： Love C, Opoku-Agyemang P, Tomas MB. Pulmonary activity on labeled leukocyte images: physiologic, pathologic, and imaging correlation. *Radiographics* 2002;22(6):1385-1393.

12 **答案 A。**通气/灌注显像提示右肺尖较大的匹配性灌注缺损，与胸片显示的团块样密度影（箭）对应，符合三重匹配的肺上叶灌注缺损。根据修订 PIOPED Ⅱ 标准，考虑为肺栓塞可能极低（<10%），此患者灌注缺损继发于右肺尖肺癌。另一方面，由于肺下叶肺栓塞发病率高，偏下部肺叶的三重匹配的灌注缺损则考虑为诊断不明确。此患者建议进一步检查除外肺栓塞，明确灌注缺损是否与肺恶性肿瘤有关。

参考文献： Mettler FA, Guiberteau MJ. *Essentials of nuclear medicine imaging*, 6th ed. Philadelphia, PA: Saunders, 2012:213.

Ziessman HA, O'Malley JP, Thrall JH. *Nuclear medicine: the requisites*, 4th ed. Philadelphia, PA: Saunders, 2014:217-223.

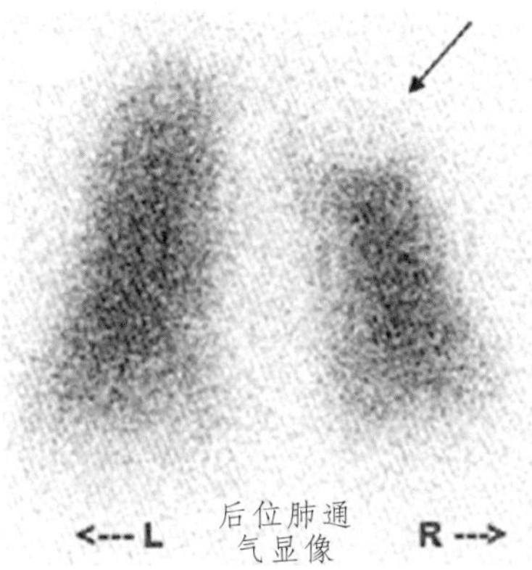

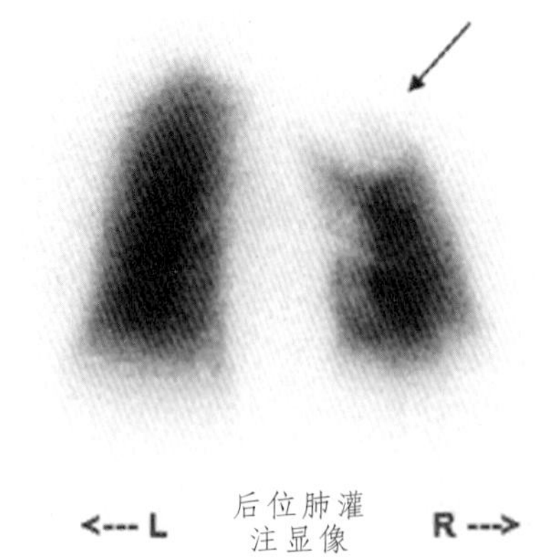

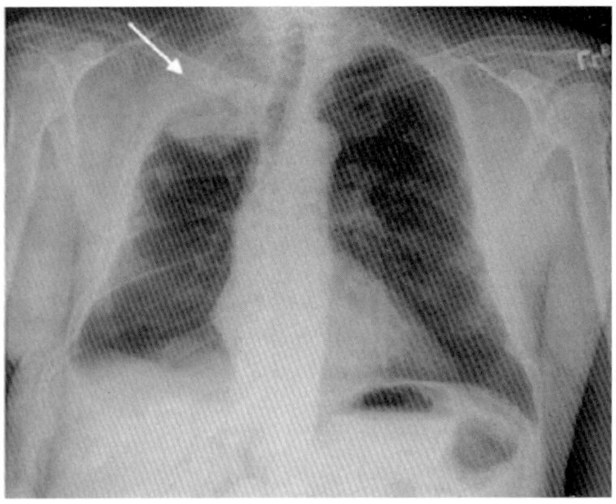

13 **答案 C**。灌注显像显示双肺多发、较大的节段性不匹配性灌注缺损,诊断肺栓塞高度可能。陈旧性肺栓塞不完全溶解是不匹配性灌注缺损的最常见原因之一,因此,诊断急性肺栓塞之前需要查看既往的 V/Q 显像结果。虽然 V/Q 显像结果的解释需要参照近期的胸部 X 线片(至少 48h 内,最好 24h 内),但此患者通气显像正常,这种情况胸部 X 线检查不会改变诊断。随后患者提供的既往 V/Q 显像结果与这次相比无明显变化,故急性肺栓塞可能性极小。应该密切关注患者新出现的不匹配性缺损,提示可能有新发肺栓塞。肺栓塞严重患者以及老年患者 PE 治疗后很难恢复正常,肺灌注显像比 CTPA 更适合此类患者的随访。持续 3 个月的灌注缺损恢复的可能性较小,因此,肺栓塞患者应在患病 3 个月时进行 V/Q 显像,并作为随访参考。

参考文献:Mettler FA, Guiberteau MJ. *Essentials of nuclear medicine imaging*, 6th ed. Philadelphia, PA: Saunders, 2012:221 – 223.

Ziessman HA, O'Malley JP, Thrall JH. *Nuclear medicine: the requisites*, 4th ed. Philadelphia, PA: Saunders, 2014:216 – 217.

14 **答案 A**。右肺可见线样通气/灌注匹配性缺损,沿叶间裂走行,这种征象称为"裂隙征",常见于胸腔积液。下图该患者的 X 线片示右侧肋膈角变钝,右侧叶间裂存在积液,灌注缺损为非节段性,根据修订 PIOPED Ⅱ标准,归类为肺栓塞可能极低。

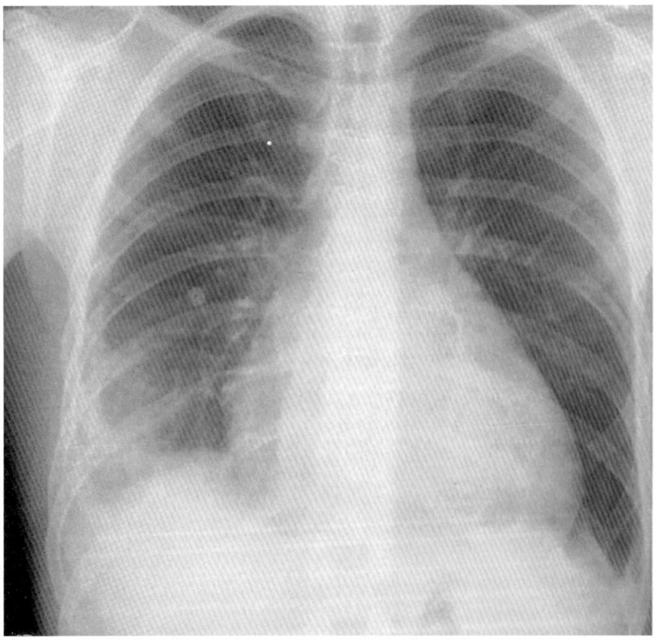

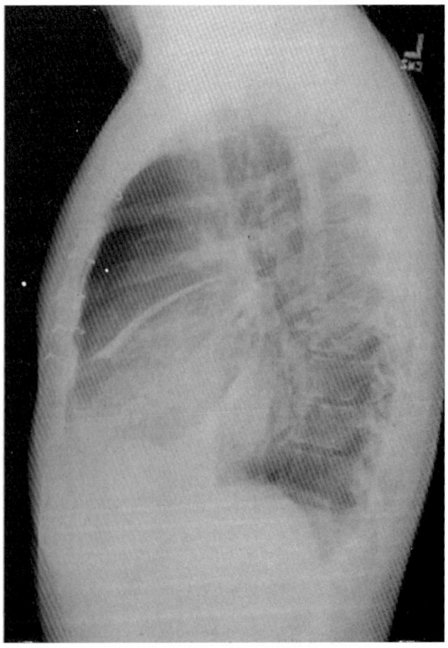

参考文献： Mettler FA, Guiberteau MJ. *Essentials of nuclear medicine imaging*, 6th ed. Philadelphia, PA: Saunders, 2012:212 – 219.

Ziessman HA, O'Malley JP, Thrall JH. *Nuclear medicine: the requisites*, 4th ed. Philadelphia, PA: Saunders, 2014:212, 215 – 217, 221 – 222.

15 **答案 B**。全身骨显像显示双肺弥漫性摄取，可见于肺泡微石症，是一种罕见的病因不明疾病，特点是肺泡腔出现钙化结石和肺泡内微结石形成/沉积。肾衰竭和高钙血症引起的弥漫性肺转移性钙化，骨扫描也表现为类似的弥漫性肺摄取。其他选项：恶性胸腔积液常表现为单侧胸部轻度至中度活性增加，后位像最明显；放射性肺纤维化表现为局部活性增加；骨肉瘤肺转移表现为局灶性活性增加。

参考文献： Rosenthal DI, Chandler HL, Azizi F, et al. Uptake of bone imaging agents by diffuse pulmonary metastatic calcification. *AJR Am J Roentgenol* 1977; 129(5):871 – 874.

Shah TC, Talwar A, Shah RD, et al. Pulmonary alveolar microlithiasis: radiographic and scintigraphic correlation. *Clin Nucl Med* 2007;32(3): 249 – 251.

16 **答案 C**。肺灌注显像显示整个左肺灌注缺损，右肺灌注正常均匀，未见节段性灌注缺损。通气显像显示左肺上部斑片状非节段性缺损；灌注和通气存在明显不匹配。胸片可见左肺发育不全，左肺血管缺如。这是一个继发于先天性左肺动脉主干缺如的肺动脉闭锁病例，表现为肺动脉瓣闭锁伴肺动脉发育不良。胸部 X 线检查病变侧肺容量通常受损，可见起源于支气管动脉侧支循环的网状血管，沿肋骨切迹肋间动脉突出部分走行。

表现为单侧肺灌注缺损或减少的疾病可以用 SAFE POEM（疾病首字母缩略词）记忆：Swyer – James 综合征（**S**wyer – James syndrome）、肺发育不全（pulmonary **A**genesis/hypoplasia）、纵隔纤维化（mediastinal **F**ibrosis）、胸腔积液（pleural **E**ffusion）、肺切除术（**P**neumonectomy）、肿瘤引起的阻塞（**O**bstruction by tumor）、肺栓塞（pulmonary **E**mbolus）和黏液栓塞（**M**ucous plug）。其中，Swyer – James 综合征和黏液栓塞均表现为受累肺的通气/灌注匹配性缺损。大量胸腔积液患者仰卧位时出现分层现象，因此，后位投影上的灌注异常更明显。胸片可以清楚显示胸腔积液和肺部切除；胸片也可以显示压迫血管的肺部大肿瘤。肺栓塞引起的一侧肺全部灌注缺损，通常伴有对侧肺节段性不匹配性灌注缺损。

参考文献： Mettler FA, Guiberteau MJ. *Essentials of nuclear medicine imaging*, 6th ed. Philadelphia, PA: Saunders, 2012:211, 222 – 233.

Ziessman HA, O'Malley JP, Thrall JH. *Nuclear medicine: the requisites*, 4th ed. Philadelphia, PA: Saunders, 2014:214.

17 **答案 D**。灌注显像显示右肺几乎无血流灌注，左肺有多发较大的节段性不匹配性灌注缺损（箭头）；通气显像结果正常，考虑肺栓塞高度可能。虽然肺栓塞通常不会引起双肺的不匹配性灌注缺损，但该患者左肺不匹配性灌注缺损考虑肺栓塞高度可能。下图患者 CTPA 显示右肺动脉内鞍状栓塞，右肺动脉近乎闭塞，左肺动脉可见小栓塞。

参考文献： Mettler FA, Guiberteau MJ. *Essentials of nuclear medicine imaging*, 6th ed. Philadelphia, PA: Saunders, 2012:211, 222 – 233.

Ziessman HA, O'Malley JP, Thrall JH. *Nuclear medicine: the requisites*, 4th ed. Philadelphia, PA: Saunders, 2014:214.

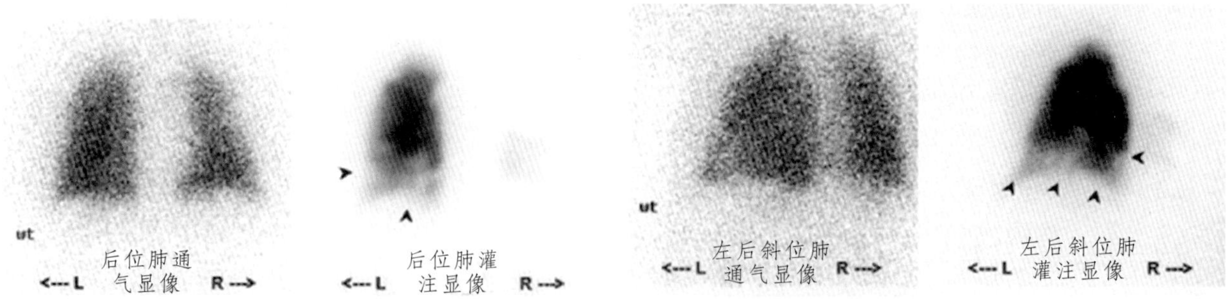

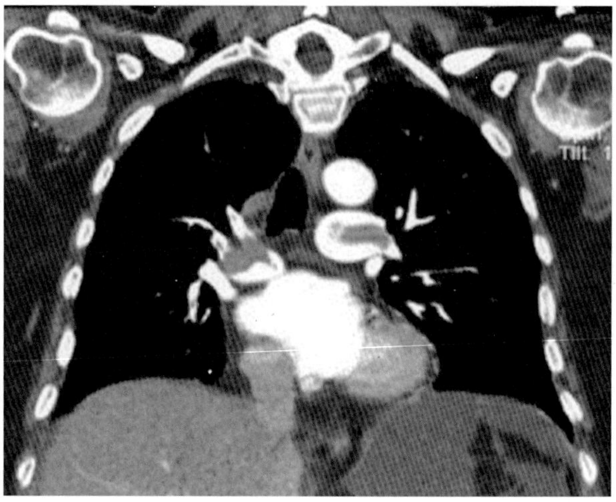

18 **答案 D**。本例是^{67}Ga 炎症显像,前位和后位平面图像可见肝脏、脾脏及肠道的生理性摄取,双侧肺门及右侧纵隔示踪剂分布形态称为"λ 征"(箭头);虽然泪腺及唾液腺也可见生理性摄取,但此例摄取更高,泪腺及唾液腺的高摄取称为"熊猫征";患者显像时头部轻度左偏,故左侧腮腺未见显示;上述征象通常与结节病相关。纵隔及肺门淋巴结病变需要与淋巴瘤及结核感染鉴别,特别是免疫功能低下的患者应仔细判断;淋巴瘤多有较大纵隔肿块或者结外受累;此患者胸部异常并不位于肺内,因此,可以排除肺脓肿。

^{67}Ga 的半衰期是 3.2 天,主要的 γ 光子为 93keV(40%)、184keV(24%)、296keV(22%)及 388keV(7%)。^{67}Ga 进入人体后 24h 内主要由肾排泄,之后主要经肠黏膜排泄。肝脏的生理性摄取最多,脾脏、唾液腺、泪腺、中轴骨的摄取次之,因此,24h 显像肾脏集合系统可见生理性摄取,之后肠道内可见生理性分布。^{18}F - FDG PET 出现之前,临床常规应用^{67}Ga 扫描评估淋巴瘤等恶性疾病的治疗效果。

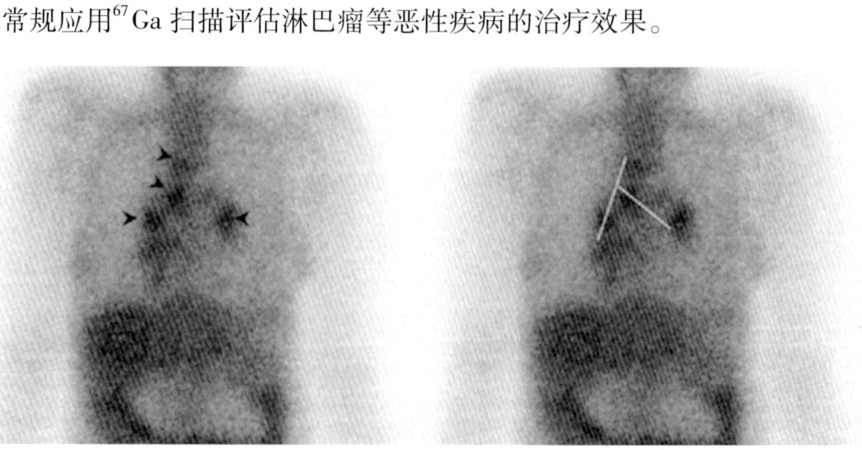

参考文献： Beaumont D, Herry JY, et al. (67)Gallium in the evaluation of sarcoidosis: correlations with serum angiotensin-converting enzyme and bronchoalveolar lavage. *Thorax* 1982; 37(1):11 – 18.

Mettler FA, Guiberteau MJ. *Essentials of nuclear medicine imaging*, 6th ed. Philadelphia, PA: Saunders, 2012:346, 348, 406 – 408.

19　**答案 B**。HIV 患者出现^{67}Ga 弥漫性肺摄取，通常见于肺孢子虫肺炎，曾称为卡氏肺孢子虫肺炎（PCP）。^{67}Ga 扫描诊断 PCP 的敏感性及阴性预测值均 >90%。PCP 患者^{67}Ga 扫描异常早于胸部 X 线检查数天至数周不等，有利于早期诊断和治疗。卡西波肉瘤肺部^{67}Ga 摄取不增高，而^{201}Tl 呈高摄取。由于^{67}Ga 是非特异性感染/炎症显像剂，所以放射性肺炎、鸟－胞内分枝杆菌感染及药物导致的肺部毒性反应均表现为^{67}Ga 摄取增高。注意，图像显示泪腺摄取明显增高，可见于 AIDS 患者。

参考文献： Habibian MR. *Nuclear medicine imaging: a teaching file*, 2nd ed. Philadelphia, PA: Lippincott Williams & Wilkins, 2009:85 – 86.

Ziessman HA, O'Malley JP, Thrall JH. *Nuclear medicine: the requisites*, 4th ed. Philadelphia, PA: Saunders, 2014:345.

20　**答案 D**。CT 轴位图像、FDG PET/CT 融合图像及 MIP 图像显示，左上肺前内侧一个较大的 FDG 摄取不高的非钙化肺结节。虽然错构瘤等良性肿瘤可有此表现，但一些分化较好的腺癌、原位腺癌、类癌及低度恶性的淋巴瘤也可表现为 FDG 假阴性。因此，FDG 摄取不高并不能确定为良性病变。对于肺结节进行性增大的患者，最恰当的处理是影像引导下结节穿刺活检。如果该图像是初次检查结果或无法与前期图像进行比较，那么短期 CT 随访最适合。对于直径 <1cm 的病变，由于 FDG PET 分辨率低，可能出现假阴性结果，此时应选择胸部 CT 随访。

参考文献： Chang JM, Lee HJ, Goo JM, et al. False positive and false negative FDG-PET scans in various thoracic diseases. *Korean J Radiol* 2006;7(1):57 – 69.

Ziessman HA, O'Malley JP, Thrall JH. *Nuclear medicine: the requisites*, 4th ed. Philadelphia, PA: Saunders, 2014:248.

21　**答案 D**。前位和后位全身图像显示口腔及肠道的生理性摄取、双侧颈部中度至高度摄取的小病灶、弥漫性肺部摄取、右上腹肝脏的生理性摄取，提示为放射性碘扫描图像，弥漫性肺部摄取为甲状腺肿瘤的肺内弥漫性转移所致。高危的高分化型甲状腺癌患者放射性碘治疗后，应定期检测甲状腺球蛋白水平和（或）^{123}I 或^{131}I 全身碘扫描随访，血清甲状腺球蛋白水平升高是疾病复发的早期征象之一。

参考文献： Mettler FA, Guiberteau MJ. *Essentials of nuclear medicine imaging*, 6th ed. Philadelphia, PA: Saunders, 2012:175 – 178.

22　**答案 A**。术前肺功能检查和肺灌注扫描有助于筛选肺叶切除术后发生呼吸衰竭风险增高的患者，对 FEV1 <2L 拟行一侧全肺切除术或 FEV1 <1.5L 拟行肺叶切除术的患者尤为重要。术后残余肺功能 FEV1 >1L 的患者死亡率低，且生活质量较好。^{99m}Tc 肺灌注显像定量分析可以准确预测一侧全肺切除术或肺叶切除术导致的肺功能丧失，加做肺通气扫描并不能增加诊断的准确性。因此，肺通气扫描并不是必需检查。术后计算残余肺功能采用的公式为：术后残余功能 = 术前 FEV1 × 剩余肺的百分比（灌注显像结果）。

如果考虑行一侧全肺切除术，通常计算前位和后位图像右肺和左肺感兴趣区的几何平均值,从而估算双肺的功能差异。如果考虑进行肺叶切除术,后斜位图可以更好地显示上下肺叶,并可以替代计算某特定肺叶的灌注百分比。如果预测术后残余肺功能 FEV1 <1L,患者则不适合进行全肺切除术,除非更进一步的术前检查显示该患者适合行全肺切除术,如单侧肺动脉球囊阻塞的测量结果。本例患者预测术后左肺的 FEV1 为:2L×0.635=1.27L,因此,可以进行右全肺切除手术。

参考文献: Wernly JA, DeMeester TR, Kirchner PT, et al. Clinical value of quantitative ventilation perfusion lung scans in the surgical management of bronchogenic carcinoma. *J Thorac Cardiovasc Surg* 1980; 80(4):535-543

Ziessman HA, O'Malley JP, Thrall JH. *Nuclear medicine: the requisites*, 4th ed. Philadelphia, PA: Saunders, 2014:224-225.

(冯怡博 武姣妍 高伟 席笑迎 陈碧希 译 杨敏福 卢洁 校)

第 8 章　消化系统

问题

1　核医学检查评估胃轻瘫常用的放射性示踪剂是：

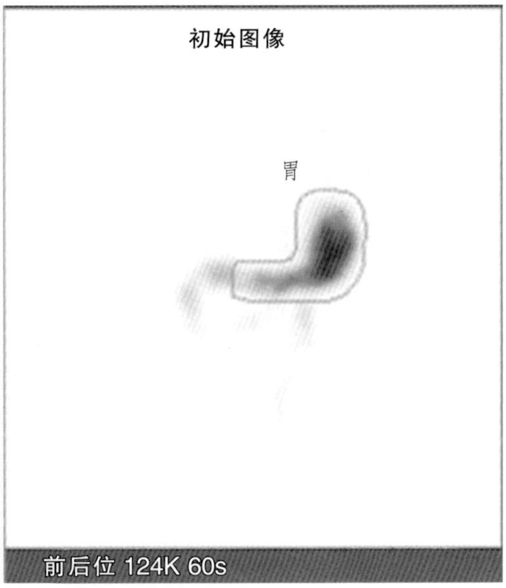

A. ^{99m}Tc－高锝酸盐

B. ^{99m}Tc－硫胶体

C. ^{99m}Tc－甲溴苯宁

D. ^{99m}Tc－DMSA

2　胃排空扫描前 48～72h 应停用哪种药物？

A. 拉贝洛尔

B. 昂丹司琼

C. 吗啡

D. 口服降糖药

3　胃排空检查中，时间－放射性曲线首选哪类计数？

A. 前位　　B. 后位

C. 几何平均值　　D. 左前斜位

4　下列曲线最可能反映正常胃液体排空的是：

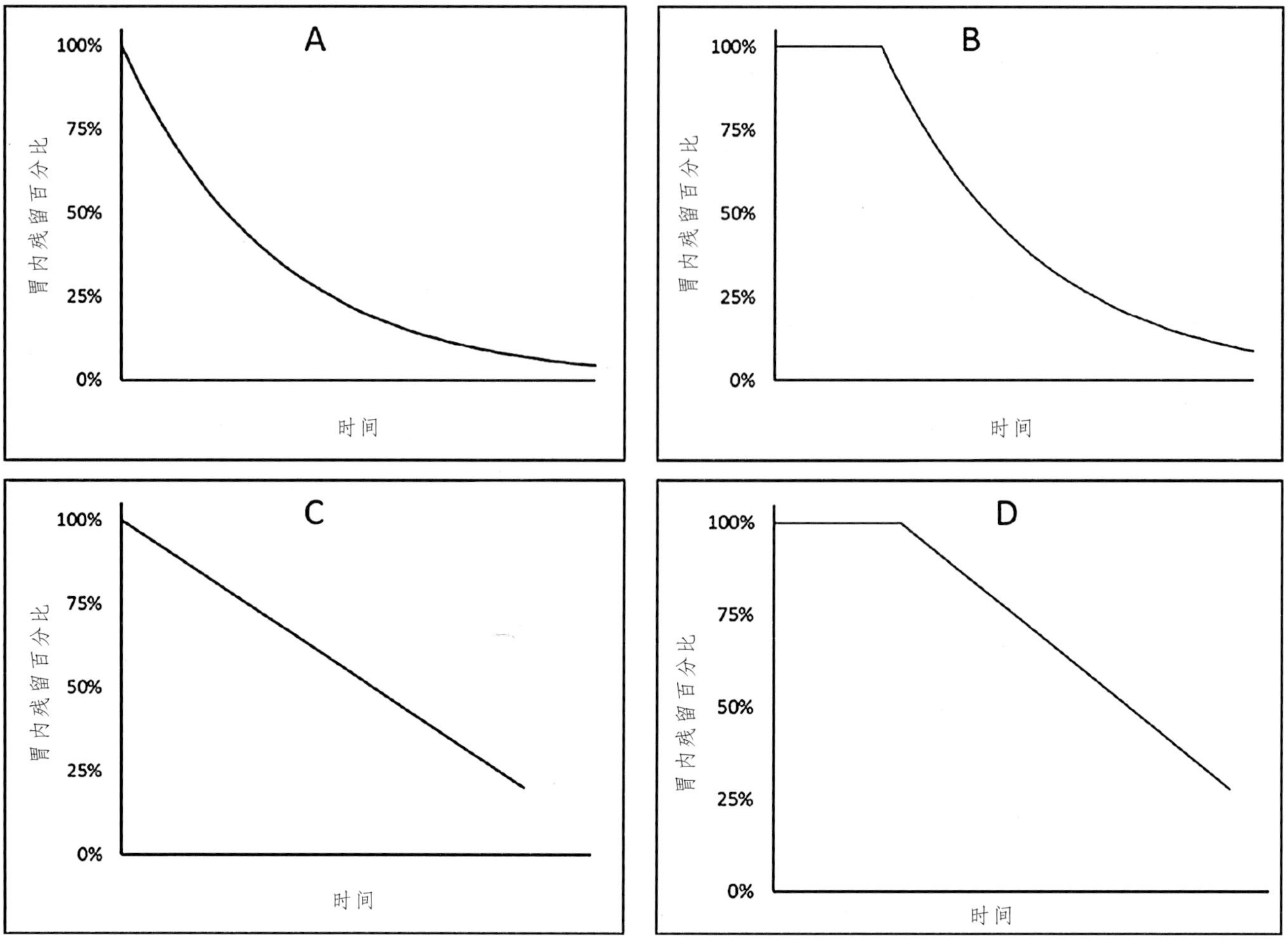

5 ^{99m}Tc－硫胶体浓聚在肝脏何处?

A. 肝细胞　　B. 肝窦

C. 库普弗细胞　　D. 末梢小动脉

E. 胆小管

6 下图最可能的诊断是:

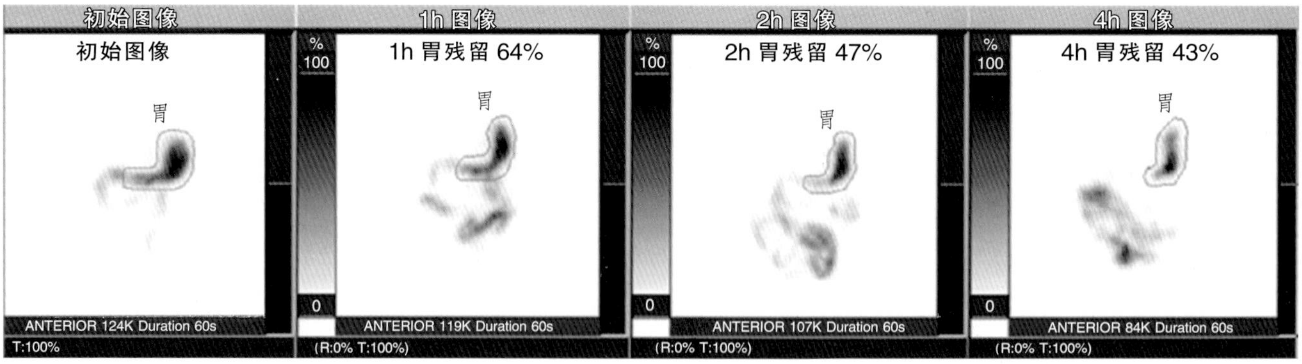

A. 正常胃排空　　B. 胃轻瘫

C. 胃动力过强　　D. 胃食管反流

7 标记红细胞扫描时,^{99m}Tc 与红细胞的结合部位是:

A. 血红蛋白 α 链　　B. 血红蛋白 β 链

C. 血红蛋白 γ 链　　D. 血红蛋白 δ 链

8　患者急性消化道出血,依据下图,出血源最可能为哪个大血管分支?

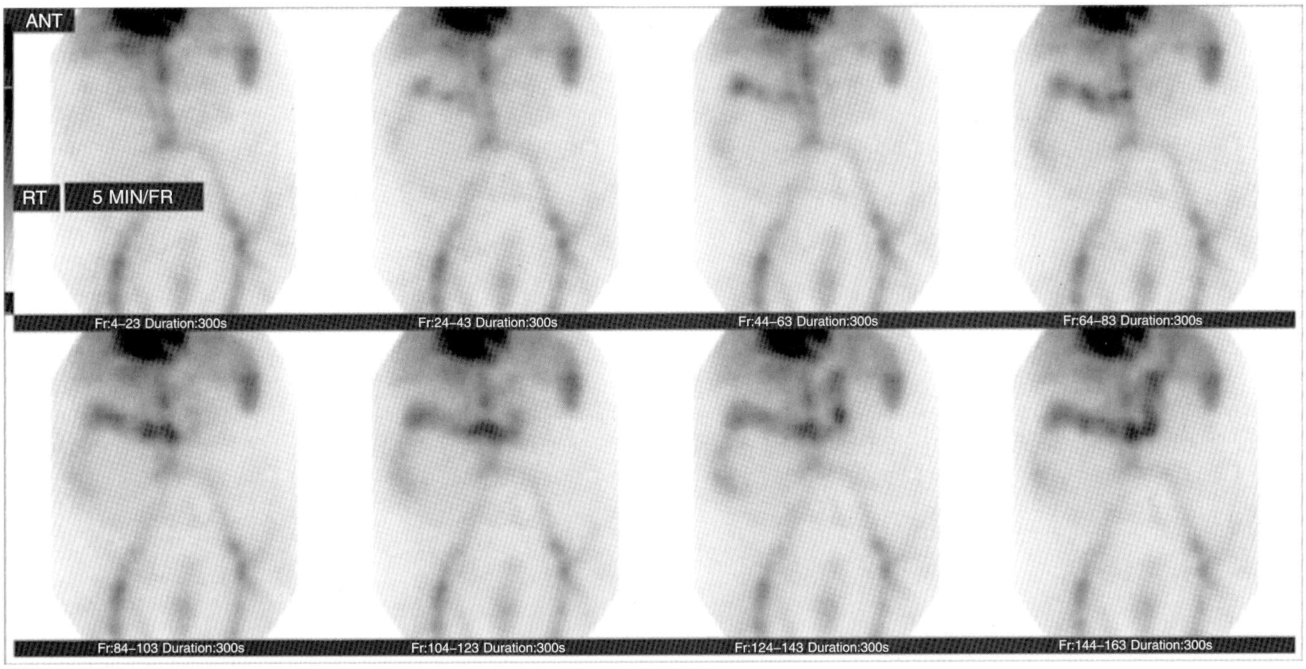

A. 腹腔干　　B. 胃十二指肠动脉

C. 肠系膜上动脉(SMA)　　D. 肠系膜下动脉(IMA)

9　为评估消化道出血情况，患者行^{99m}Tc 标记红细胞显像，最可能的诊断是:

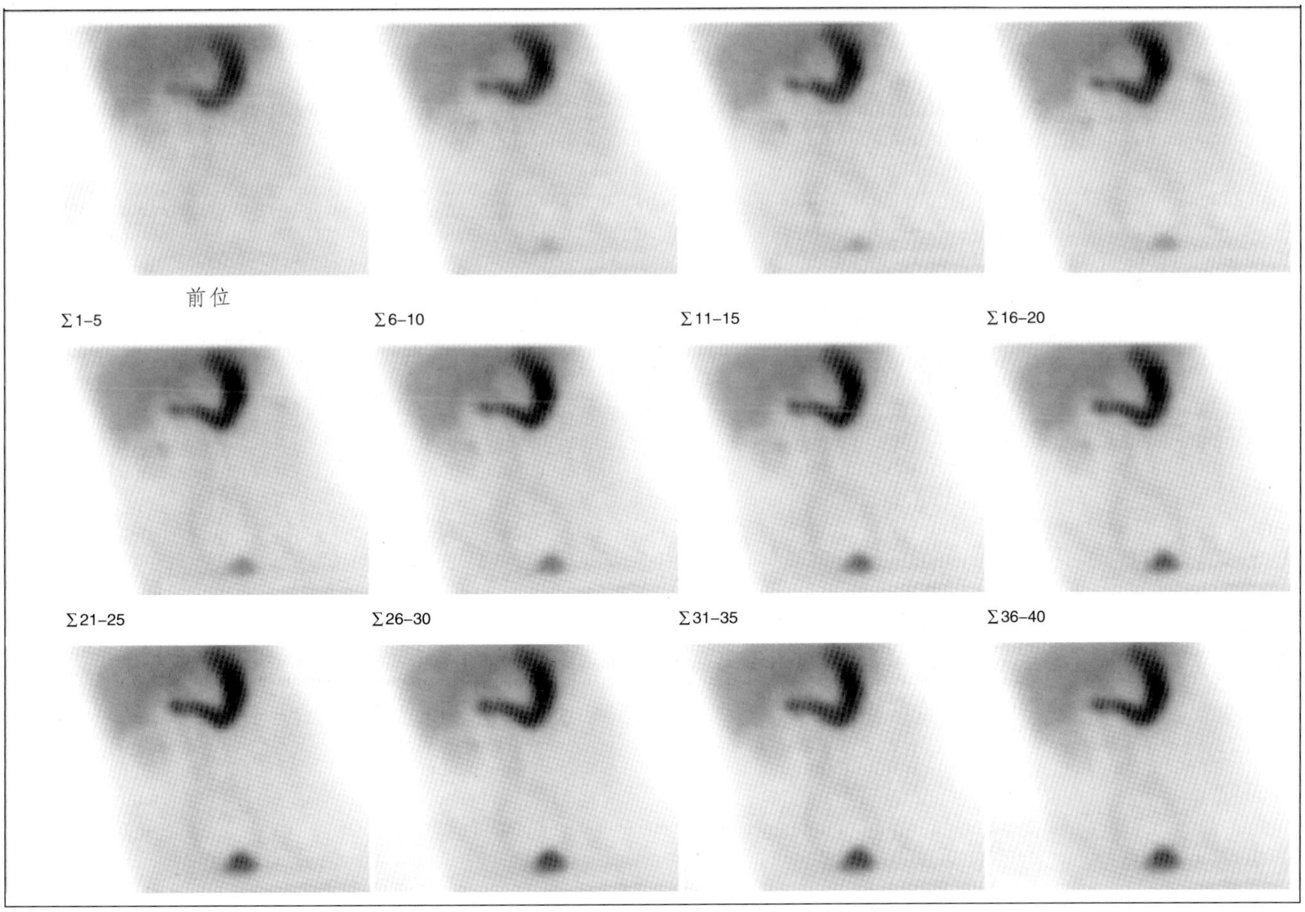

A. 胃溃疡出血

B. 重型胃炎

C. 胃肠反流

D. 高锝酸盐脱标

E. 主动脉肠道瘘

10 ^{99m}Tc 标记红细胞显像发现消化道出血的最低速率为:

A. 0.01 ~0.04mL/min

B. 0.1 ~0.4mL/min

C. 1 ~4mL/min

D. 10 ~14mL/min

11 如果患者不能行^{99m}Tc 标记红细胞显像,评估消化道出血的其他示踪剂为:

A. ^{99m}Tc – 硫胶体

B. ^{111}In – DTPA

C. ^{123}I – MIBG

D. ^{99m}Tc – DMSA

12 下图所示为肝脾扫描图像,通常静脉注射^{99m}Tc – 硫胶体后多少分钟开始采集图像?

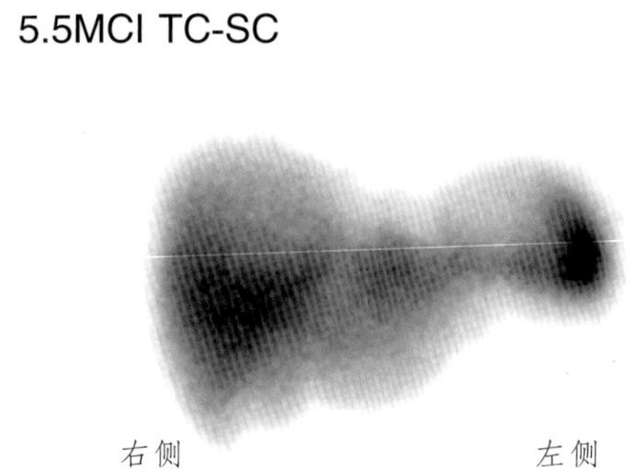

前位

A. 10min

B. 20min

C. 40min

D. 60min

13 患者女,62 岁,10 年前因特发性血小板减少性紫癜(ITP)行脾切除术,下图最可能的诊断是:

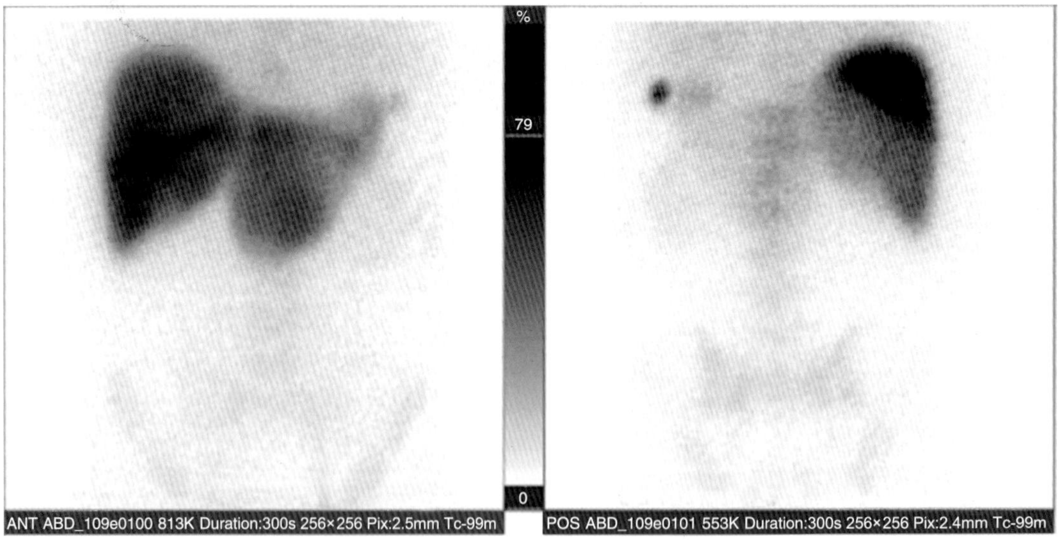

前位(注射显像剂后 30min)　　后位(注射显像剂后 30min)

A. 肝局灶性结节性增生

B. 副脾

C. 胆总管梗阻

D. 急性胆囊炎

E. 腹腔脓肿

F. 淋巴瘤

14 患者行脾切除术后，拟评估残脾组织，下列何种情况热变性红细胞显像优于 ^{99m}Tc－硫胶体显像？

A. 残脾邻近肝脏　　B. 残脾位于胸腔内

C. 残脾邻近膀胱　　D. 残脾位于脾门

E. 残脾位于肠系膜内

15 患者肝左叶外侧段肿块，以下为增强 CT 动脉期图像及核素前位和后位平面图像，最可能的诊断是：

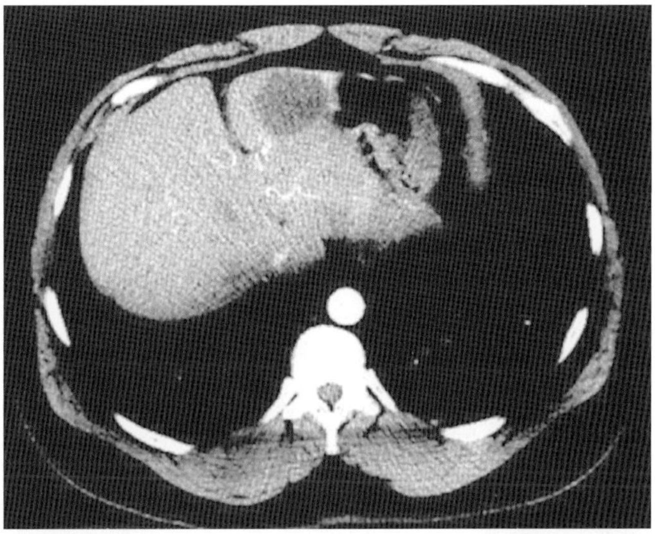

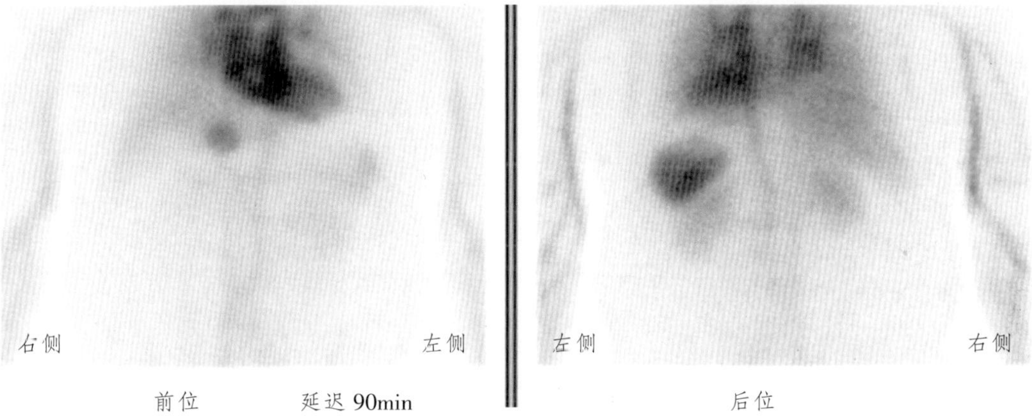

A. 肝局灶性结节性增生　　B. 肝细胞癌

C. 海绵状血管瘤　　D. 孤立性转移瘤

E. 肝腺瘤　　F. 肝脓肿

16 ^{99m}Tc 标记红细胞显像血管瘤假阴性的最常见原因是：

A. 弹丸注射欠佳　　B. 病变位于外周

C. 病变邻近中线　　D. 病变太小

17 患者 CT 扫描显示肝左叶内侧段肿块，下图为 SPECT 轴位、矢状位和冠状位图像，最可能的诊断是：

A. 肝腺瘤　　B. 孤立性转移瘤

C. 海绵状血管瘤　　D. 肝细胞癌

E. 肝局灶性结节性增生

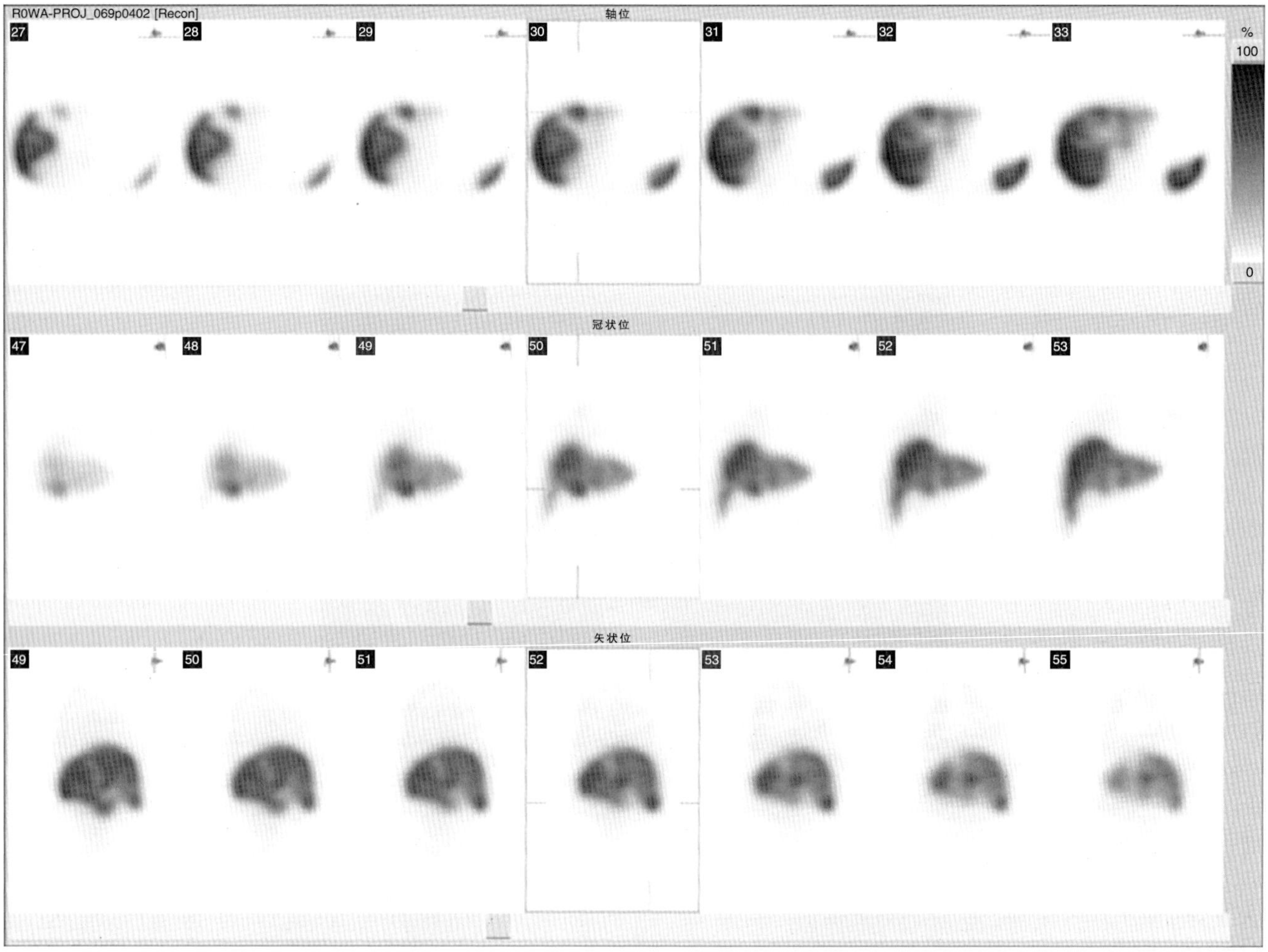

18 以下为患者腹腔内注射^{99m}Tc－硫胶体的扫描图像，最可能的诊断是：

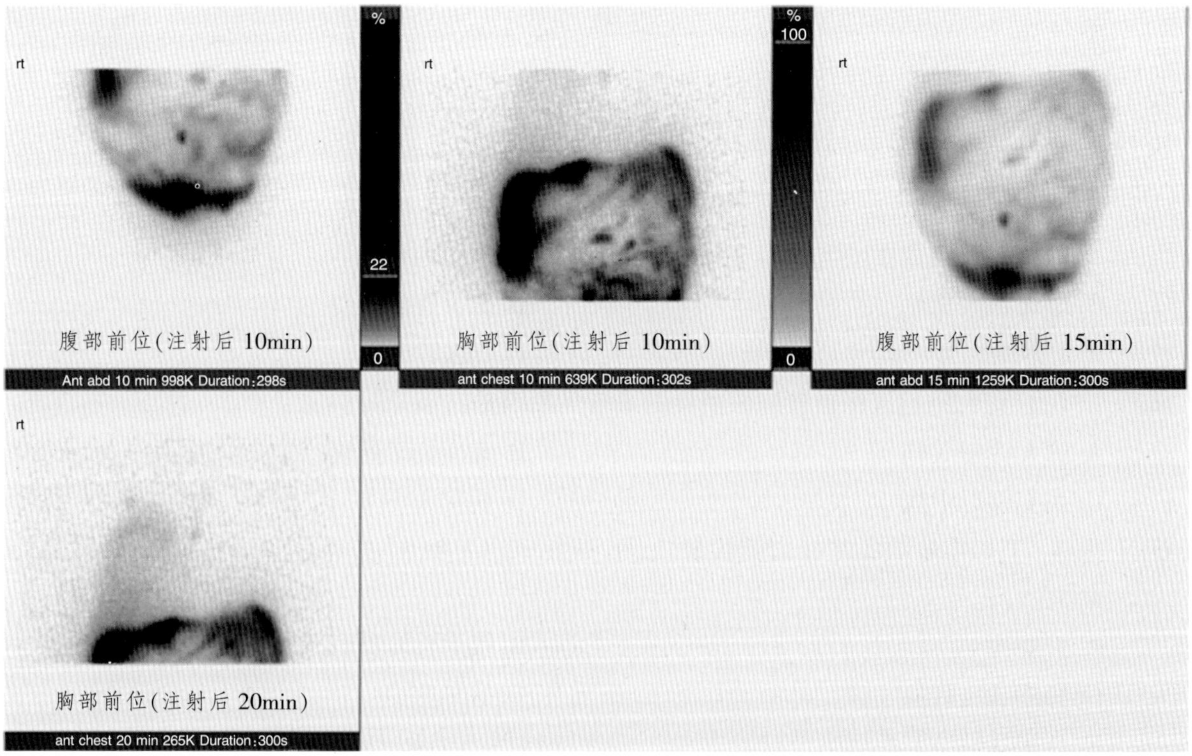

A. 胆漏　B. 恶性胸腔积液

C. 恶性腹水　D. LeVeen 腹腔静脉分流异常

E. 肝性胸腔积液　F. 脑室腹腔分流

19 ^{99m}Tc－甲溴菲宁和地索苯宁的主要摄取器官是：

A. 胆囊　B. 大肠

C. 小肠　D. 肝脏

20 患者行肝胆显像，下列何种情况需要先给予辛卡利特(Sincalide)？

A. 全胃肠外营养　B. 禁食 <24h

C. 禁食 <2h　D. 胆道闭锁

E. 淤胆性黄疸

21 患者女，26 岁，急性腹痛，下图为 HIDA 扫描结果，高度怀疑何种疾病？

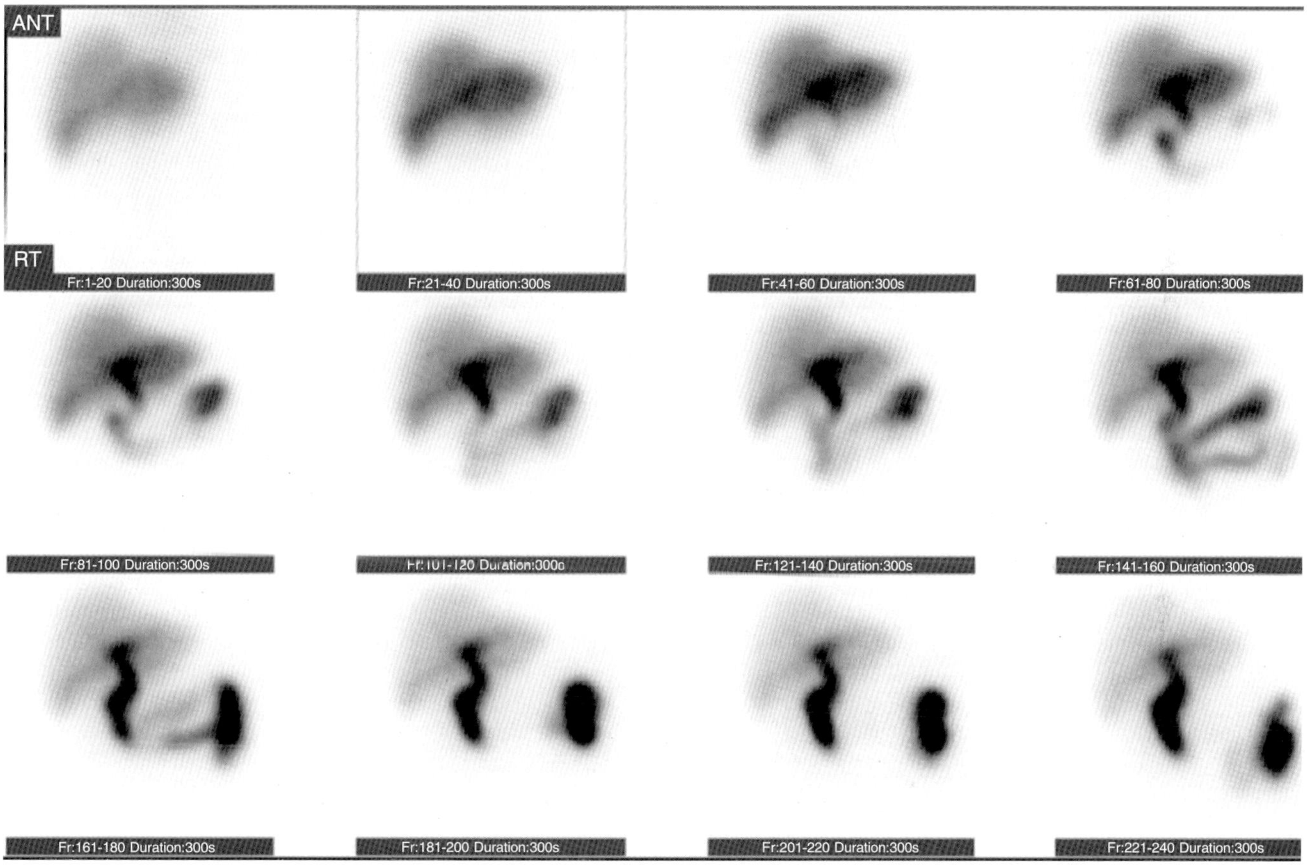

A. 部分胆总管梗阻　B. 慢性胆囊炎

C. 急性胆囊炎　D. 胰腺炎

E. 胆漏

22 为保证健康受试者胆囊排泄分数变异最小，最新前瞻性随机试验推荐辛卡利特的注射速度为：

A. 0.02μg/kg，15min 完成　B. 0.02μg/kg，30min 完成

C. 0.02μg/kg，60min 完成　D. 0.02μg/kg，90min 完成

23 除了胆囊功能障碍，哪种情况也会延缓胆－肠胆汁排泄？

A. 高血压　B. 急性胆囊炎

C. 阿片类药物　D. 甲状腺功能减退

24a 患者女,52 岁,肝酶升高,超声显示胆囊壁增厚伴泥沙样沉积。根据下图,最适合的处理措施是:

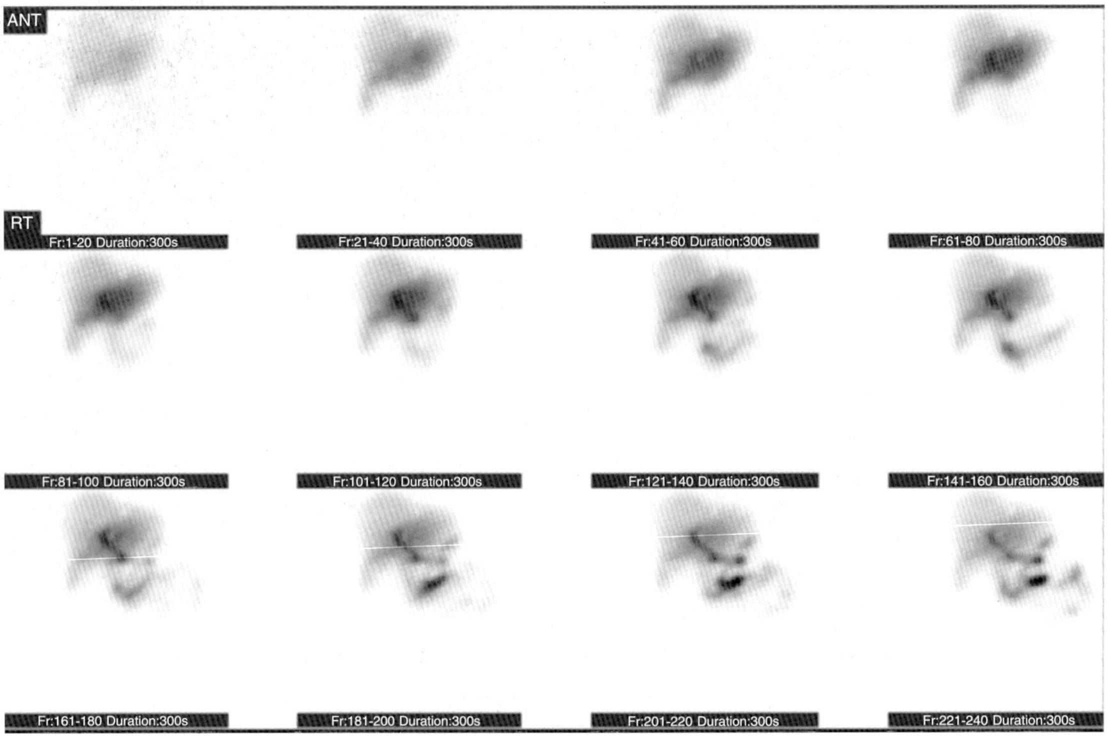

A. 24h 延迟显像　　B. 腹部 CT 增强扫描

C. 注射吗啡　　D. 补充注射显像剂继续检查

E. 注射苯巴比妥

24b 患者（同前）注射吗啡后图像如下，诊断为:

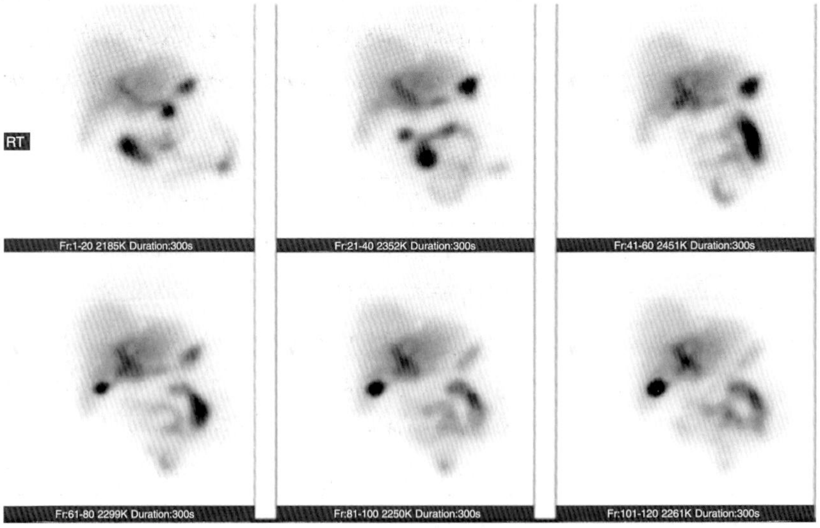

A. 胆漏　　B. 局灶性结节性增生

C. 急性胆囊炎　　D. 慢性胆囊炎

25 患者女,54 岁,主诉右上腹痛,既往有酗酒史,行肝胆显像(HIDA 扫描),最可能的诊断是:

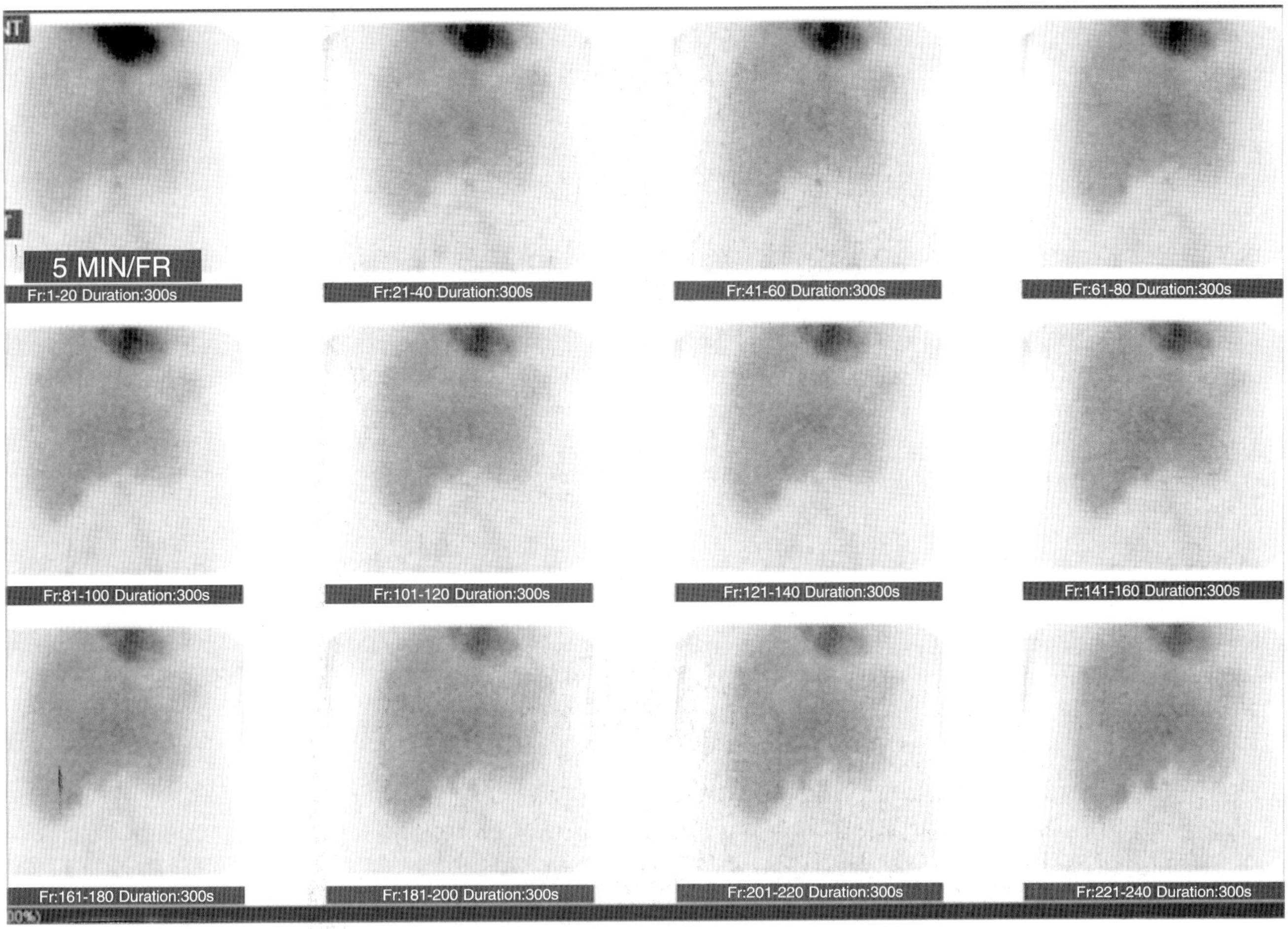

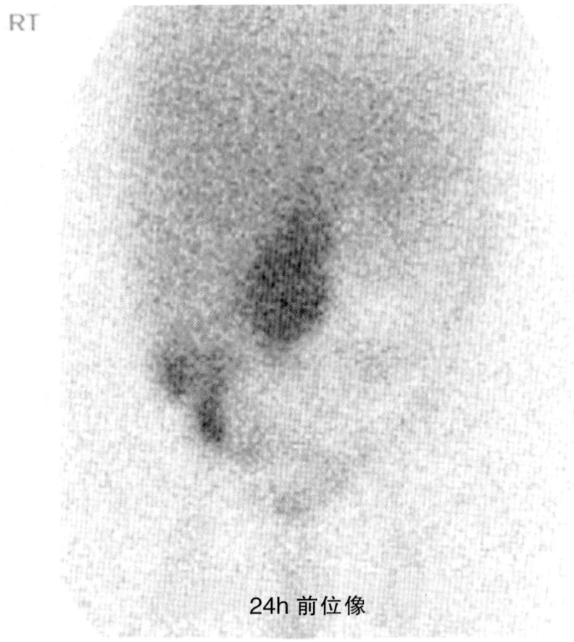

A. 胆总管梗阻　　B. 肝细胞癌

C. 胆囊炎　　D. 胰腺炎

E. 肝炎　　F. 肝硬化

26 患者近期曾行肝移植术，最可能的诊断是：

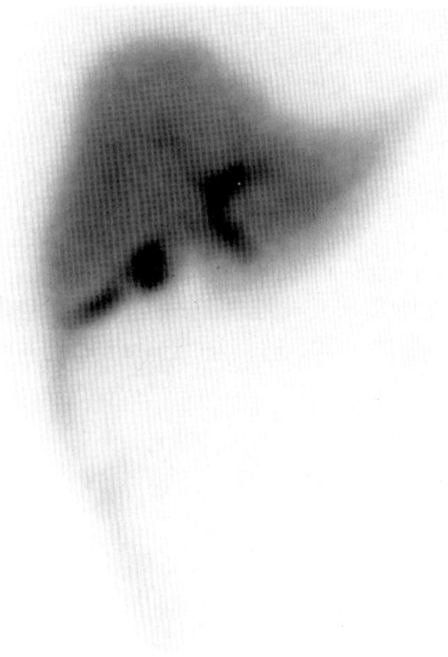

A. 胆道梗阻
B. 恶性腹水
C. 正常
D. 胆漏
E. 肝性胸腔积液
F. 胆十二指肠瘘

答案与解析

1　**答案 B**。胃轻瘫检查药物准备：^{99m}Tc－硫胶体约 1mCi 加入 4 盎司（约 118mL）蛋清或全蛋，烹熟后佐以 2 片面包、30g 草莓酱和 120mL 水服用。^{99m}Tc－硫胶体与蛋白中的卵清蛋白结合，在胃内不会解离为液体，能够精确评估胃的固体排空功能。如果患者对鸡蛋过敏，可以改用燕麦片。若想同时评估胃固体和液体排空功能，可进行双核素检查：^{111}In－DTPA 标记液体、^{99m}Tc－硫胶体标记固体。其他选项：^{99m}Tc－甲溴苯宁用于肝胆显像；^{99m}Tc－高锝酸盐用于婴儿唾液吸入显像、甲状腺显像或 Meckel 憩室异位胃黏膜显像；^{99m}Tc－二巯基丁二酸（DMSA）用于肾皮质显像。

参考文献：Abell TL, Camilleri M, Donohoe K, et al. Consensus recommendations for gastric emptying scintigraphy: a joint report of the American Neurogastroenterology and Motility Society and the Society of Nuclear Medicine. *Am J Gastroenterol* 2008; 103(3):753－763.

Ziessman HA, O'Malley JP, Thrall JH. *Nuclear medicine: the requisites*, 4th ed. Philadelphia, PA: Saunders, 2014:294－305.

2　**答案 C**。阿片镇痛药（如吗啡、可待因、哌替啶和羟考酮）、钙通道阻滞剂、抑酸药和抗胆碱能药物可延迟胃排空（GE），因此，检查前必须在要求时间内停药，否则可能导致假阳性结果。促胃动力药物如多潘立酮，可导致胃轻瘫患者的 GE 结果呈假阴性，因此需要检查前停药。5－羟色胺受体（5－HT－3）拮抗剂如昂丹司琼，对胃排空无作用，检查前可以服用，能够缓解恶心和呕吐。胰岛素依赖性糖尿病患者的检查应安排在上午一早开始，胰岛素剂量应较平时减半，随后进食放射性标记食物。口服降糖药患者进餐（放射性标记食物）前，按平时剂量服用降糖药物即可。高血糖是延迟胃排空的独立因素，如果空腹血糖 >200mg/dL，建议改期检查。

参考文献：Ziessman HA, O'Malley JP, Thrall JH. *Nuclear medicine: the requisites*, 4th ed. Philadelphia, PA: Saunders, 2014:295, 297.

3　**答案 C**。胃排空显像的扫描时相为患者服用放射性食物后 1min、1h、2h 和 4h，扫描范围包括食管远端、胃和小肠近端。采集前位和后位平面图像，使用如下公式计算几何平均值（GM）：$GM = \sqrt{(\text{前位像计数} \times \text{后位像计数})}$。食物从胃底到胃窦是由后至前运动，因此，GM 能准确记录胃内示踪剂的量，且可进行衰减校正。前位和后位计数由双探头 γ 相机一次采集获得，或由单探头相机顺序采集获得。^{99m}Tc－硫胶体的半衰期为 6h，由于存在放射性衰减，因此，必须对数据进行校正。虽然左前斜位（LAO）扫描的计数可以替代 GM，但 GM 更准确且更常用。

参考文献：Ziessman HA, O'Malley JP, Thrall JH. *Nuclear medicine: the requisites*, 4th ed. Philadelphia, PA: Saunders, 2014:304.

4　**答案 A**。选项 A 为正常液体胃排空曲线，液体通常进入胃后立即按一阶指数从胃排空。选项 D 为正常固体胃排空曲线，固体食物通过机械研磨和化学消化转化为较小颗粒（食糜），再开始排空，食糜转化所需时间称为滞后期，此期间不会有较多固体食物从胃内排出，滞后期通常持续 5～20min；滞后期结束后，固体食物以线性方式从胃内排空。

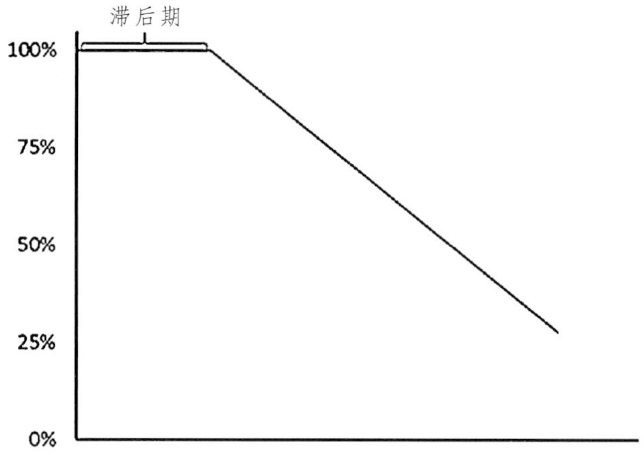

参考文献: Mettler FA, Guiberteau MJ. *Essentials of nuclear medicine imaging*, 6th ed. Philadelphia, PA: Saunders, 2012:264 - 267.

Ziessman HA, O'Malley JP, Thrall JH. *Nuclear medicine: the requisites*, 4th ed. Philadelphia, PA: Saunders, 2014:295.

5 **答案 C**。^{99m}Tc - 硫胶体颗粒的平均直径为 0.3 ~ 1.0μm,能够被网状内皮系统细胞吞噬,网状内皮系统细胞包括肝脏库普弗细胞以及脾脏和骨髓的巨噬细胞。

参考文献: Ziessman HA, O'Malley JP, Thrall JH. *Nuclear medicine: the requisites*, 4th ed. Philadelphia, PA: Saunders, 2014:307 - 314, 161.

6 **答案 B**。胃内固体排空标准化正常值见下表。本例患者 4h 胃内放射性残留 43%,提示胃轻瘫。下表几个时间点显示 4h 比 2h 评估胃延迟排空更敏感。该患者 2h 残留 47% 属于正常范围,若缺乏 4h 图像可能会导致漏诊;如果 1h 残留 <30%(排空 >70%),提示胃动力过强。

胃固体排空标准化正常值

时间	胃残留(%)	胃排空(%)
1h	<90 但 >30	>10 但 <70
2h	<60	>40
4h	<10	>90

参考文献: Abell TL, Camilleri M, Donohoe K, et al. Consensus recommendations for gastric emptying scintigraphy: a joint report of the American Neurogastroenterology and Motility Society and The Society of Nuclear Medicine. *Am J Gastroenterol* 2008;103(3):753 - 763.

Ziessman HA, O'Malley JP, Thrall JH. *Nuclear medicine: the requisites*, 4th ed. Philadelphia, PA: Saunders, 2014:294 - 305.

7 **答案 B**。^{99m}Tc - 高锝酸盐与血红蛋白分子的 β 链结合。

参考文献: Mettler FA, Guiberteau MJ. *Essentials of nuclear medicine imaging*, 6th ed. Philadelphia, PA: Saunders, 2012:183.

8 **答案 C**。由于胃肠道出血可呈间歇性,因此,放射性标记红细胞显像可明确患者检查期间是否出血(也可用血管造影),帮助定位出血大致部位;动态采集电影模式有助于更好定位出血点,提高敏感性。胃肠道出血的特征表现是:①正常血池以外的区域出现放射性标记红细胞浓聚;②放射性浓聚强度随时间增高;③放射性浓聚在肠道内移动,与肠蠕动同向或者反向。此患者 10min（第 2 帧）图像结肠肝曲局部见放射性浓聚，随时间推移强度逐渐增加，位于大肠，随后与肠蠕动同向和逆向移动。该区域由肠系膜上动脉（SMA）供血，SMA 供血范围自十二指肠降部开始，达横结肠脾曲。腹腔干供血范围包括食管远端、胃和十二指肠球部。肠系膜下动脉（IMA）供血范围包括横结肠远端 1/3 至近端直肠。放射性标记红细胞检查可准确定位胃肠道出血，指导介入科医生明确血管，有利于介入手术定位、减少手术时间、降低患者辐射剂量。这种快速定位检查应尽量避免间歇性出血停止时注射示踪剂。

参考文献： Mettler FA, Guiberteau MJ. *Essentials of nuclear medicine imaging*, 6th ed. Philadelphia, PA: Saunders, 2012:245 - 248.

Ziessman HA, O'Malley JP, Thrall JH. *Nuclear medicine: the requisites*, 4th ed. Philadelphia, PA: Saunders, 2014:307 - 314.

9　**答案 D。**图中显示胃内持续弥漫性放射性摄取，部位未见变化；血池放射性明显减少；肾脏集合系统和膀胱内放射性摄取异常增加，这些表现符合游离高锝酸盐脱标。^{99m}Tc - 高锝酸盐脱标，胃黏膜、唾液腺、甲状腺和肾出现放射性摄取，因此，怀疑^{99m}Tc - 游离高锝酸盐脱标时，应进行甲状腺和唾液腺显像（见下图）证实。体内自体红细胞标记法的标记率低（约 75%），且脱标率高，避免脱标可选择体外红细胞标记法（标记效率为 98%）和游离高锝酸盐的质量控制。另一个鉴别要点，胃出血在后续图像可见小肠内大量放射性分布。

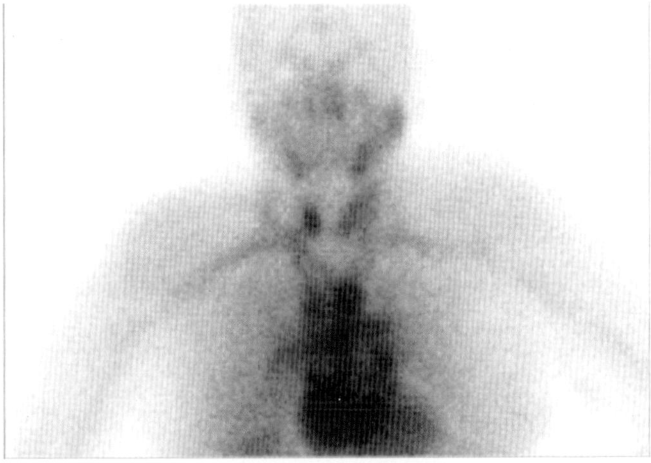

参考文献： Ziessman HA, O'Malley JP, Thrall JH. *Nuclear medicine: the requisites*, 4th ed. Philadelphia, PA: Saunders, 2014:309, 310, 312.

10　**答案 B。**^{99m}Tc 标记红细胞显像检测消化道出血的敏感性高，可发现最低 0.04 ~ 0.2mL/min 的出血率，但出血量要达到 2 ~ 3mL。与之相比，出血率 > 1mL/min 时，血管造影定位消化道出血的敏感性为 65%，但只有注射对比剂 20 ~ 30s 内有出血才能定位；而标记红细胞显像容易操作、不需要患者准备、属于无创检查，还能提供预后信息，因为检查结果阴性的患者不需要紧急手术。

参考文献： Mettler FA, Guiberteau MJ. *Essentials of nuclear medicine imaging*, 6th ed. Philadelphia, PA: Saunders, 2012:247.

Ziessman HA, O'Malley JP, Thrall JH. *Nuclear medicine: The requisites*, 4th ed. Philadelphia, PA: Saunders, 2014:307 - 314, 435.

11 **答案 A**。^{99m}Tc - 硫胶体是第一种用于评估胃肠道出血(GI)的放射性药物,优点是在血管内被网状内皮系统快速清除(半衰期 2 ~ 3min),可以显示出血部位有放射性外渗;但清除过快也是一个缺点,因为药物在血管内停留时间太短(< 10min),可能会增加间歇性出血的漏诊率。此外,肝脏和脾脏对^{99m}Tc - 硫胶体的生理性摄取明显,可能掩盖横结肠、胃和十二指肠的出血点,而^{99m}Tc - RBC 在血管内停留时间长,通常注射后 24h 还能显像,适合于检测间歇性胃肠道出血;因此,^{99m}Tc - RBC 是胃肠道出血显像的首选放射性药物。

参考文献: Dam HQ, Brandon DC, Grantham VV, et al. The SNMMI procedure standard/EANM practice guideline for gastrointestinal bleeding scintigraphy 2.0. *J Nucl Med Technol* 2014; 42(4):308 - 317.

Ziessman HA, O'Malley JP, Thrall JH. *Nuclear medicine: the requisites*, 4th ed. Philadelphia, PA: Saunders, 2014:307 - 314, 308.

12 **答案 B**。患者行肝脾显像需静脉注射 2 ~ 6mCi 的^{99m}Tc - 硫胶体,药物经网状内皮系统快速清除,血管内的清除半衰期为 2 ~ 3min,绝大部分药物(> 98.4%)6 个半衰期(18min)即清除,因此,通常静脉注射后 20min 开始采集。

参考文献: Ziessman HA, O'Malley JP, Thrall JH. *Nuclear medicine: the requisites*, 4th ed. Philadelphia, PA: Saunders, 2014:307 - 314, 161 - 164.

13 **答案 B**。^{99m}Tc 标记热变性红细胞显像后位图像显示,左上腹小灶性放射性摄取增加,符合副脾或残脾表现。异常红细胞经网状内皮系统清除,是脾功能性摄取变性红细胞的基础。变性红细胞的制备方法:^{99m}Tc 标记的红细胞在 49 ~ 50℃ 水中处理 20min,热损伤使其变成刚性球形细胞,注射至体内后即被网状内皮系统吞噬。变性红细胞的正常生理分布为肝脏、脾脏和骨髓。ITP 脾切除术后复发患者应行此检查评估残脾,该检查也可用于创伤后脾组织种植的诊断(下图箭所示)。

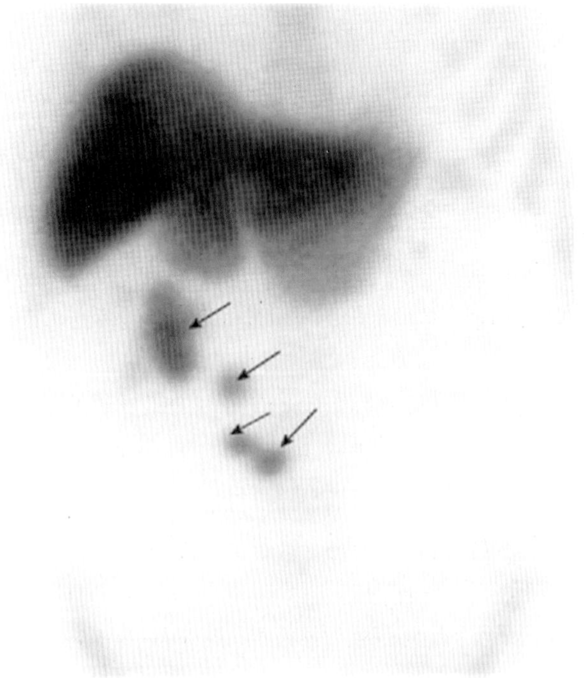

参考文献: Ziessman HA, O'Malley JP, Thrall JH. *Nuclear medicine: the requisites*, 4th ed. Philadelphia, PA: Saunders, 2014:307 - 314, 163 - 164.

14　答案 A。^{99m}Tc – 硫胶体经网状内皮系统清除，通常用于评估残脾。注射的放射性药物正常脾脏分布仅 5% ~10%，80% ~90% 分布在肝脏，另外 <5% 位于骨髓，肝脏高摄取影响肝周脾组织的评估。变性红细胞由于比硫胶体颗粒大，大部分被脾脏拦截，因此，^{99m}Tc – 标记热变性红细胞显像评估残脾更敏感。由于脾比肝摄取变性红细胞更多，两者很容易鉴别。

参考文献：Ziessman HA, O' Malley JP, Thrall JH. *Nuclear medicine*: *the requisites*, 4th ed. Philadelphia, PA: Saunders, 2014:307 –314, 163 –164.

15　答案 C。^{99m}Tc – 红细胞显像延迟 90min 前位和后位图像，显示血池和脾的生理性高摄取，肝脏和肾脏为轻度至中度生理性摄取。肝脏左叶外侧段中等大小放射性浓聚灶（前位图像箭所示）符合血管瘤表现。^{99m}Tc – 红细胞早期血流图像，血管瘤放射性摄取通常低于邻近肝脏；90 ~120min 延迟显像其放射性摄取高于邻近肝脏。血管瘤的放射性摄取与血池相同，但巨大的海绵状血管瘤通常放射性分布不均匀。^{99m}Tc – 红细胞显像诊断血管瘤的阳性预测值接近 100%，标记红细胞显像其他病变都表现为局部放射性摄取减低（"冷"区）。

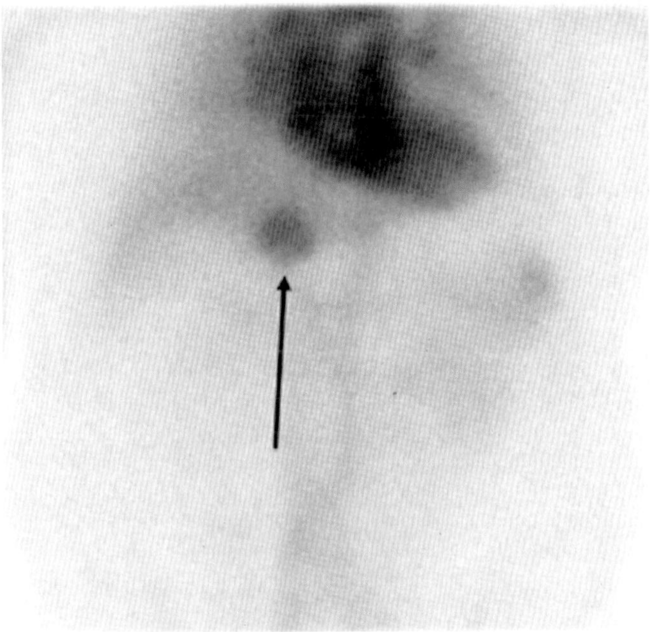

参考文献：Ziessman HA, O' Malley JP, Thrall JH. *Nuclear medicine*: *the requisites*, 4th ed. Philadelphia, PA: Saunders, 2014:307 –314, 156 –160.

16　答案 D。^{99m}Tc – 红细胞显像评估血管瘤出现假阴性，最常见原因是瘤体较小。SPECT 与平面图像相比，可显著提高 ^{99m}Tc 标记红细胞显像检测血管瘤的敏感性，尤其是直径 <2.5 ~3.0cm 的病灶。直径 >1.5cm 的血管瘤，断层显像敏感性接近 100%；但对于直径 <1cm 的病灶，敏感性 <50%。^{99m}Tc – 红细胞显像假阴性的其他原因包括：血管瘤与血管结构（如心脏、门静脉或下腔静脉）相邻、血管瘤内广泛纤维化、血流图的本底增高。

参考文献：Mettler FA, Guiberteau MJ. *Essentials of nuclear medicine imaging*, 6th ed. Philadelphia, PA: Saunders, 2012:243.

Ziessman HA, O' Malley JP, Thrall JH. *Nuclear medicine*: *the requisites*, 4th ed. Philadelphia, PA: Saunders, 2014:156 –160.

17　**答案 E**。^{99m}Tc－硫胶体显像显示肝脏和脾脏为生理性放射性摄取。硫胶体显像与^{99m}Tc－红细胞显像(诊断海绵状血管瘤)不同,其血池(主动脉、下腔静脉或心脏)无放射性分布。肝左叶内侧段可见放射性浓聚灶(摄取＞相邻肝实质)(下图箭所示),符合局灶性结节性增生(FNH)表现。^{99m}Tc－硫胶体肝脾显像诊断 FNH 的特异性高,但敏感性低。约 40% 的 FNH 表现为放射性摄取增加,30% 与肝实质摄取相同,其余 30% 表现为放射性摄取减少。^{99m}Tc－硫胶体显像局灶性放射性浓聚的其他原因包括:再生结节、方叶高摄取(见于上腔静脉或无名静脉阻塞)、尾叶高摄取(见于布加综合征)。不具有功能库普弗细胞的病变表现硫胶体摄取减少(如囊肿、血管瘤、肝腺瘤、肝细胞瘤和转移瘤)。据报道,增强 MRI 检查诊断 FNH 的敏感性约为 70%,特异性约为 98%。

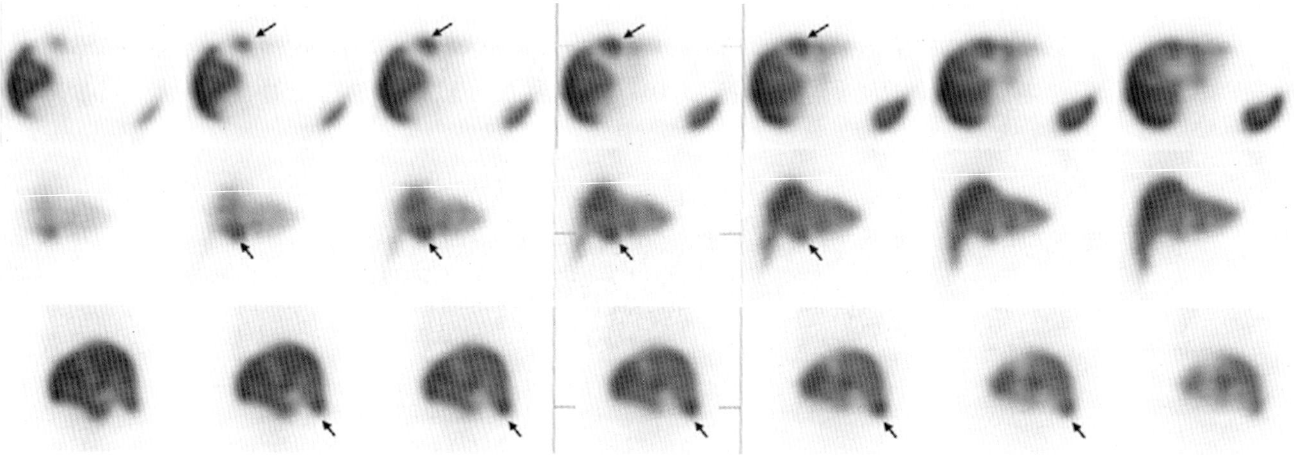

参考文献:Ziessman HA, O'Malley JP, Thrall JH. *Nuclear medicine: the requisites*, 4th ed. Philadelphia, PA: Saunders, 2014:161－163.

18　**答案 E**。患者腹腔内注射^{99m}Tc－硫胶体,早期图像显示腹水内广泛放射性分布,随后图像显示右侧胸腔内放射性摄取增加,符合肝性胸水表现,考虑腹水经膈单向流入胸膜腔。肝性胸水被定义为胸腔积液,通常＞500mL,见于没有心肺疾病的肝硬化患者。肝硬化患者的腹水导致腹压增加,可突破右侧膈肌腱,并发胸腔积液。腹腔注射^{99m}Tc－硫胶体或^{99m}Tc－MAA 也可评估 LeVeen 或 Denver 腹膜腔－静脉分流,即利用单向瓣膜结构将顽固性腹水从腹腔引流至上腔静脉。

参考文献:Ziessman HA, O'Malley JP, Thrall JH. *Nuclear medicine: the requisites*, 4th ed. Philadelphia, PA: Saunders, 2014:320－321.

19　**答案 A**。^{99m}Tc－甲溴菲宁(Mebrofenin)和地索苯宁(Disofenin)用于肝胆显像(HIDA 显像)。关键器官是指接受某特定放射性示踪剂最大辐射的器官。根据国际放射防护委员会(ICRP)标准,胆囊是肝胆显像的关键器官,胆囊壁也是^{99m}Tc－替曲膦和^{99m}Tc－MIBI 心肌灌注显像的关键器官,脾脏和心肌壁是^{99m}Tc－红细胞显像的关键器官,脾脏是^{99m}Tc－硫胶体和^{111}In－WBC 显像的关键器官。

参考文献:ICRP. Radiation dose to patients from radiopharmaceuticals. ICRP Publication 53. *Ann ICRP* 1988;18:1－4.

http://www.snmmi.org/ClinicalPractice/doseTool.aspx? ItemNumber = 11216&navItemNumber = 11218.

20　**答案 A**。肝胆显像假阳性的常见原因有禁食时间过长、检查前进餐。为降低假阳性,禁食超过 24h、肠外营养或有严重并发症的患者，注射肝胆放射性示踪剂前 15 ~ 30min 应给予辛卡利特（0.02μg/kg，30 ~ 60min 完成）。

参考文献：Tulchinsky M, Ciak BW, Delbeke D, et al. SNM practice guideline for hepatobiliary scintigraphy 4.0. *J Nucl Med Technol* 2010; 38(4):210 – 218.

21　**答案 C**。静脉注射^{99m}Tc – 甲溴菲宁后连续采集前位像 60min，图像显示 5min（正常 < 10min）血池内示踪剂清除，15min（正常 < 20min）肝管显影，20min 胆总管/十二指肠显影（正常胆总管 < 30min、肠道 < 60min）；胆囊未见显影；胆囊窝周围的肝实质内见弧形放射性摄取增高（图 A，箭头），即边缘征，考虑继发于炎症的充血（导致放射性摄取增加）以及炎症引起的胆管阻塞。边缘征提示严重的晚期急性胆囊炎，如蜂窝织炎或坏疽性急性胆囊炎，是急性胆囊炎的可靠指标，发现此表现不再需要进一步检查（延迟或吗啡负荷后显像）即可确诊。此类患者行开放式胆囊切除术比常规腹腔镜胆囊切除术更适合，因此，应重视边缘征。此患者还可见胆囊管征（图 B，箭），即胆囊管梗阻远端小的新月形放射性摄取。

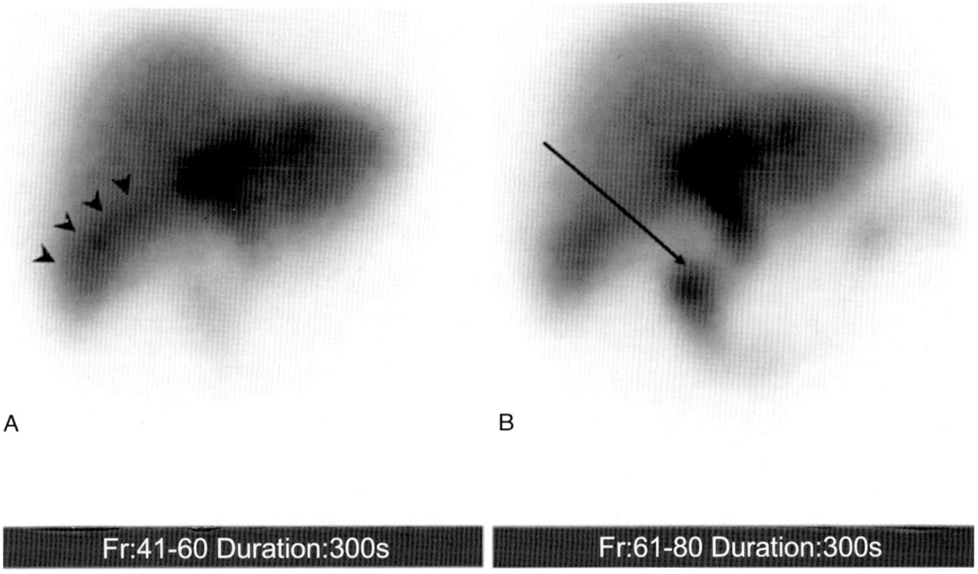

参考文献：Tulchinsky M, Colletti PM, Allen TW. Hepatobiliary scintigraphy in acute cholecystitis. *Semin Nucl Med* 2012; 42(2):84 – 100.

Ziessman HA, O'Malley JP, Thrall JH. *Nuclear medicine: the requisites*, 4th ed. Philadelphia, PA: Saunders, 2014:138 – 144.

22　**答案 C**。Ziessman 等 2010 年报道，健康志愿者 60min 内注射辛卡利特（剂量 0.02μg/kg）可使胆囊排胆分数（GBEF）变异最小，且接近理想化正常值；计算 60min 注射辛卡利特 GBEF 的正常值低限为 38%（第一百分位）。

Yap 等进行前瞻性随机研究，输注辛卡利特 45min，速率为 0.02μg/（kg · h），1h 计算 GBEF。结果发现 GBEF < 40% 为异常，此界限值与慢性非结石性胆囊疾病和胆囊切除术后患者症状缓解高度相关，但 GBEF 降低并非特异性与辛卡利特相关，患者临床表现和病史也至关重要。除慢性胆囊疾病外，其他原因导致的急性内科疾病、肠易激综合征、肥胖症、贲门失弛缓症、迷走神经干切断术以及一些药物（如吗啡、阿托品、钙通道阻滞剂、奥曲肽、黄体酮、吲哚美辛、茶碱、苯二氮革和 H2 受体拮抗剂）均可引起

GBEF 降低。

参考文献： Yap L, Wycherley AG, Morphett AD, et al. Acalculous biliary pain: cholecystectomy alleviates symptoms in patients with abnormal cholescintigraphy. *Gastroenterology* 1991; 101:786 – 793.

Ziessman HA, Tulchinsky M, Lavely WC, et al. Sincalide-stimulated cholescintigraphy: a multicenter investigation to determine optimal infusion methodology and gallbladder ejection fraction normal values. *J Nucl Med* 2010; 51(2):277 – 281.

23　**答案 C**。吗啡和其他阿片类药物导致 Oddi 括约肌收缩，从而延缓胆汁的胆 – 肠排泄。目前指南建议，肝胆显像应行延迟显像，延迟时间约为所用阿片类药物的 4 个半衰期。胆汁的胆 – 肠排泄延迟通常与慢性胆囊炎或功能性胆囊疾病有关，但是胆汁的胆 – 肠排泄延迟本身并无诊断意义，可见于正常人群（高达 20%），也可见于糖尿病、妊娠、迷走神经干切断术后以及使用黄体酮和口服避孕药的患者，部分胆总管阻塞和严重肝功能障碍者也会出现胆 – 肠排泄延迟。因此，应了解患者的病史、临床表现和用药史，以协助确定具体原因。

参考文献： Tulchinsky M, Ciak BW, Delbeke D, et al. SNM practice guideline for hepatobiliary scintigraphy 4.0. *J Nucl Med Technol* 2010; 38(4):210 – 218.

Ziessman HA, O'Malley JP, Thrall JH. *Nuclear medicine: the requisites*, 4th ed. Philadelphia, PA: Saunders, 2014:138 – 144.

24a　**答案 C**。肝胆显像（HBS）60min 时胆囊未见显影，此表现不具有特异性，可见于急性胆囊炎、慢性胆囊炎或生理性胆囊放射性分布缺失（如进餐或服用缩胆囊素导致胆囊收缩、禁食 >24 ~48h、严重疾病或术后患者）。大多数根据临床病史可以确诊；但如果结合临床病史不能明确诊断，则需要行 3 ~4h 延迟显像或吗啡（0.04mg/kg，最大 3mg）负荷显像。需要注意注射吗啡前，示踪剂必须到达肝内胆管树、胆总管和小肠。吗啡增加 Oddi 括约肌张力，从而增加胆管腔内压力；若胆囊管通畅，则胆汁回流至胆囊。使用吗啡有绝对和相对禁忌证，如儿童颅内压增高（绝对）、非机械通气呼吸抑制（绝对）、吗啡过敏（绝对）以及急性胰腺炎（相对）。如果肝脏和胆管内示踪剂不足以使胆囊显影，应在吗啡负荷后 60min 再次注射药物，即“加强剂量”。对于疑似胆道闭锁的婴儿，检查前 3 ~5 天服用苯巴比妥 5mg/（kg · d）。

参考文献： Tulchinsky M, Ciak BW, Delbeke D, et al. SNM practice guideline for hepatobiliary scintigraphy 4.0. *J Nucl Med Technol* 2010; 38(4):210 – 218.

Ziessman HA, O'Malley JP, Thrall JH. *Nuclear medicine: the requisites*, 4th ed. Philadelphia, PA: Saunders, 2014:138 – 144.

24b　**答案 D**。注射吗啡后，如图所示胆囊内出现放射性浓聚，可除外急性胆囊炎。此患者胆囊显影延迟，结合病史考虑慢性胆囊炎。若吗啡给药后 30min 或 3 ~4h 延迟显像胆囊仍未显影，提示急性胆囊炎。局灶性结节性增生 HIDA 显像呈放射性摄取增高，因为其内含有功能性肝细胞，但不与胆道系统相通。左上象限（邻近肝左叶）示踪剂来自反流至胃的胆汁（图 B，双箭），不是胆漏。有症状患者放射性胆汁反流，高度提示胆汁反流性胃炎。需要注意肝右叶上侧面（图 A，箭头）显示放射性分布稀疏，是由于乳房导致的衰减伪影。肝左右叶交界处近膈面可见小片状放射性缺损（图 A，箭），CT 扫描为肝囊肿（未提供图像）。

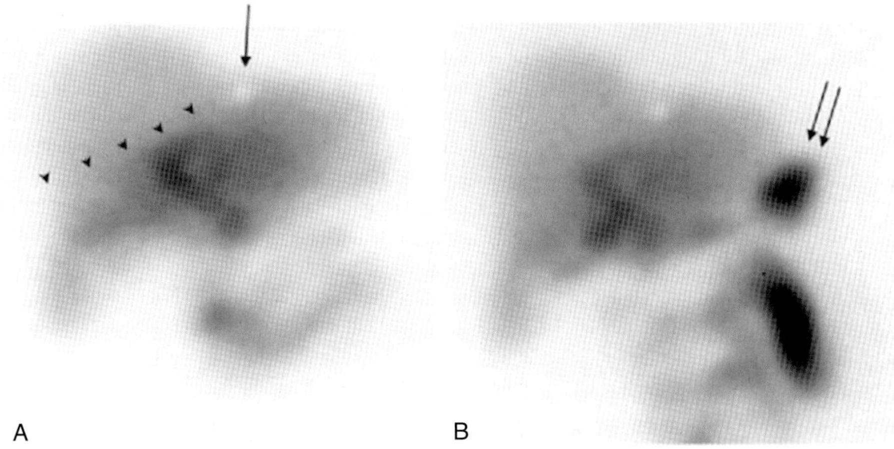

参考文献：Tulchinsky M，Ciak BW，Delbeke D，et al. SNM practice guideline for hepatobiliary scintigraphy 4.0. *J Nucl Med Technol* 2010；38(4)：210－218.

Ziessman HA，O'Malley JP，Thrall JH. *Nuclear medicine：the requisites*，4th ed. Philadelphia，PA：Saunders，2014：138－144.

25 **答案 E**。图像显示血池内放射性持续存在（＞60min），肝脏排泄严重受损。肝脏影增大，60min 胆管、胆囊或小肠内未见放射性分布。肝、胆排泄功能受损应与肝功能障碍相关疾病鉴别，如肝炎或胆道梗阻，患者应行 4h 和（或）24h 延迟显像。24h 延迟显像显示胆囊和小肠内放射性分布，可除外急性胆囊炎和完全性胆总管梗阻。患者胆囊和小肠延迟显影，可能与急性酒精性肝炎所致的肝细胞功能受损有关。严重肝细胞功能障碍、疑似胆总管梗阻或疑似胆道闭锁的患者，因肝细胞功能障碍导致放射性药物延迟排泄，应行 24h 延迟显像。

参考文献：Ziessman HA，O'Malley JP，Thrall JH. *Nuclear medicine：the requisites*，4th ed. Philadelphia，PA：Saunders，2014：138－144.

26 **答案 D**。肝胆显像显示胆囊窝内放射性浓聚，沿肝脏下缘至右侧升结肠旁沟，符合胆漏表现。胆漏和胆道梗阻是肝移植术后常见的并发症，肝脏、胆囊、胆管、肠道或尿路之外的部位出现放射性浓聚，提示为胆漏。电影显示或侧卧位采集图像有助于诊断胆漏。胆道手术后通常出现少量胆汁外渗，临床意义有限；但若患者胆汁引流量过多，应怀疑严重胆漏。超声和 CT 扫描可显示患者体内积液，但无法明确是否来自胆管系统。肝胆显像很容易明确积液的病因是胆漏（与感染、出血或其他术后积液鉴别），同时可显示胆汁外漏的主要途径。肝胆显像也可对患者进行动态随访，直至胆漏问题解决。

参考文献：Ziessman HA，O'Malley JP，Thrall JH. *Nuclear medicine：the requisites*，4th ed. Philadelphia，PA：Saunders，2014：152.

（王巍 袁磊磊 刘洁 译 杨吉刚 卢洁 校）

第 9 章　泌尿生殖系统

问题

1 经肾小球滤过清除的肾血浆流量百分比是：

A. 10%　　B. 20%

C. 40%　　D. 80%

2 35 岁肾移植供者，术前评估肾小球滤过率（GFR），选用下列哪种放射性药物最合适？

A. MAG3　　B. DTPA

C. DMSA　　D. 葡庚糖酸盐

3 女性患者，36 岁，既往多种癌症病史，拟行 ^{18}F－FDG PET/CT 再分期评估（如下图所示），最可能的诊断是：

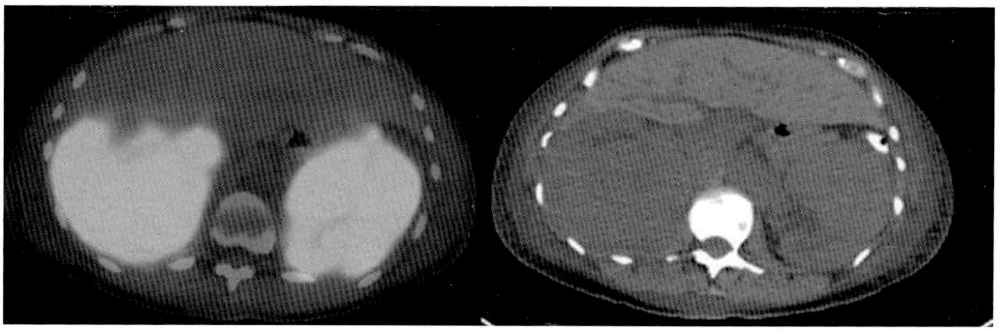

A. 肾积水

B. 双侧尿漏

C. 急性肾小管坏死

D. 淋巴瘤

E. 肾细胞癌

4 如右图的肾单位所示，肾皮质显像 2～4h 后 DMSA 沉积在哪个部位？

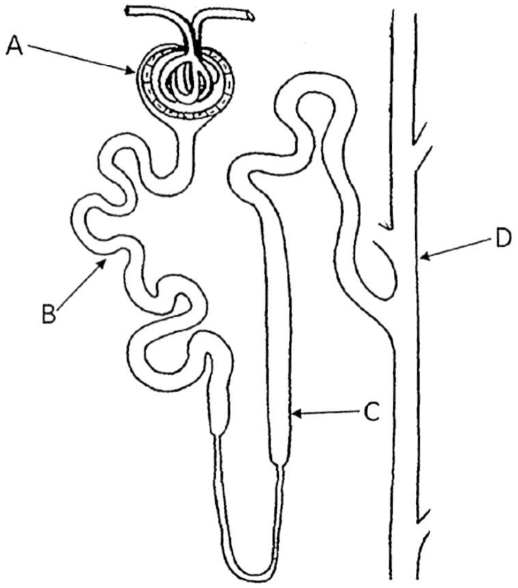

5 患者拟行肾显像评估肾功能及可能的梗阻(如下图所示),下列哪种放射性药物最合适?

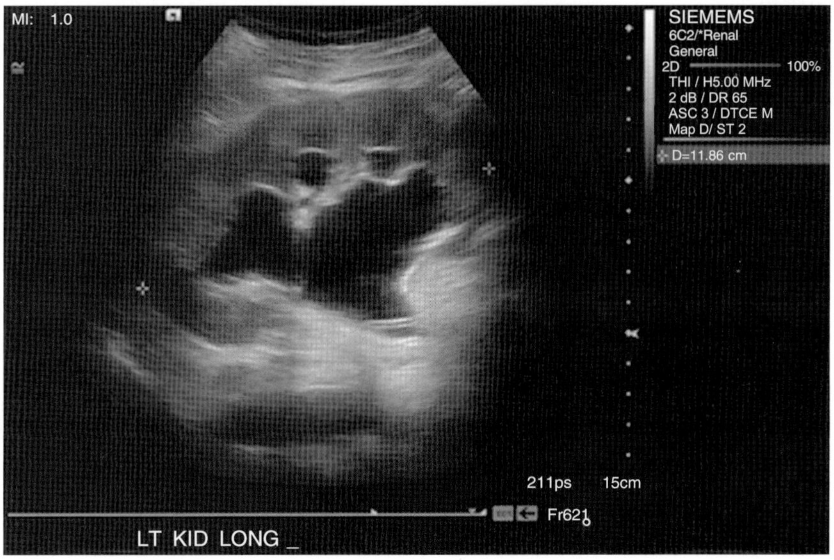

A. DTPA
B. MAG3
C. DMSA
D. 邻碘马尿酸钠

6 测定分肾功能时首选下列哪种放射性药物?

A. DTPA
B. MAG3
C. DMSA
D. 葡庚糖酸盐
E. 邻碘马尿酸钠

7 如下图所示,最可能的诊断是:

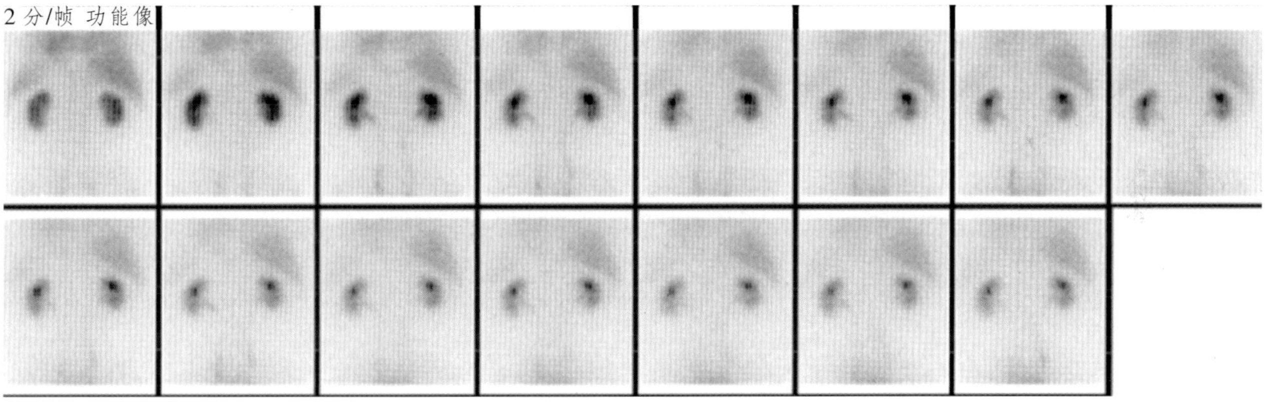

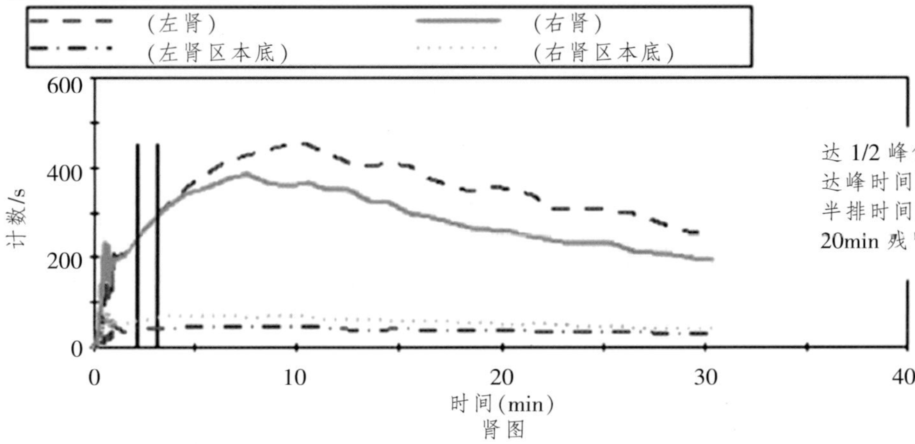

达 1/2 峰值时间:	0.73	0.33
达峰时间:	8.3	6.3
半排时间:	72.85	27.74
20min 残留率:	0.77	0.74

A. 正常肾功能　　B. 肾功能轻度受损
C. 肾功能中度受损　　D. 肾功能重度受损
E. 双侧肾动脉狭窄　　F. 双侧梗阻性肾积水

8 患儿 2 岁，尿量减少，肾显像如下图所示，可能的诊断是：

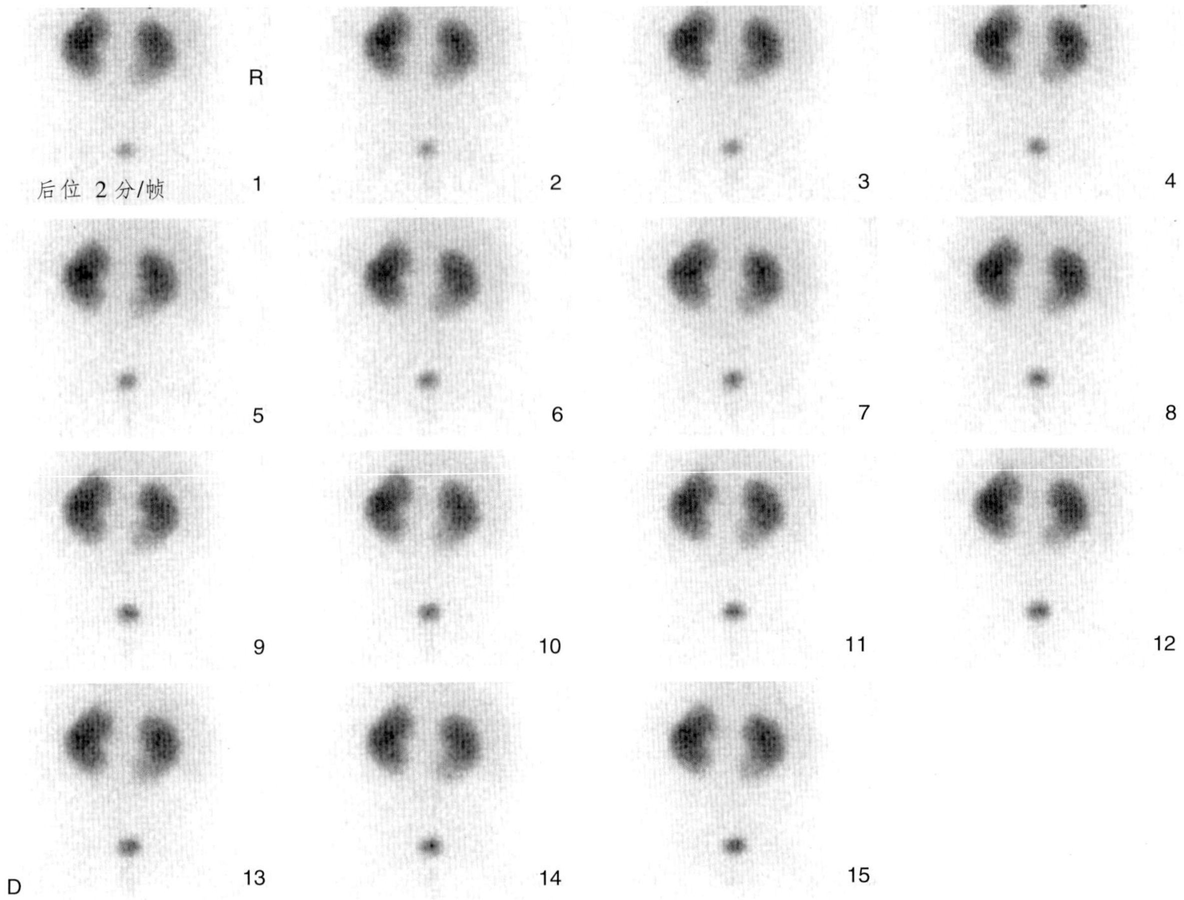

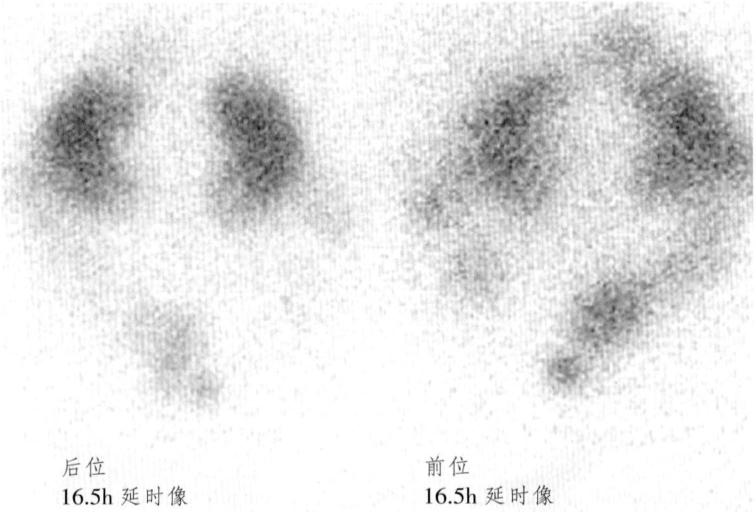

A. 正常　　B. 尿漏
C. 肾 – 结肠瘘　　D. 严重肾功能不全
E. 双侧肾积水

9 患者 60 岁，因脱水、肌酸激酶水平升高入院。^{99m}Tc－MAG3 肾显像图像和时间－放射性曲线如下图所示，最可能的诊断是：

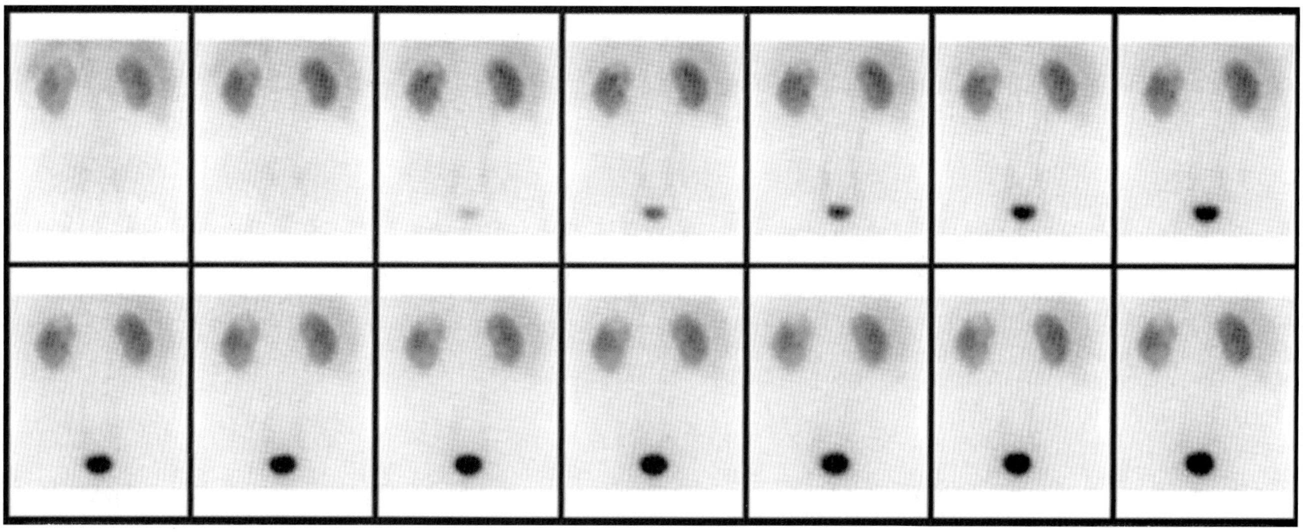

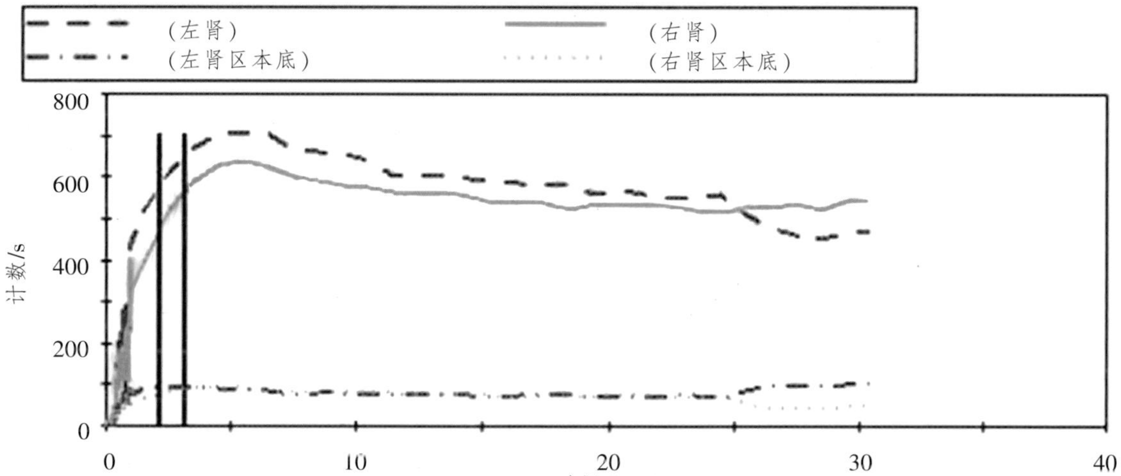

肾图

A. 急性肾小管坏死　　B. 严重慢性肾脏疾病

C. 双侧肾积水　　D. 双侧肾动脉狭窄

10 肾动脉狭窄时，肾素－血管紧张素系统如何维持 GFR？

A. 收缩肾小球入球小动脉　　B. 舒张肾小球入球小动脉

C. 收缩肾小球出球小动脉　　D. 舒张肾小球出球小动脉

E. 肾小球毛细血管床弥漫性扩张　　F. 肾小球毛细血管床弥漫性收缩

11 肾显像如下图所示，该患者最适合的治疗方法是：

A. 肾切除术　　B. 肾盂成形术

C. 输尿管再植术　　D. 膀胱切除术

E. 回肠膀胱术

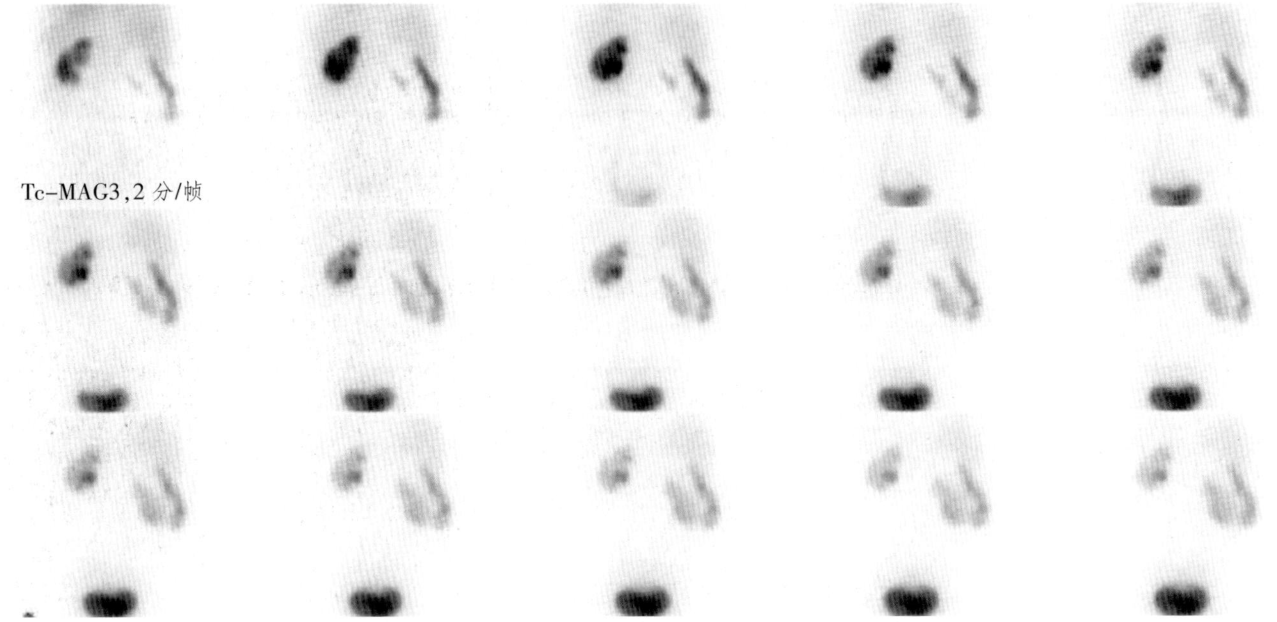

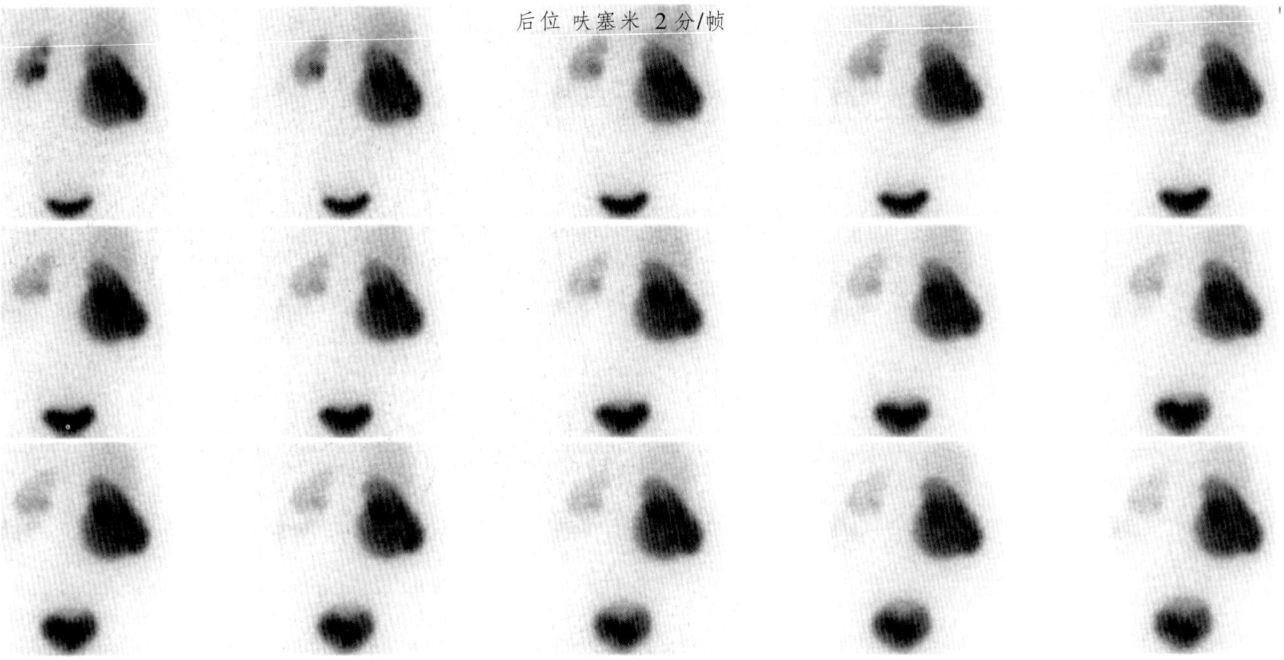

12 利尿前后肾显像图像和利尿肾图曲线如下图所示，最可能的诊断是：

A. 右肾积水伴梗阻
B. 右肾积水不伴梗阻
C. 右肾积水、梗阻不确定
D. 右肾功能不全
E. 左肾功能不全
F. 左肾积水伴梗阻
G. 左肾积水不伴梗阻
H. 左肾积水、梗阻不确定

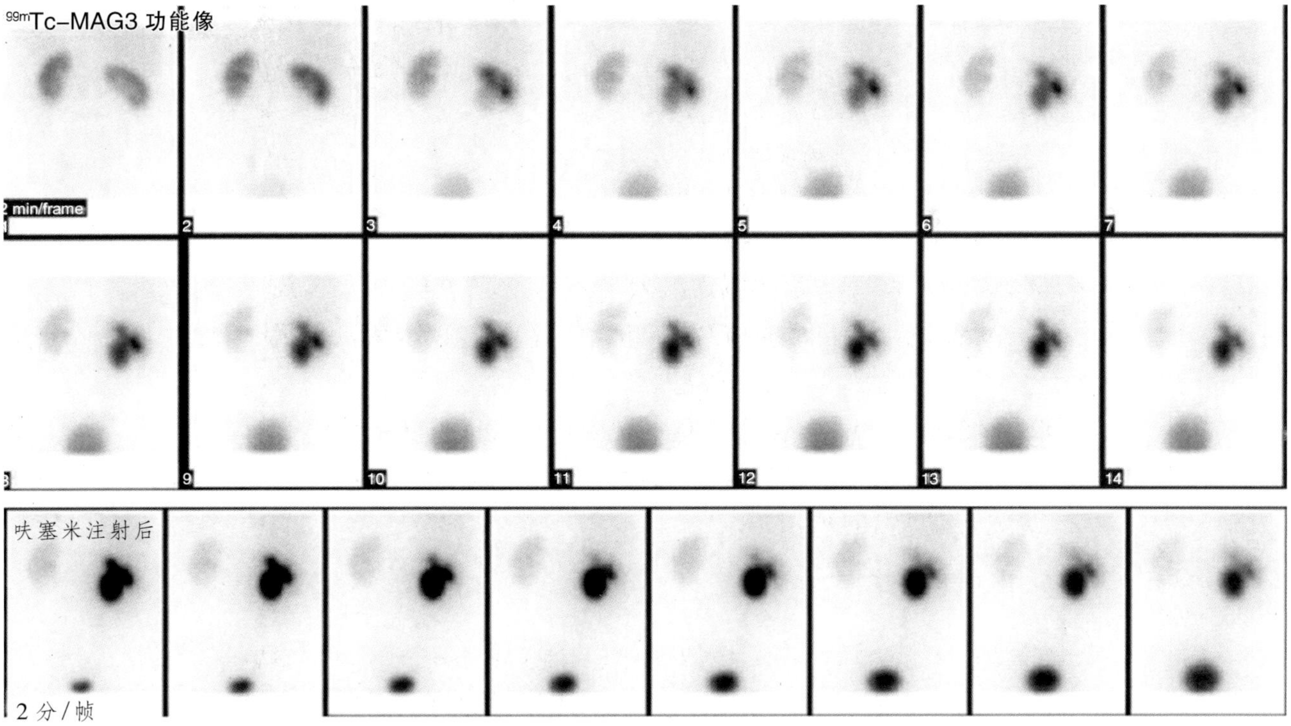

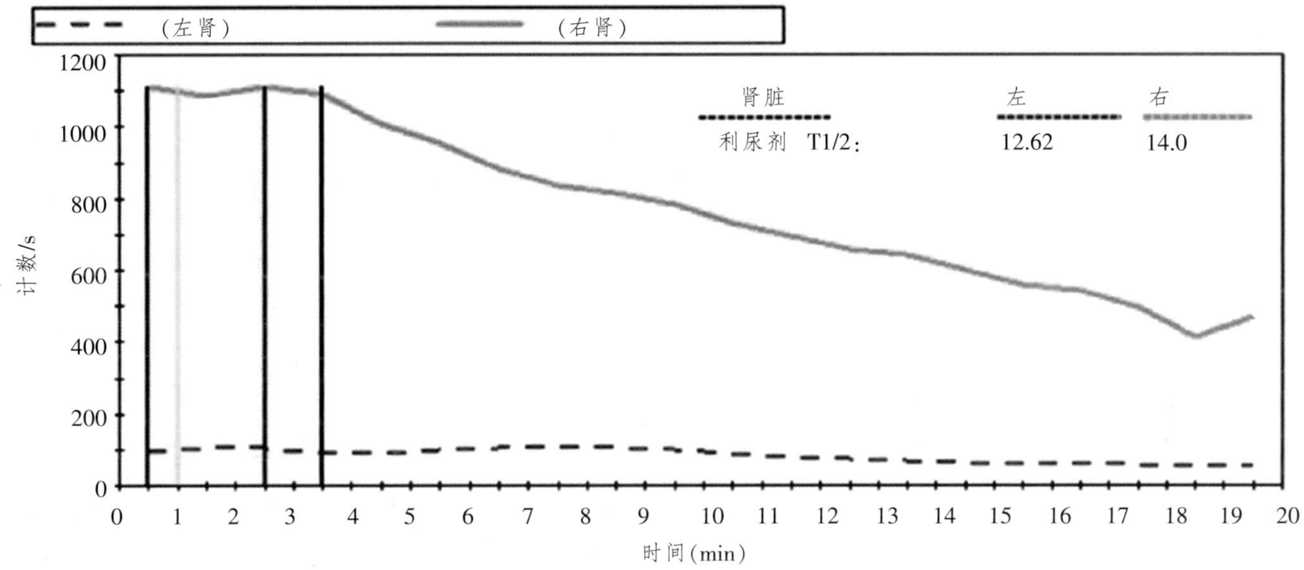

肾图

13 患者女，45 岁，后背疼痛，既往高血压病史，增强 CT 发现异常。根据下图，最可能的诊断是：

A. 右侧肾动脉狭窄　　B. 右侧肾积水不伴梗阻

C. 右侧高位梗阻　　D. 左侧肾动脉狭窄

E. 左侧肾积水伴梗阻　　F. 左侧高位梗阻

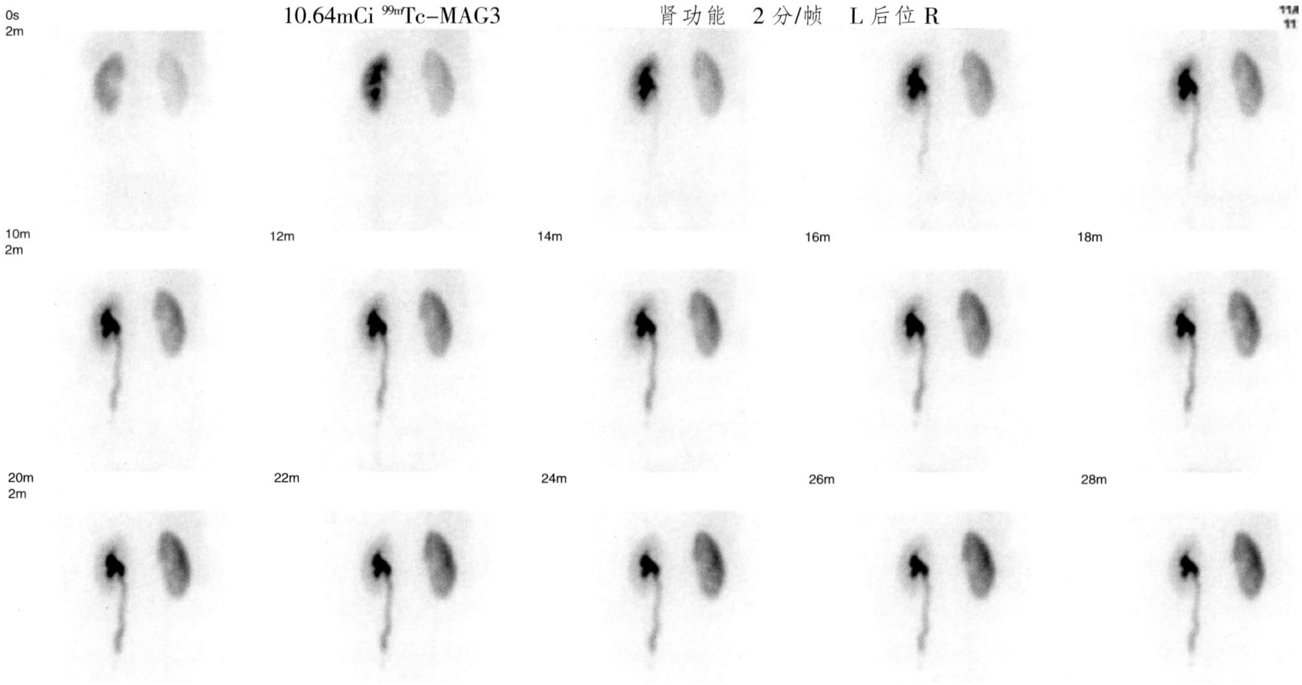

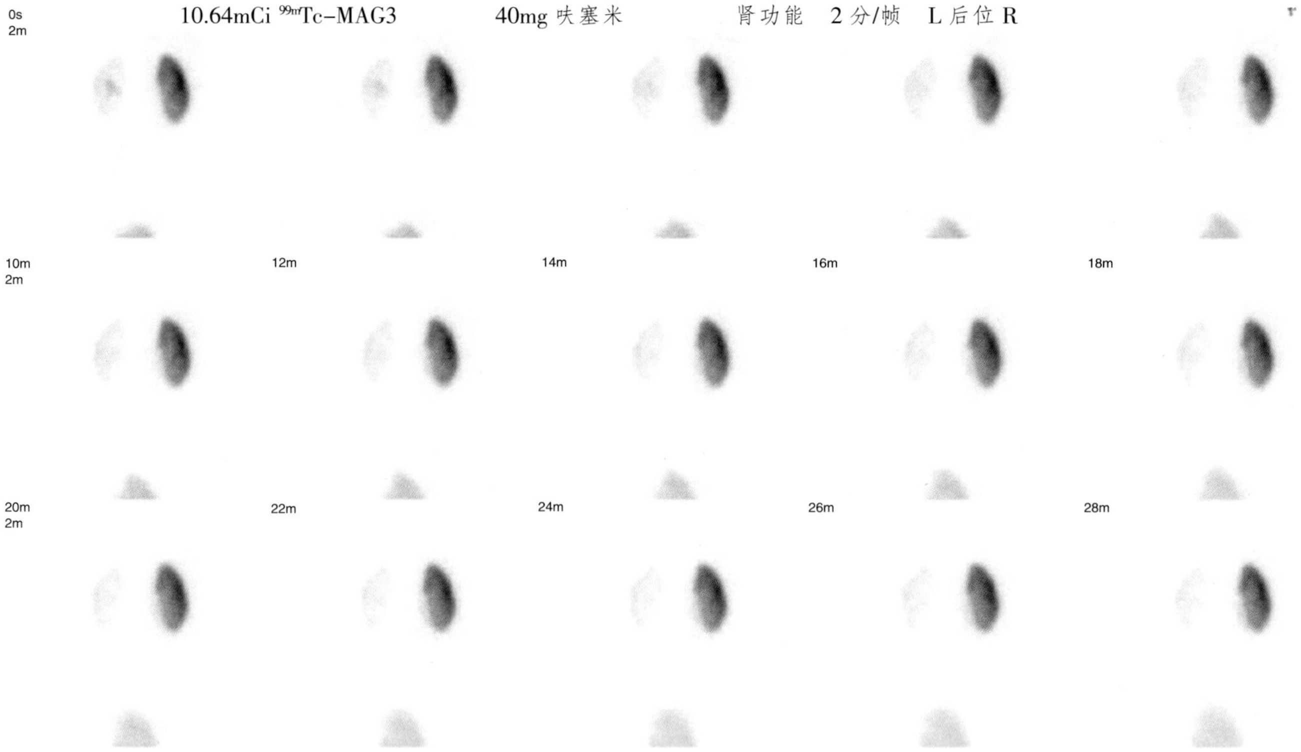

14　患儿男，3 岁，拟进一步治疗左侧肾积水。利尿后图像和时间 - 放射性曲线如下图所示，下一步最合适的处理是：

A. 无须处理，检查诊断是肾积水伴梗阻　　B. 无须处理，检查诊断是肾积水不伴梗阻

C. 无须处理，检查结果无法确定梗阻　　D. 让技术人员重新处理图像

E. 建议结合排尿性膀胱尿道造影（VCUG）　　F. 建议结合增强 CT

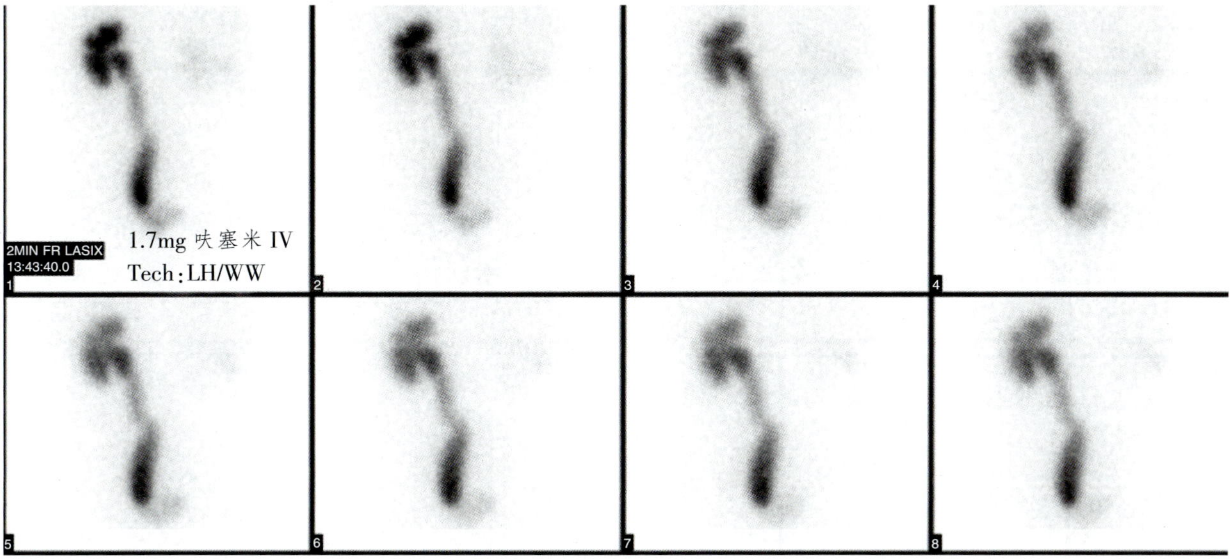

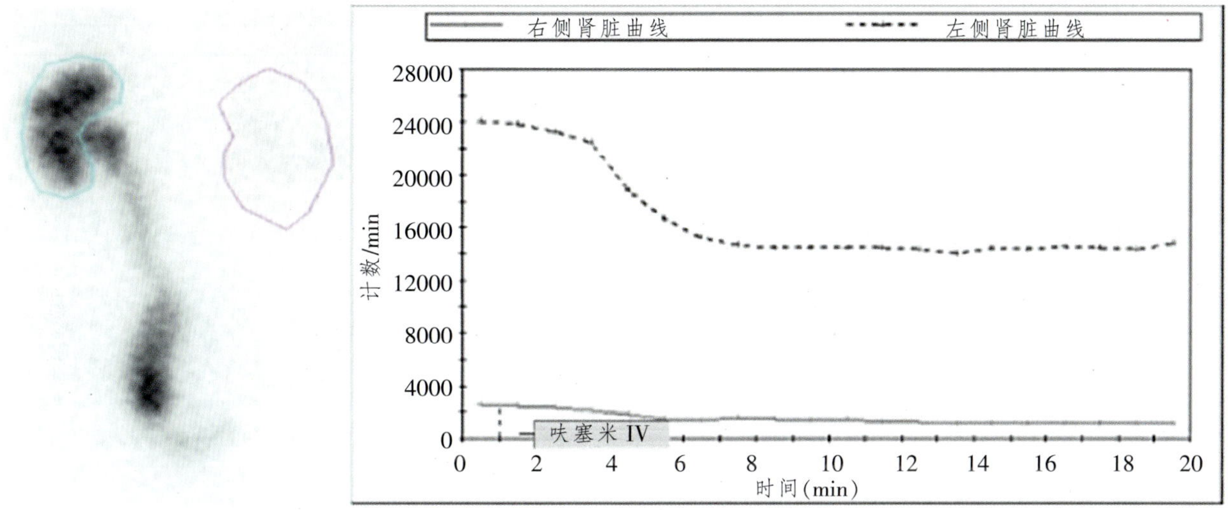

15　下列哪组是肾血管性高血压阳性结果？（虚线代表基线检查，实线代表卡托普利介入试验。）

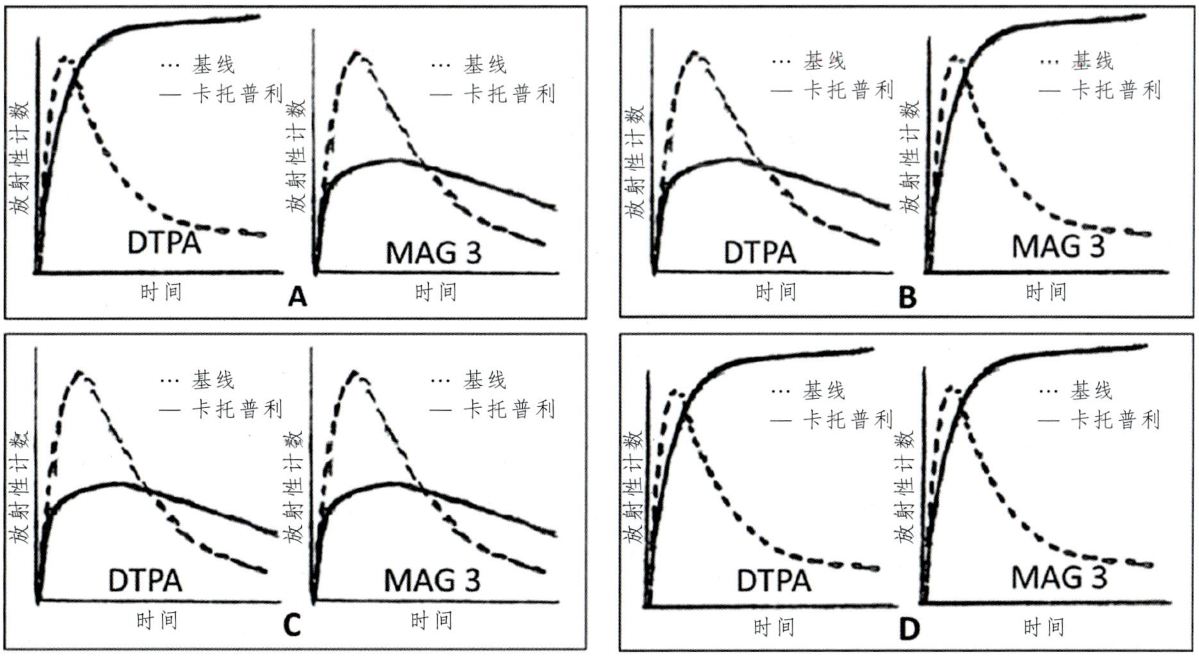

16 如图所示,^{99m}Tc－MAG3 卡托普利介入(上排)和基线(下排)肾显像,最可能的诊断是:

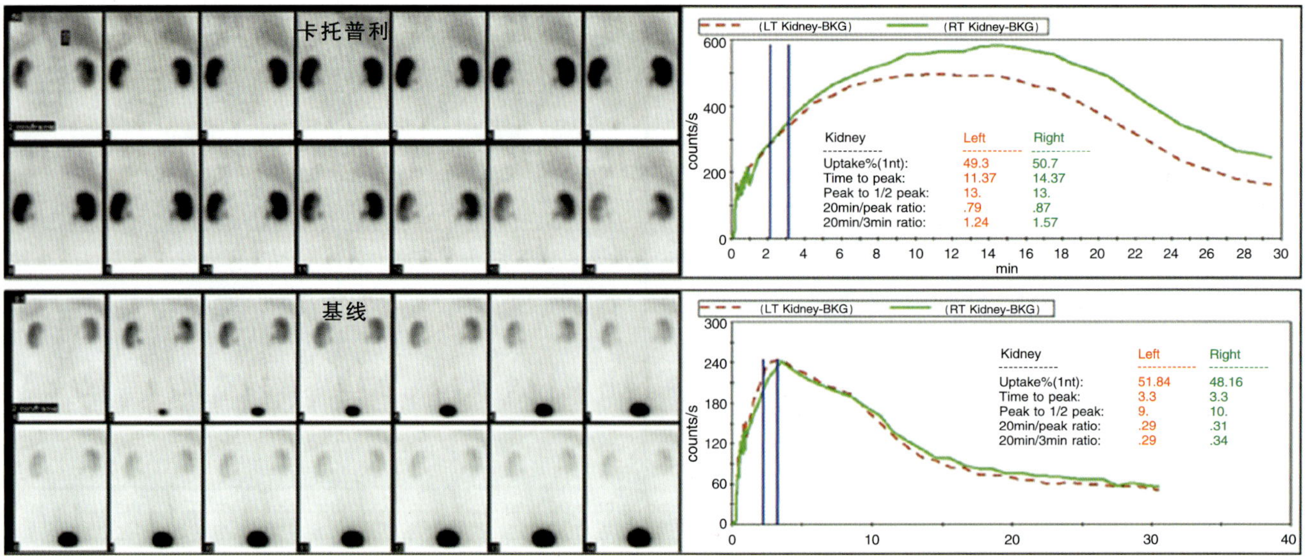

A. 严重肾积水

B. 服用钙通道阻滞剂

C. 服用 β 受体阻滞剂

D. 服用 ACE 抑制剂

E. 服用 α 受体阻滞剂

17 患者 53 岁,为排除梗阻行肾显像(下图),下一步最合适的处理措施是:

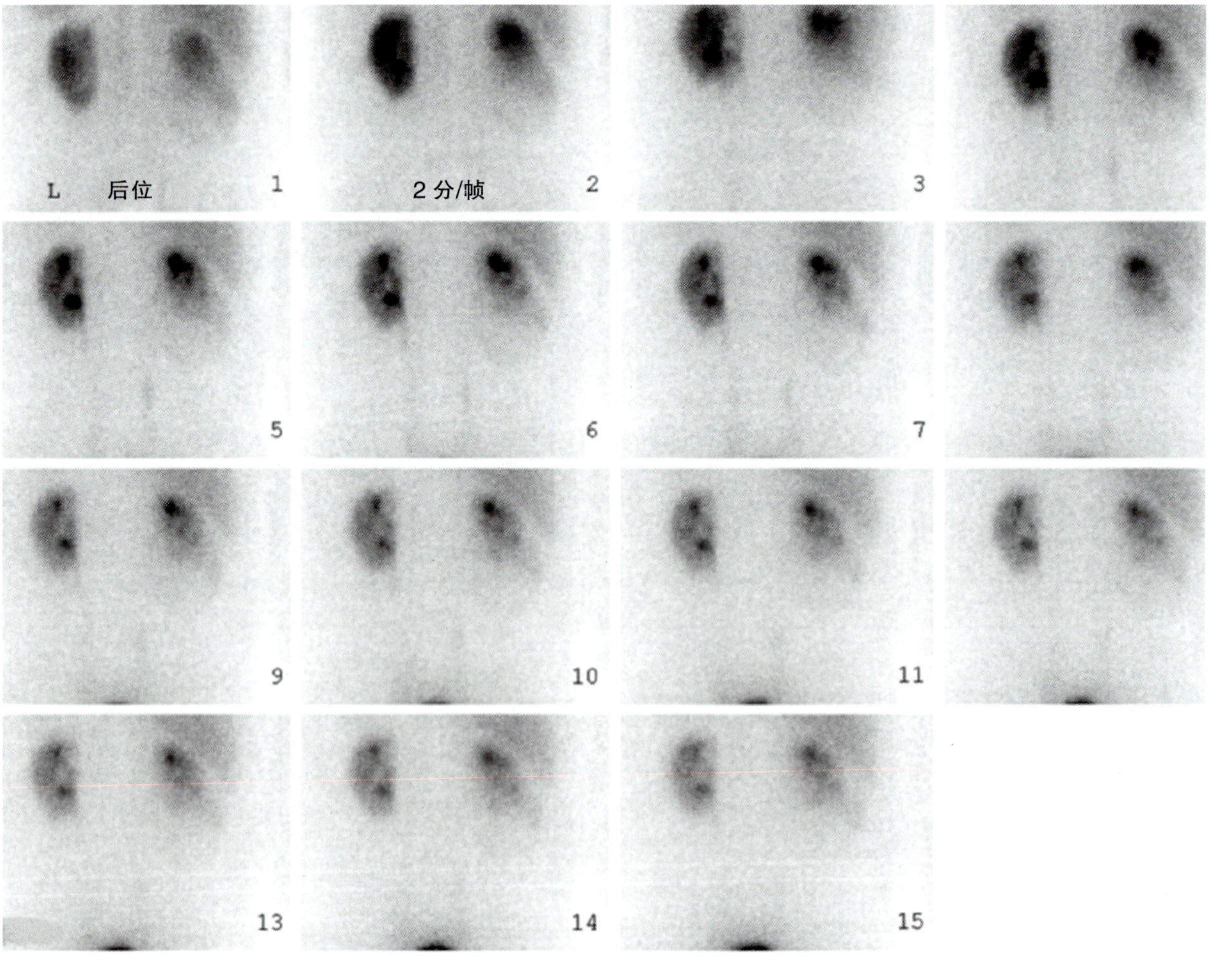

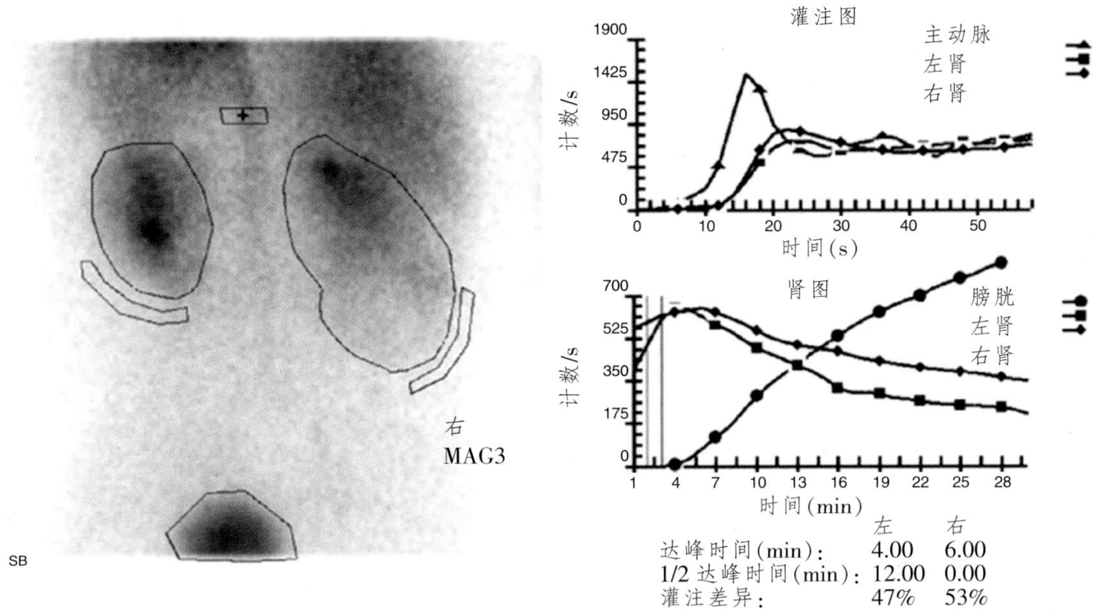

A. 注射呋塞米

B. 请技术人员重新处理图像

C. 请技术人员提供前位图像

D. 建议超声检查

18 患者 57 岁，肾移植术后数天，肾显像结果如下，可能的诊断是：

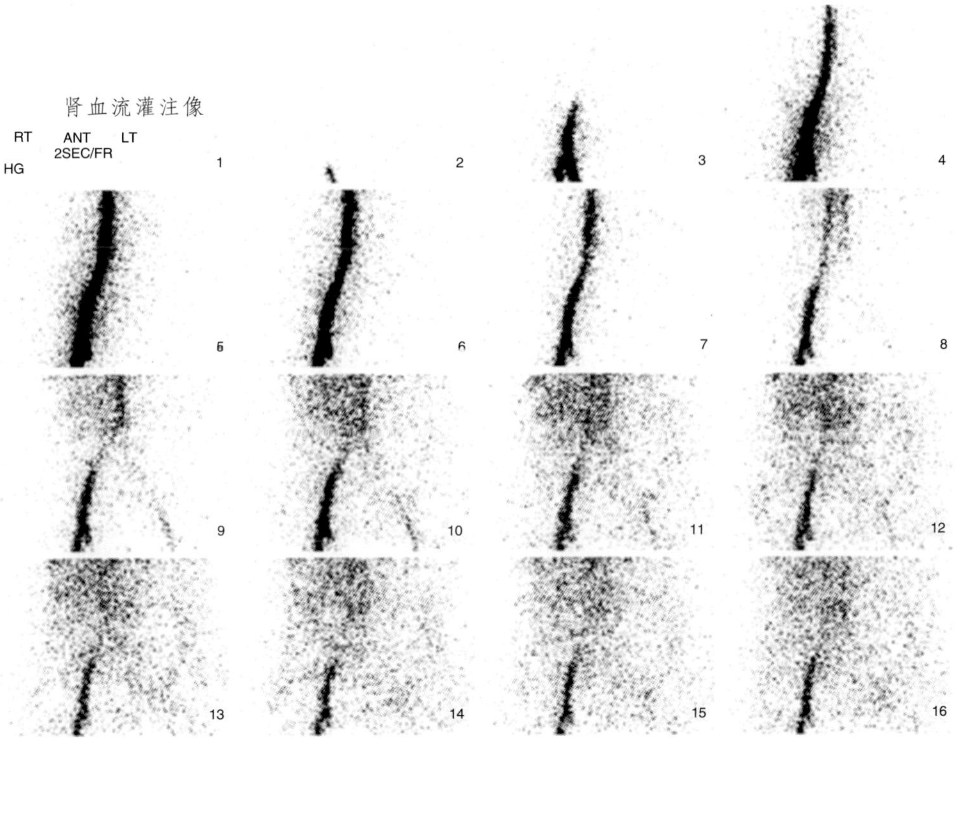

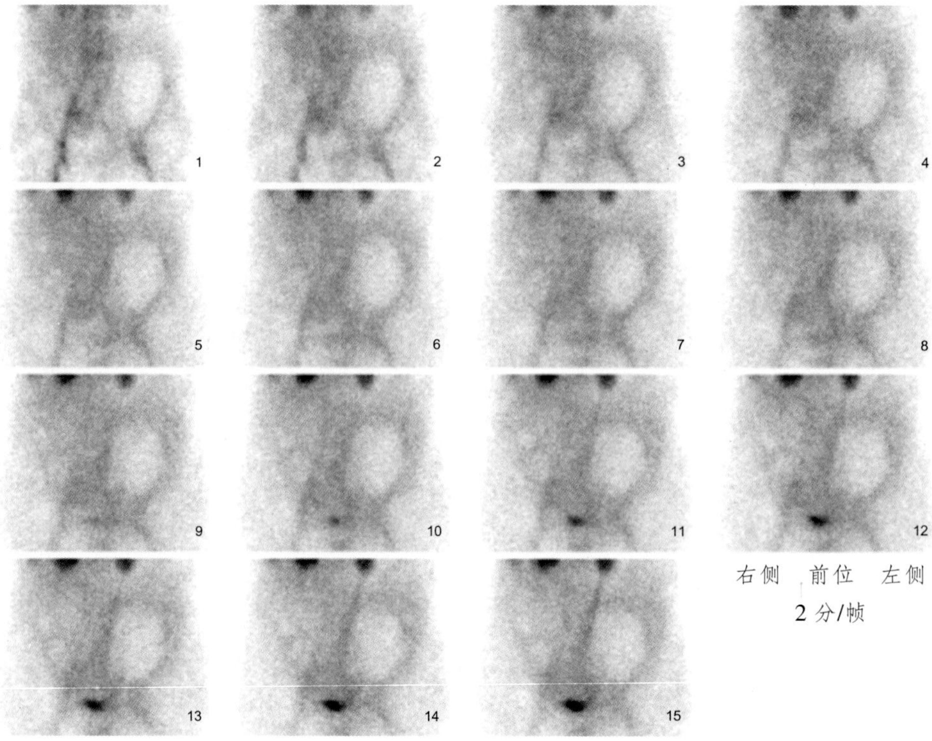

右侧 前位 左侧
2 分/帧

A. 左下肢深静脉血栓形成
B. 血管运动性肾病
C. 急性移植排斥反应
D. 血管闭塞
E. 肾积水
F. 淋巴囊肿
G. 血肿

19 患者女，45 岁，肾移植术后 2 天出现尿量减少。显像结果如下，最可能的诊断是：

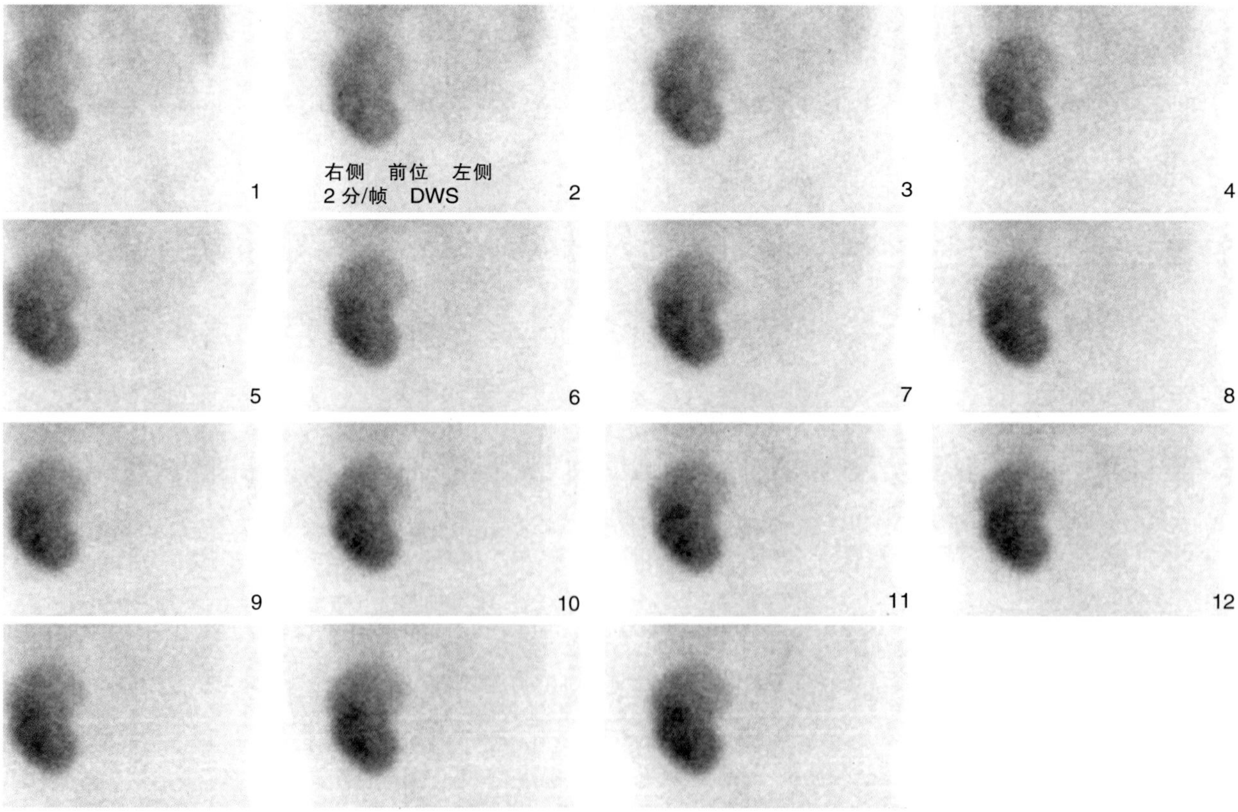

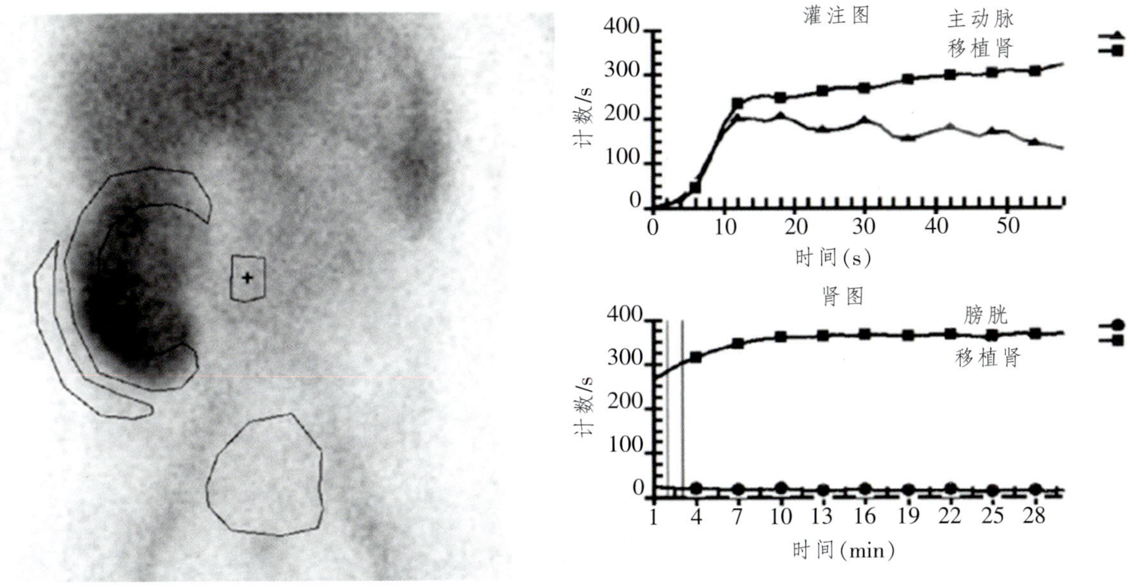

A. 尿漏　　　　B. 淋巴囊肿

C. 肾积水　　　　D. 血管闭塞

E. 血管运动性肾病　　　　F. 急性移植排斥反应

20 患者女，37 岁，因腹痛、尿量减少行肾显像（下图），最可能的诊断是：

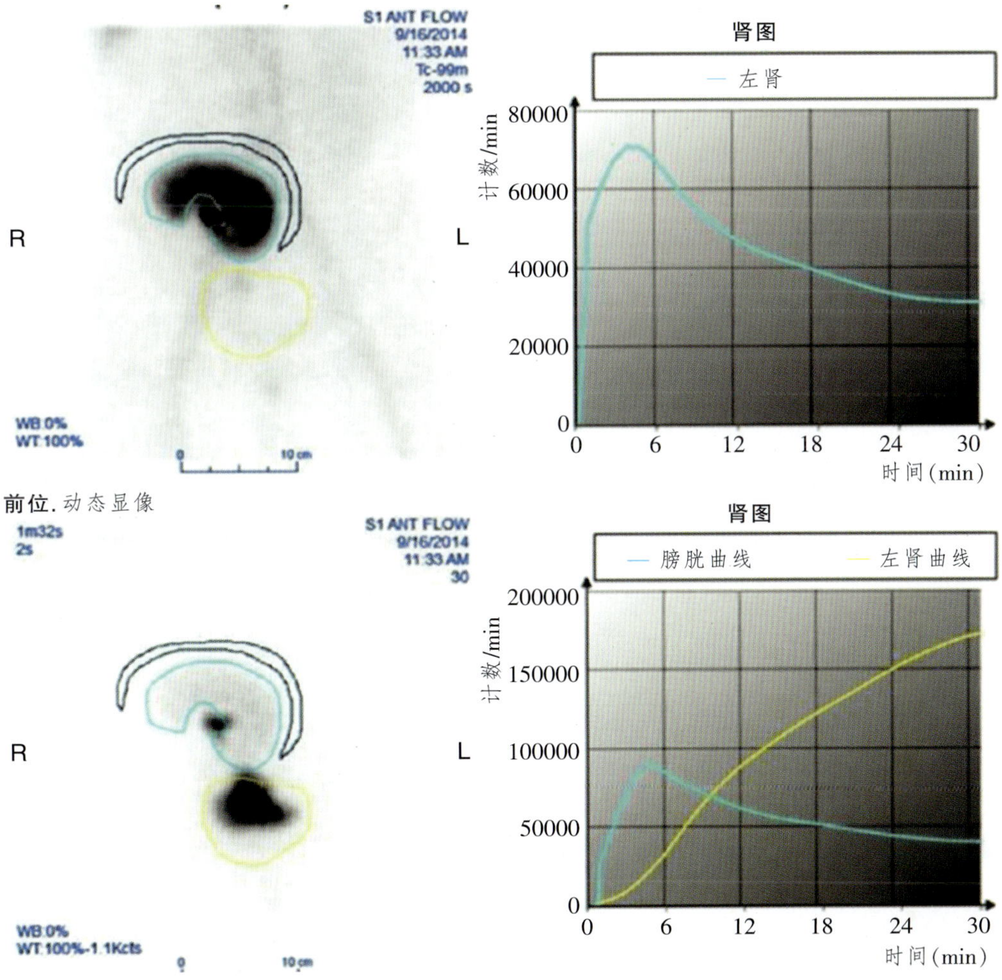

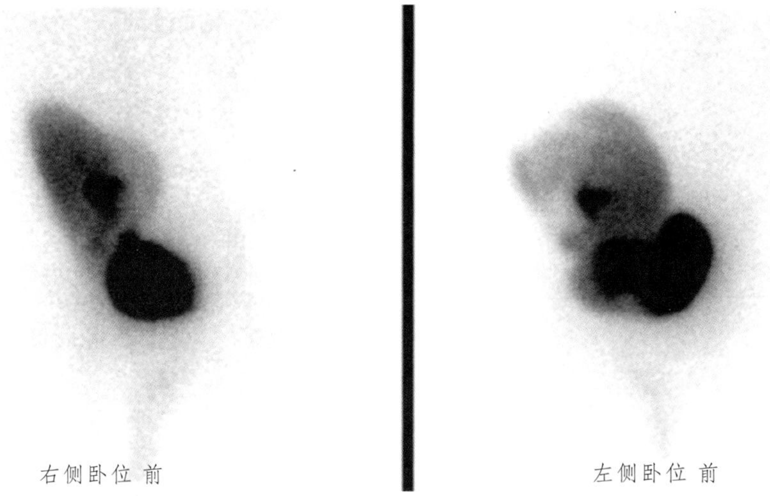

A. 正常
B. 尿漏
C. 淋巴囊肿
D. 肠摄取
E. 肾积水
F. 血管运动性肾病
G. 急性移植排斥反应

21 患者 59 岁,肾移植术后因尿量减少行肾显像(下图),可能的诊断为:

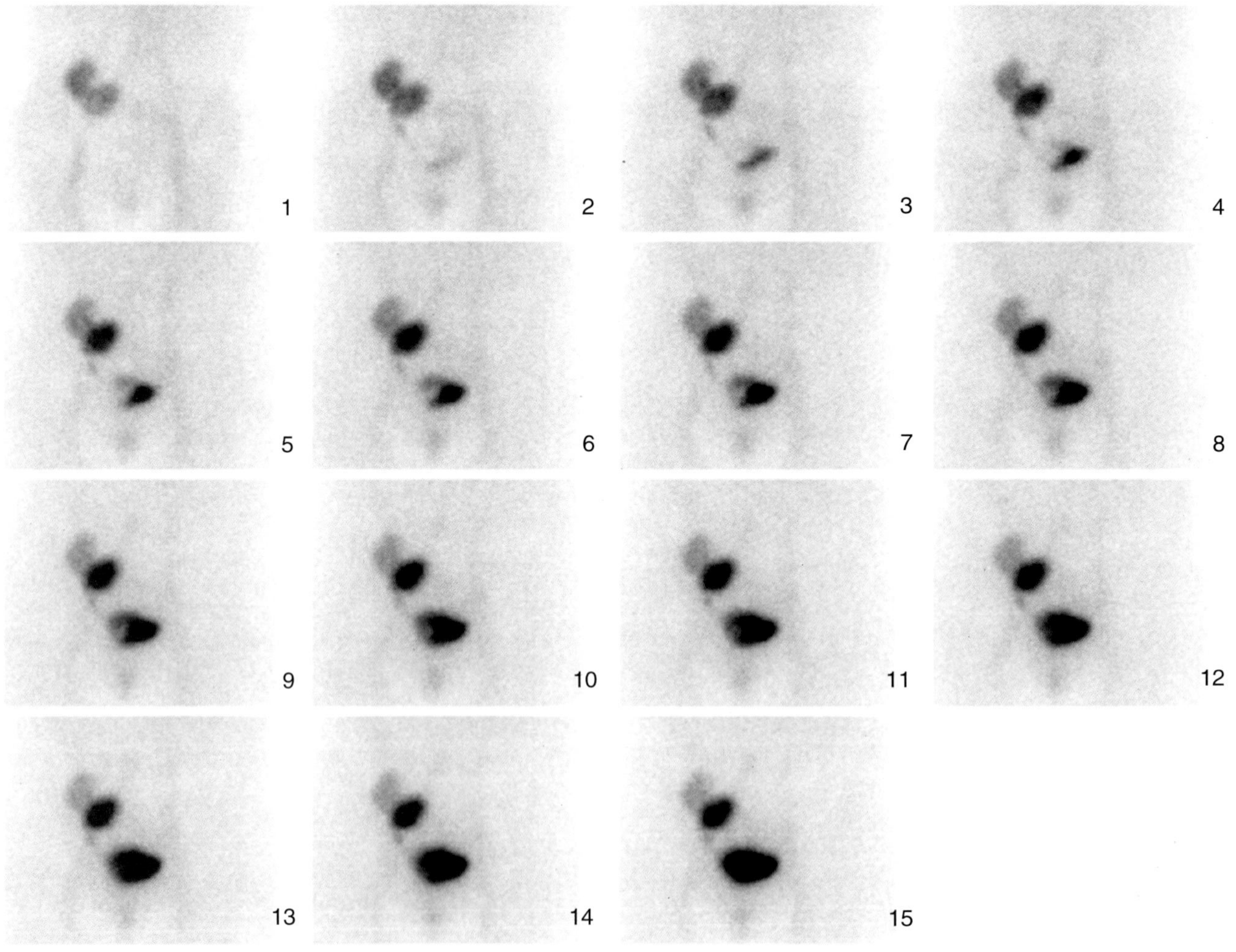

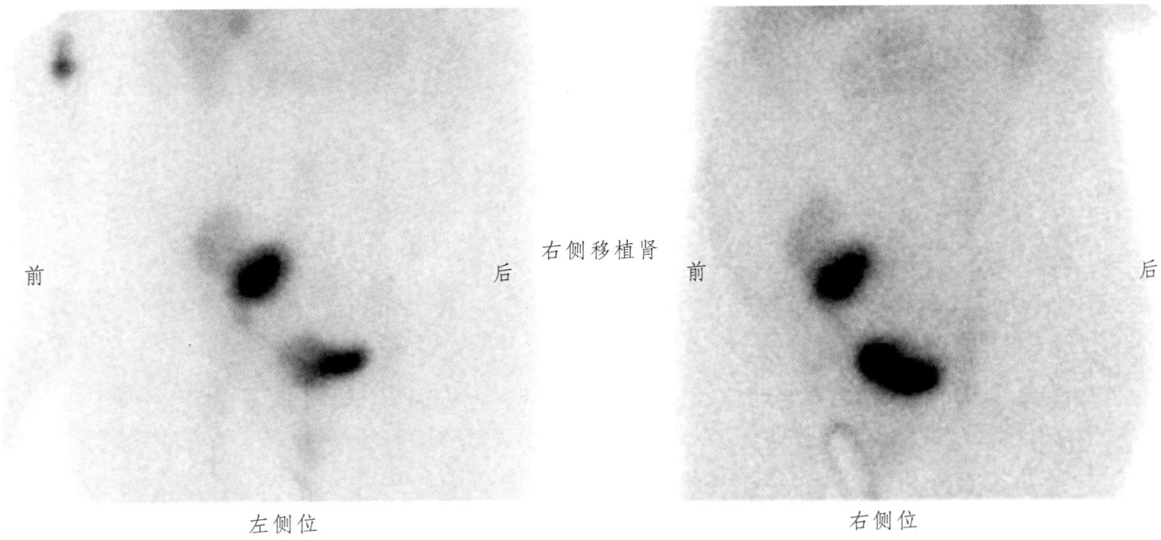

A. 移植肾正常　　　　　　　　　　　　B. 移植肾急性肾小管坏死

C. 移植肾正常伴邻近输尿管囊肿　　　　D. 移植肾上极梗死，下极正常

答案与解析

1 **答案 B**。20% 肾血流量经肾小球滤过清除,80% 经肾小管分泌清除。

参考文献: Mettler FA, Guiberteau MJ. *Essentials of nuclear medicine imaging*, 6th ed. Philadelphia, PA: Saunders, 2012: 315.

2 **答案 B**。DTPA 经肾小球滤过清除,因此可评估 GFR,但 5% ~10% 的放射性药物与血浆蛋白结合,因此会轻度低估 GFR。MAG3 主要经近端肾小管分泌清除,极少量经肾小球滤过清除。MAG3 具有较高的肾小管摄取率和血浆蛋白结合率,能更好地评价肾血流和功能,但不能测定 GFR。DMSA 是肾皮质显像剂,主要用于评估儿童肾盂肾炎、肾皮质瘢痕和分肾功能。葡庚糖酸盐同时经肾小球滤过和肾小管分泌清除,也不能测定 GFR。肾动态显像在某些情况下可作为确认 GFR 值的检查,如严重营养不良或肥胖、骨骼肌疾病以及移植前评估供体肾功能。

参考文献: Mettler FA, Guiberteau MJ. *Essentials of nuclear medicine imaging*, 6th ed. Philadelphia, PA: Saunders, 2012: 315 -316.

Ziessman HA, O'Malley JP, Thrall JH. *Nuclear medicine: the requisites*, 4th ed. Philadelphia, PA: Saunders, 2014: 170 -175.

3 **答案 D**。肾淋巴瘤肾显像的典型表现为双侧肾脏肿大、肾实质摄取明显,也可表现为肾脏周围多发异常放射性核素浓聚;集合系统没有扩张提示无梗阻或肾积水。其他选项:急性肾小管坏死(ATN)不会出现肾脏肿大;肾细胞癌多为单侧肾脏局灶性病变,而且 PET 图像上典型肾细胞癌的 FDG 摄取程度低于本例所见。

参考文献: Mettler FA, Guiberteau MJ. *Essentials of nuclear medicine imaging*, 6th ed. Philadelphia, PA: Saunders, 2012: 381 -390.

4 **答案 B**。DMSA 是肾皮质显像剂,经肾小球滤过后被肾小管重吸收,通过与近曲小管中巯基结合而停留在肾皮质。MAG3 的血浆清除主要通过近曲小管的主动转运(选项 B);DTPA 通过肾小球滤过(选项 A);葡庚糖酸盐(GH)既被肾小球滤过,又被肾小管分泌,可评估肾功能以及集合系统的通畅情况。此外,GH 注射后 1 ~2h 仍有 10% ~15% 注射量与肾小管结合,因此也可用于肾皮质显像。髓袢利尿剂(如呋塞米和布美他尼)的作用机制是阻断 Henle 袢的 $Na^+/K^+/2Cl^-$ 共转运体。下图显示不同放射性药物在肾脏的具体作用部位。

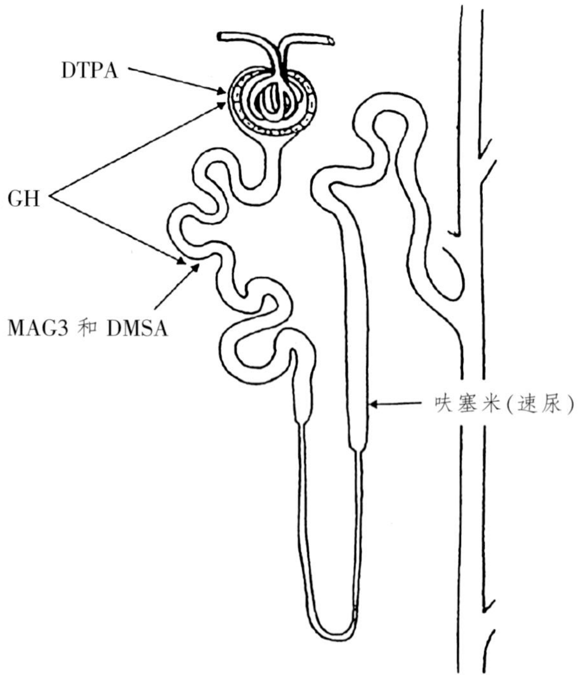

参考文献: Taylor AT. Radionuclides in nephrourology, part 1: radiopharmaceuticals, quality control, and quantitative indices. *J Nucl Med* 2014：608－615.

Ziessman HA，O'Malley JP，Thrall JH. *Nuclear medicine*：*the requisites*，4th ed. Philadelphia，PA：Saunders，2014：170－175.

5 **答案 B**。该病例的肾脏超声提示患者中度至重度肾积水，这种情况选择 MAG3 行肾动态显像的原因为：梗阻时 GFR 下降通常早于肾小管分泌功能的改变；MAG3 的肾脏摄取分数达 40%～50%，是 DTPA 的 2 倍以上。因此，怀疑梗阻伴肾功能受损的患者，MAG3 优于 DTPA。新生儿由于肾小球滤过功能发育不全，因此 MAG3 也是评估儿童肾功能的首选放射性药物。注射后，大部分 DMSA 滞留在肾小管而不分泌进入肾集合系统，因此 DMSA 评估分肾功能有一定价值，但不能评估梗阻。邻碘马尿酸钠需用 ^{131}I 或 ^{123}I 标记，图像质量较差，已经被 ^{99m}Tc－MAG3 取代。

参考文献：Mettler FA，Guiberteau MJ. *Essentials of nuclear medicine imaging*，6th ed. Philadelphia，PA：Saunders，2012：324－325.

Ziessman HA，O'Malley JP，Thrall JH. *Nuclear medicine*：*the requisites*，4th ed. Philadelphia，PA：Saunders，2014：170－175.

6 **答案 C**。与其他肾脏显像剂相比，DMSA 与肾皮质结合且肾清除非常少，因此是测定分肾功能的最佳显像剂，临床尤其适用于肾积水患者。没有肾积水的患者，^{99m}Tc－MAG3 测定分肾功能也比较准确，通过测定其清除到集合系统前高峰活性时段（注射后 1～3min）内每个肾脏感兴趣区的计数来进行计算。但当临床主要关注测定分肾功能时，最佳选择是 DMSA。

参考文献：Mettler FA，Guiberteau MJ. *Essentials of nuclear medicine imaging*，6th ed. Philadelphia，PA：Saunders，2012：316.

Ziessman HA，O'Malley JP，Thrall JH. *Nuclear medicine*：*the requisites*，4th ed. Philadelphia，PA：Saunders，2014：170－175.

7 **答案 C**。正常 MAG3 时间－放射性曲线（肾图）如下图：肾小管分泌迅速（达峰时间为 3～5min），同时肾脏清除/排泄良好（半排时间为 6～10min，20min 峰值比 <0.3）。肾功能轻度受损者，肾小管分泌功能正常即达峰时间正常，但肾脏清除略延缓（20min 峰值比略延长），即 30min 肾实质有示踪剂轻度滞留。肾功能中度受损者，肾小管分泌功能障碍（达峰时间延长）且肾实质有较多示踪剂滞留（20min 峰值比延长）。肾功能重度受损者，肾实质放射性药物摄取差，显像剂在肾实质逐渐积聚，并且没有明显放射药物清除（达峰时间明显延长）。虽然肾动态显像和肾图确定肾功能受损程度有一定价值，但肾功能受损的确切原因（如急性肾小管坏死、肾盂肾炎、药物毒性或慢性肾脏疾病）需结合患者病史。需要注意的是，患者在肾动态检查前应充分水化，虽然脱水不会改变肾血流灌注和肾脏放射性药物摄取，但肾脏放射性药物的分泌和清除可能会延迟，表现为肾功能受损或类似梗阻的图像。此外，肾图曲线必须结合肾动态图像，因为前者可能受到如肾积水等诸多因素影响而不准确。

参考文献：Mettler FA，Guiberteau MJ. *Essentials of nuclear medicine imaging*，6th ed. Philadelphia，PA：Saunders，2012：317－321.

Ziessman HA，O'Malley JP，Thrall JH. *Nuclear medicine*：*the requisites*，4th ed. Philadelphia，PA：Saunders，2014：175－179.

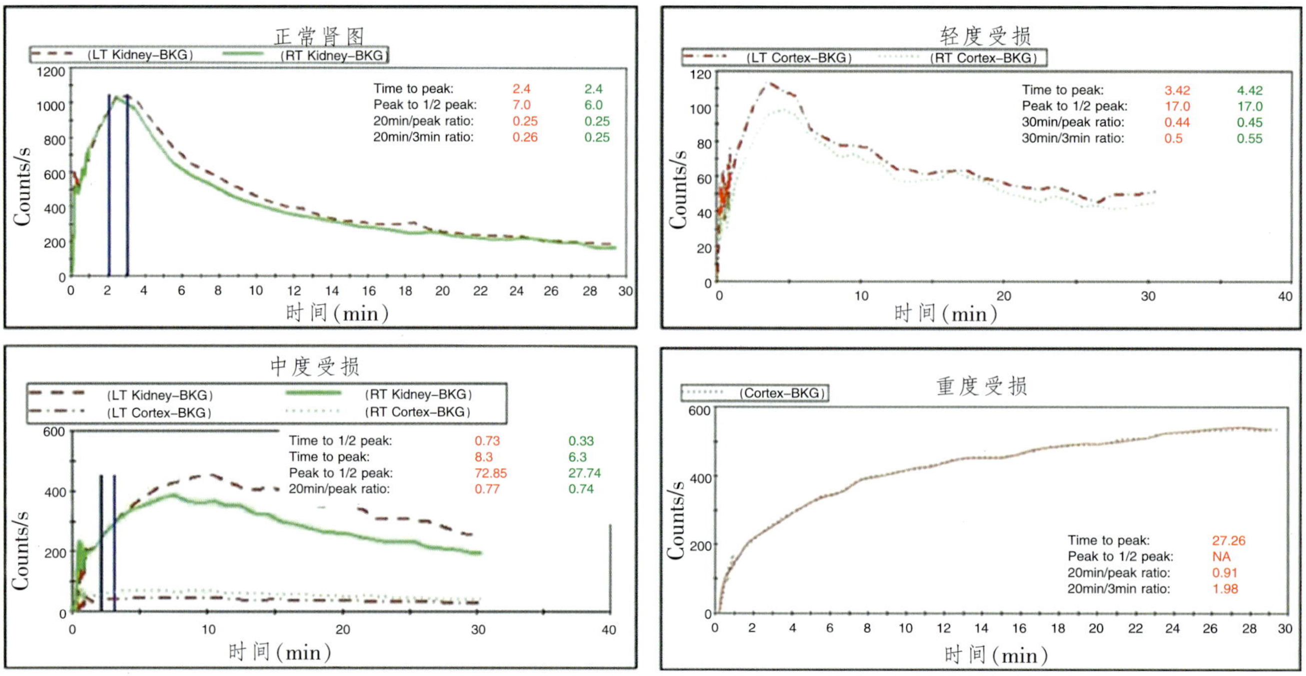

8　**答案 D**。常规肾显像图像无明显放射性示踪剂清除,故继续采集延迟图像。16.5h 延迟图像显示肾区仍有放射性分布,与肾功能严重受损相符。肾功能严重受损时,^{99m}Tc – MAG3 通过肝胆系统排泄,因此,此类患者的延迟图像可以看到肠道内有放射性分布。其他选项:肾 – 结肠瘘通常继发于肾切除等手术,显像开始即可见肠道内放射性分布。

参考文献:Shea TE, Pfister RC. Opacification of the gallbladder by urographic contrast media reflection of an alternate excretory pathway. *Am J Roentgenol Radium Ther Nucl Med* 1969: 763 – 768.

9　**答案 A**。静脉注射 MAG3 后行后位动态采集,图像显示双侧肾脏放射性药物迅速摄取,但清除很少。该影像表现结合脱水和横纹肌溶解的临床病史,首先考虑急性肾小管坏死。其他选项均可排除:严重慢性肾脏疾病者,由于肾小管功能呈慢性进行性受损,放射性药物摄取减少,即曲线表现为逐渐上升而非迅速上升(见下图)。题目所提供的影像没有肾积水的证据(未显示肾集合系统扩张)。由于没有卡托普利检查,故排除肾动脉狭窄诊断。值得注意的是,左肾上极的小面积放射性缺损(箭)是肾囊肿。给药后 2 ~ 5min 为正常肾脏摄取高峰,这个时间段的影像最适合诊断无功能肾组织或放射性缺损(如囊肿、肾细胞癌或转移癌)。

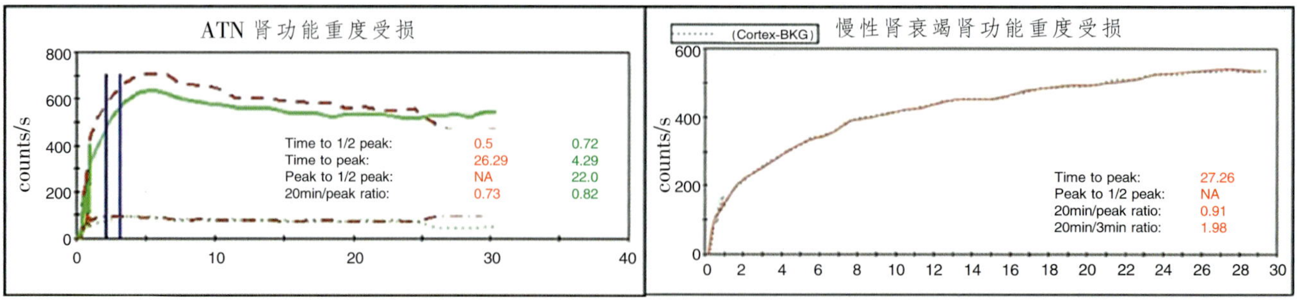

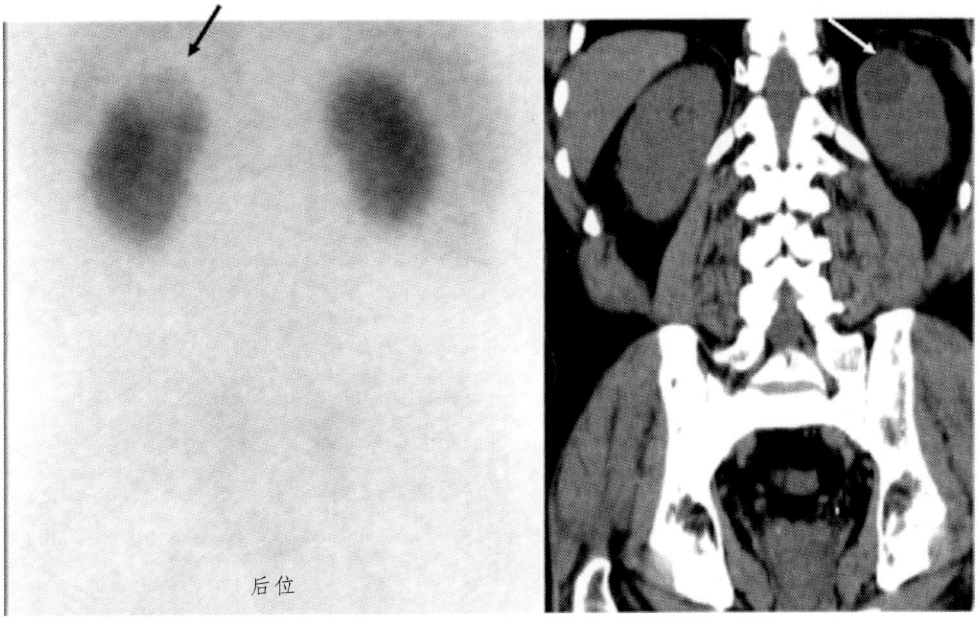

参考文献： Mettler FA, Guiberteau MJ. *Essentials of nuclear medicine imaging*, 6th ed. Philadelphia, PA: Saunders, 2012: 317 – 321.

Ziessman HA, O'Malley JP, Thrall JH. *Nuclear medicine: the requisites*, 4th ed. Philadelphia, PA: Saunders, 2014: 175 – 179.

10 **答案 C**。肾动脉狭窄时，肾小球旁器产生肾素，肾素在肝脏将血管紧张素原转化为血管紧张素Ⅰ。在肺实质中，血管紧张素Ⅰ在血管紧张素转换酶（ACE）作用下转化为血管紧张素Ⅱ。血管紧张素Ⅱ的作用之一是收缩出球小动脉，增加肾小球内的净梯度压力，维持 GFR 稳定。ACE 抑制剂阻断肺实质中血管紧张素Ⅰ向血管紧张素Ⅱ的转化，从而减弱对出球小动脉的收缩作用，导致 GFR 降低，出现肾脏功能受损表现。

参考文献： Mettler FA, Guiberteau MJ. *Essentials of nuclear medicine imaging*, 6th ed. Philadelphia, PA: Saunders, 2012: 328 – 336.

Saha GB. *Fundamentals of nuclear pharmacy*, 6th ed. New York, NY: Springer, 2010: 296.

Ziessman HA, O'Malley JP, Thrall JH. *Nuclear medicine: the requisites*, 4th ed. Philadelphia, PA: Saunders, 2014: 184 – 188.

11 **答案 B**。MAG3 后位肾动态显像示右肾影大，肾影中心可见大面积放射性分布缺损，其在延迟显像上出现放射性填充；注射呋塞米后，中心区积聚的放射性核素没有出现明显排空。上述影像表现提示肾盂积水并右肾盂输尿管连接部（UPJ）梗阻；肾动态显像示左肾未见明显异常。UPJ 梗阻患者首先考虑的治疗方式是肾盂成形术，及时纠正肾功能可以完全恢复。其他选项：肾切除术仅用于残余肾功能很小的病例，因此不宜此时行肾切除术。输尿管再移植术、膀胱切除术和回肠膀胱术均对 UPJ 梗阻无益。

利尿肾图有助于区分梗阻性和非梗阻性肾积水。非梗阻性肾积水注射呋塞米后尿量增加，会迅速清除聚积的放射性药物；而梗阻性肾积水注射呋塞米后扩张集合系统逐渐充盈而不出现排空。可以用时间 – 放射性曲线进行定量分析，即测量达到峰值活度一半水平所需的时间（$T_{1/2}$ 利尿时间）。$T_{1/2}$ 利尿时间 < 10min 提示非梗阻性肾积水，> 20min 提示梗阻性肾积水，10 ~ 20min 不能确定是否有梗阻。

参考文献： Mettler FA, Guiberteau MJ. *Essentials of nuclear medicine imaging*, 6th ed. Philadelphia, PA:

Saunders, 2012: 324 - 329.

Ziessman HA, O'Malley JP, Thrall JH. *Nuclear medicine: the requisites*, 4th ed. Philadelphia, PA: Saunders, 2014: 179 - 184.

12 **答案 C**。后位动态^{99m}Tc - MAG3 功能图像和利尿肾图曲线判读:肾功能图像示右肾盂肾盏扩张的中心区放射性分布缺损,同时可见右肾扭转异常;放射性快速摄取和分泌表明双侧肾功能良好;右肾盂内放射性药物进行性积聚说明右肾大量积水;注射呋塞米后积水的右侧集合系统出现一定程度的放射性药物排空,$T_{1/2}$利尿时间为 14min,而此结果不确定是否存在梗阻。本例所示肾脏集合系统内放射性缓慢部分清除,虽然可能是由于极度扩张集合系统的容量过大导致,并不存在梗阻,但也不能完全除外梗阻,所以 $T_{1/2}$利尿时间为 10 ~ 20min 时,将其归为不确定梗阻。除了容量增加外,脱水和严重慢性肾脏疾病患者的利尿反应不良也可表现为这种不确定梗阻的 $T_{1/2}$利尿时间。

参考文献: Mettler FA, Guiberteau MJ. *Essentials of nuclear medicine imaging*, 6th ed. Philadelphia, PA: Saunders, 2012: 324 - 329.

Ziessman HA, O'Malley JP, Thrall JH. *Nuclear medicine: the requisites*, 4th ed. Philadelphia, PA: Saunders, 2014: 179 - 184.

13 **答案 C**。30min 后位动态影像显示右肾中心呈放射性分布缺损(箭头),这是由于扩张肾盂肾盏内充满未被放射性标记的尿液;右肾影比左肾影稍大,右肾的肾小管进行性摄取显像剂,但没有分泌到肾集合系统,说明右肾功能严重受损,原因可能是继发于高位梗阻。左侧肾功能正常,可见扩张的左侧肾盂肾盏和输尿管逐渐出现放射性药物的积聚,注射呋塞米后,左侧集合系统内积聚的放射性药物迅速清除,表明左肾虽然有积水但不存在梗阻。长期高位梗阻如果不治疗可导致肾单位进行性丢失,引发肾功能减退并导致肾萎缩;但如果及时纠正,大部分肾功能可以恢复。由此可见,肾动态显像不仅有助于诊断梗阻,还可从肾功能角度评估梗阻危害,以及梗阻治疗后残余肾功能的恢复情况,可以对部分梗阻患者或有梗阻加重风险患者的肾功能进行随访监测。

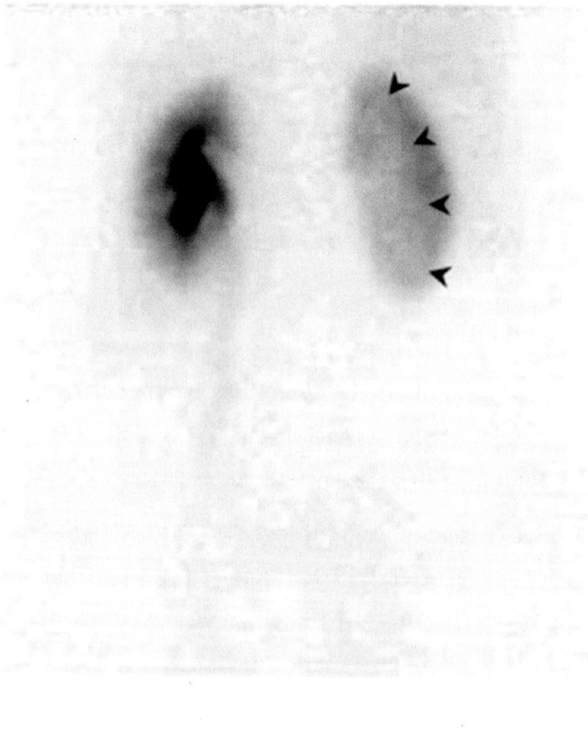

参考文献：Mettler FA, Guiberteau MJ. *Essentials of nuclear medicine imaging*, 6th ed. Philadelphia, PA: Saunders, 2012: 324－329.

Ziessman HA, O'Malley JP, Thrall JH. *Nuclear medicine: the requisites*, 4th ed. Philadelphia, PA: Saunders, 2014: 179－184.

14　**答案 D**。注射呋塞米后的后位动态图像显示左肾和左侧输尿管大量积水，虽然利尿肾图提示左侧肾脏集合系统部分排空，但图中左侧感兴趣区（ROI）只包括肾盂肾盏是不准确的。重新处理后的 ROI 包括扩张输尿管和肾盂肾盏，生成的时间－放射性曲线显示呋塞米注射后没有排空（下图）。正确判读应该是左侧输尿管膀胱连接部梗阻致输尿管肾积水。以下几点需要注意：时间－放射性曲线及其参数的判读需要结合肾功能图像；注意肾脏和集合系统 ROI 范围，特别是有扩张迹象时，输尿管膀胱连接部（UVJ）梗阻的情况下，集合系统 ROI 应该包括输尿管。

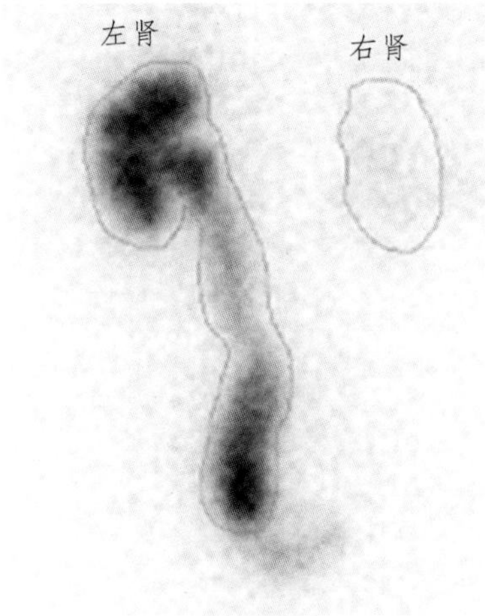

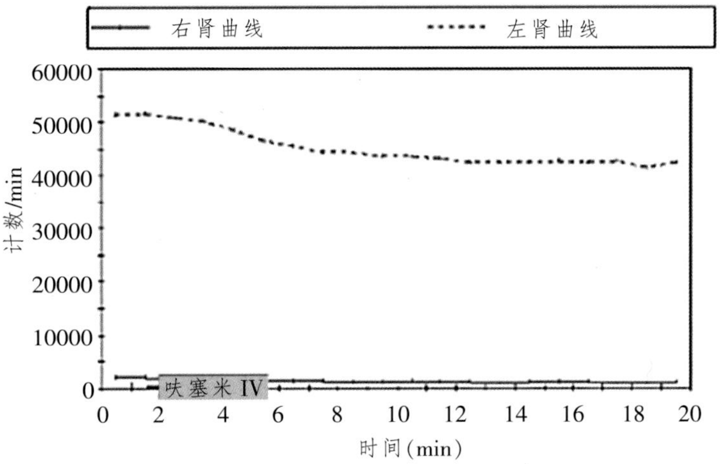

参考文献：Mettler FA, Guiberteau MJ. *Essentials of nuclear medicine imaging*, 6th ed. Philadelphia, PA: Saunders, 2012: 324－329.

Ziessman HA, O'Malley JP, Thrall JH. *Nuclear medicine: the requisites*, 4th ed. Philadelphia, PA: Saunders, 2014: 179－184.

15　**答案 B**。肾血管性高血压患者注射卡托普利后会出现 GFR 降低，肾小球滤过型显像剂 DTPA 的浓聚和分泌均降低；肾小管分泌速率不受影响，因此肾小管分泌型显像剂 MAG3 浓聚速率只轻度延迟，而不会降低；但 GFR 降低导致肾小管浓聚的显像剂不被清除。综上所述，正确的 DTPA 和 MAG3 肾图曲线是选项 B。

参考文献：Mettler FA, Guiberteau MJ. *Essentials of nuclear medicine imaging*, 6th ed. Philadelphia, PA: Saunders, 2012: 328－336.

Ziessman HA, O'Malley JP, Thrall JH. *Nuclear medicine: the requisites*, 4th ed. Philadelphia, PA: Saunders, 2014: 184－188.

16　**答案 B**。图像显示卡托普利诱导的严重双侧肾功能障碍。卡托普利介入肾显像是无创性筛选肾血管性高血压的检查技术，具有高度敏感性（93%）和特异性（95%）。然而，行卡托普利介入肾显像出现双侧肾功能不全，应该首先考虑造成显像假阳性常见的人为因素，例如，脱水、卡托普利诱导低血压和钙通道阻滞剂，建议患者在卡托普利介入肾显像检查前停用钙通道阻滞剂。排除人为原因假阳性结果后，才考虑双侧肾动脉狭窄的可能，因为约 30% 年龄 >55 岁的患者可能双侧受累。其他选项：ACE 抑制剂治疗会导致卡托普利介入肾显像出现假阴性,而不是假阳性结果;α 受体阻滞剂和 β 受体阻滞剂不影响此类药物的肾显像检查。

参考文献: Claveau-Tremblay R, Turpin S, De Braekeleer M, et al. False-positive captopril renography in patients taking calcium antagonists. *J Nucl Med* 1998: 1621 - 1626.

Ludwig V, Martin WH, Delbeke D. Calcium channel blockers: a potential cause of false-positive captopril renography. *Clin Nucl Med* 2003: 108 - 112.

17　**答案 D**。后位动态图像显示右肾影增大,右肾下极较大的放射性分布稀疏区。肾动态显像肾脏正常摄取高峰时间为 2 ~ 5min,此时间段最适合观察无功能肾组织因无法聚集放射性药物呈现的放射性缺损。最常见的放射性缺损病变是肾囊肿,但肾细胞癌和其他恶性肿瘤也可有相似表现,因此,应考虑行解剖学影像,如超声、CT 或 MRI 检查行进一步评估。其他选项:因为没有梗阻证据,所以没有必要注射呋塞米;图像处理没有错误;前位图像不会改变患者的诊疗策略。该患者最终确诊为右肾下极巨大肾细胞癌。

参考文献: Mettler FA, Guiberteau MJ. *Essentials of nuclear medicine imaging*, 6th ed. Philadelphia, PA: Saunders, 2012: 336 - 338.

18　**答案 D**。此检查为评估移植肾的功能。静脉注射 ^{99m}Tc - MAG3 后采集前位血流灌注图像,未见明显流经左侧髂总动脉的血流(箭);功能图像显示骨盆左侧移植肾灌注减低,表现为圆形放射性缺损区(箭头);这些表现符合急性动脉闭塞引起的移植肾坏死。图中可见移植肾无侧支静脉引流,而肾静脉血栓形成也可出现类似无灌注和无肾功能的表现,但肾静脉血栓形成者左侧髂总动脉可见血流,故可以排除。

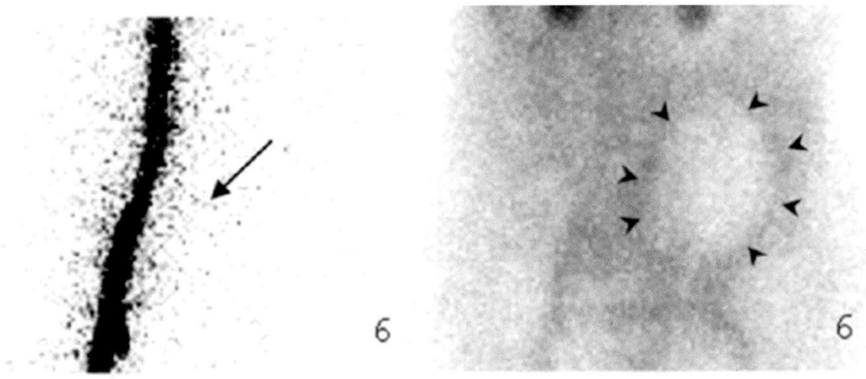

参考文献: Mettler FA, Guiberteau MJ. *Essentials of nuclear medicine imaging*, 6th ed. Philadelphia, PA: Saunders, 2012: 338 - 341.

Ziessman HA, O' Malley JP, Thrall JH. *Nuclear medicine: the requisites*, 4th ed. Philadelphia, PA: Saunders, 2014: 188 - 198.

19　**答案 E**。静脉注射 ^{99m}Tc - MAG3 后采集前位动态图像,显示双侧肾脏快速摄取放射性药物,但逐渐增多的放射性药物摄取没有分泌进入肾集合系统。肾血流(灌注)图像的时间 - 放射性曲线显示移植肾血流灌注良好,肾灌注曲线斜率与同水平主动脉/髂动脉的灌注曲线斜率(箭)相似。肾功能图像的时间 - 放射性曲线(肾图)显示放射性浓聚逐渐增多但没有明显分泌。上述表现与血管运动性肾病相符,也称为缺血性肾病、移植肾功能延迟或急性肾小管坏死。

移植肾的肾图必须结合临床病史,移植后早期肾功能受损与血管运动性肾病或急性排斥反应有关。血管运动性肾病术后随即发生,2 周内可以恢复,而急性排斥反应通常发生于术后几周，最常见于术后前 3 个月。其他选项：梗阻引起的严重肾功能障碍也可以有相似的影像学表现，但可见扩张集合系统导致放射性缺损，以及部分放射性示踪剂分泌进入集合系统的表现；肾动脉或肾静脉闭塞导致同种异体移植肾血流和功能缺失；尿漏表现为卧位图像肾脏或膀胱外放射性分布。

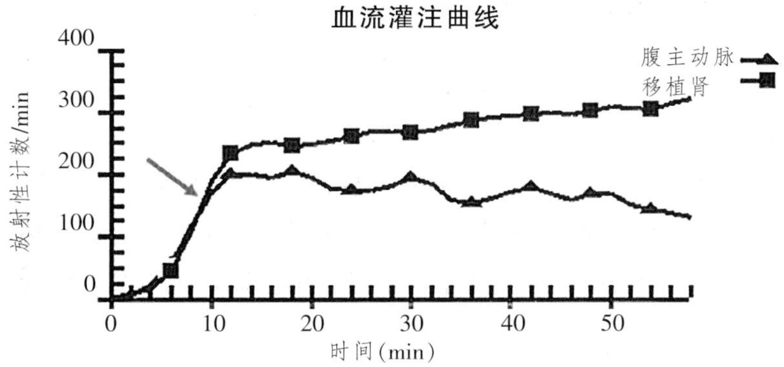

参考文献： Mettler FA, Guiberteau MJ. *Essentials of nuclear medicine imaging*, 6th ed. Philadelphia, PA: Saunders, 2012: 338 – 341.

Ziessman HA, O'Malley JP, Thrall JH. *Nuclear medicine: the requisites*, 4th ed. Philadelphia, PA: Saunders, 2014: 188 – 198.

20 **答案 B**。前位 ^{99m}Tc – MAG3 肾功能图像显示右髂窝移植肾摄取及排泄良好，但卧位图像显示肾脏和肾集合系统外有放射性分布（箭头），此表现与尿漏最相符。如果临床可疑尿漏，应考虑进行卧位显像以及 1 ~ 2h 延迟显像。有些医院常规进行卧位显像，发现放射性分布移动可提高尿漏检出的敏感性。术后尿漏可能发生在吻合口或梗阻导致的同种异体移植肾破裂。图像所示放射性分布的形态与肠道不符，因此，排除源自胃肠道。肾动态显像是诊断和随访尿漏患者简单、灵敏且可靠的方法。其他与肾移植相关的积液包括血肿和淋巴囊肿，肾动态显像都表现为局限性放射性分布缺损，血肿通常在术后早期出现，淋巴囊肿则因为移植肾没有淋巴引流，通常在移植后第 2 ~ 3 个月出现。

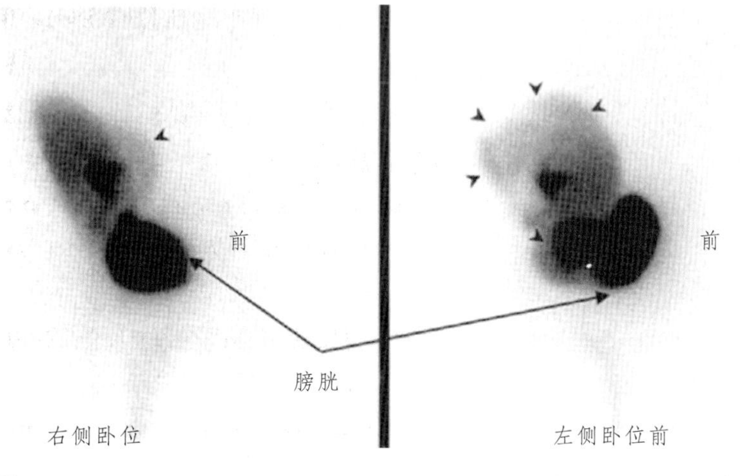

参考文献： Mettler FA, Guiberteau MJ. *Essentials of nuclear medicine imaging*, 6th ed. Philadelphia, PA: Saunders, 2012: 248 – 249.

Ziessman HA, O'Malley JP, Thrall JH. *Nuclear medicine: the requisites*, 4th ed. Philadelphia, PA: Saunders, 2014: 318 – 319.

21 **答案 B**。静脉注射^{99m}Tc－MAG3 后采集前位动态图像,显示肾脏右半部分放射性迅速摄取和排泄(箭头),而靠下的左半部分放射性迅速摄取后逐渐聚积(箭),这通常见于血管运动性肾病(ATN)。实际上,这个移植病例是将两个小儿肾脏移植到成人体内,右上移植肾功能正常,左下移植肾患有 ATN。其他选项:卧位图像上尿液囊肿表现为移动的放射性浓聚影,该病例未见这一表现。

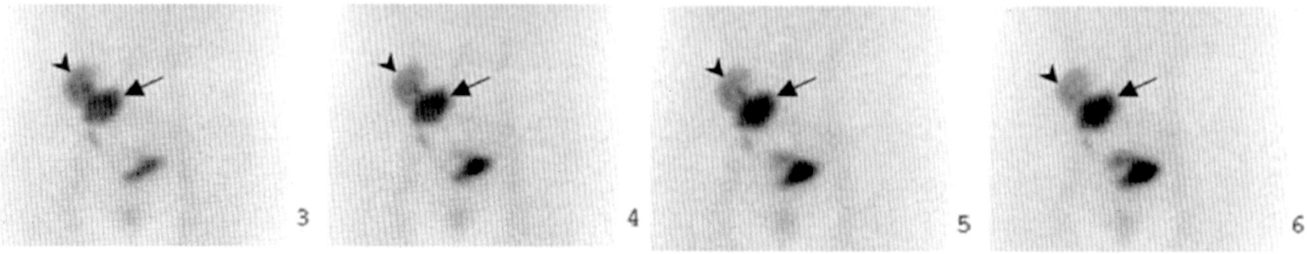

参考文献: Memel DS. Imaging of en bloc renal transplants: normal and abnormal postoperative findings. *Am J Roentgenol* 1993: 75－81.

Mettler FA, Guiberteau MJ. *Essentials of nuclear medicine imaging*, 6th ed. Philadelphia, PA: Saunders, 2012: 338－341.

Ziessman HA, O'Malley JP, Thrall JH. *Nuclear medicine: the requisites*, 4th ed. Philadelphia, PA: Saunders, 2014: 188－198.

(王凯 译　艾林 卢洁 校)

第 10 章　儿科核医学

问题

1a　患儿 7 岁，发热，下图为肾显像图，使用的显像剂为：

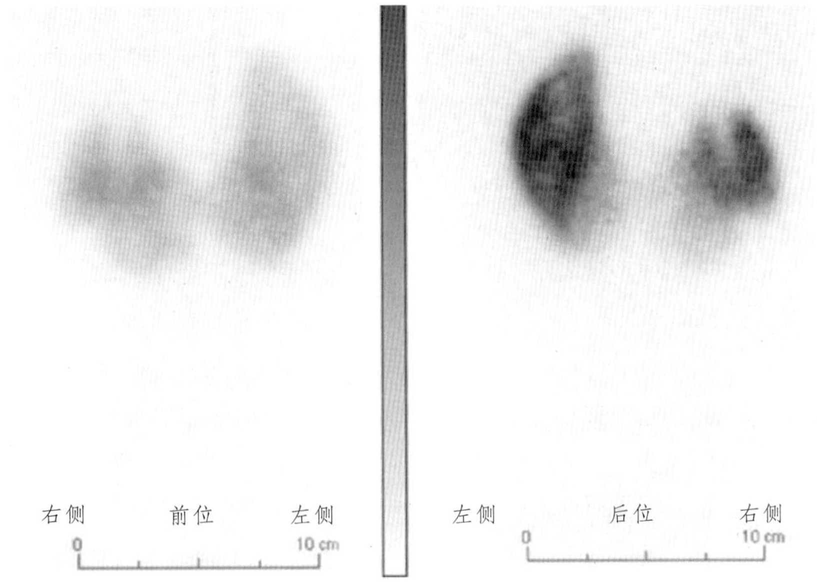

A. ^{99m}Tc – DMSA　　B. ^{99m}Tc – DTPA

C. ^{99m}Tc – MAG3　　D. ^{123}I – 邻碘马尿酸钠

1b　患儿最可能的诊断为：

A. 急性肾衰竭　　B. 双肾积水

C. 肾盂肾炎　　D. 肾母细胞瘤

E. 淋巴瘤

2　与直接法放射性核素膀胱造影（RNC）相比，排尿性膀胱尿道造影（VCUG）的优势是：

A. 辐射剂量低　　B. 显示解剖结构佳

C. 敏感性高　　D. 能够计算膀胱容量

3　根据下图所示，膀胱输尿管反流（VUR）程度为：

A. 左侧轻度，右侧中度　　B. 左侧中度，右侧轻度

C. 左侧重度，右侧中度　　D. 左侧中度，右侧重度

E. 双侧轻度　　F. 双侧中度

G. 双侧重度

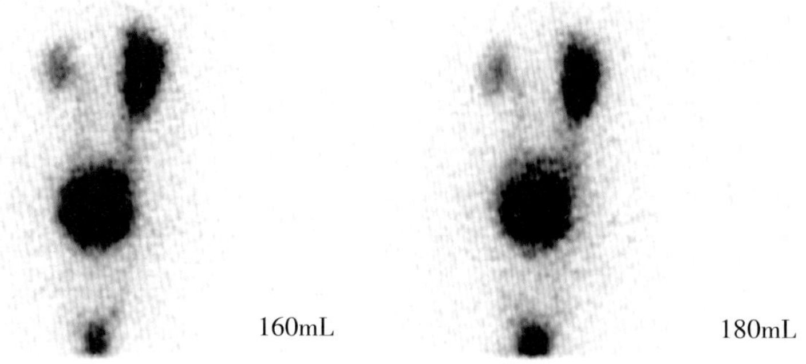

4 患儿4月龄,超声显示左侧肾脏实质异常回声,有多发囊性病灶。结合如下肾显像图,最可能的诊断是:

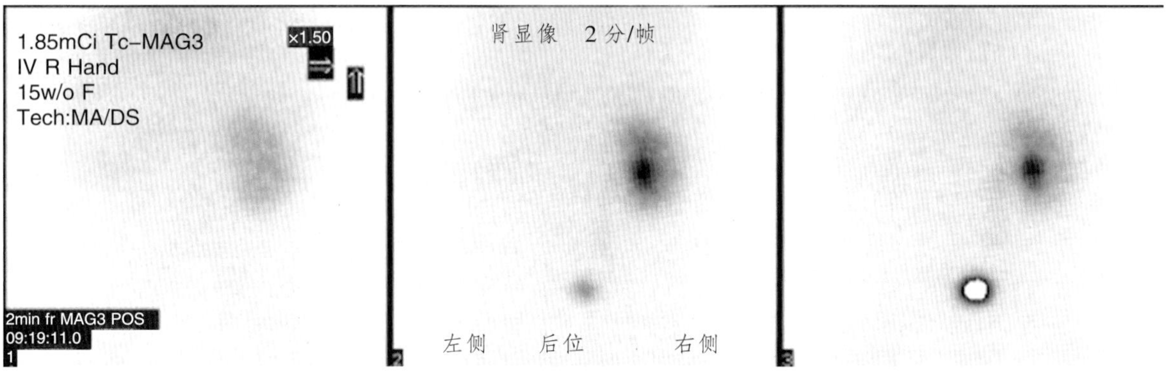

A. 常染色体隐性遗传性多囊肾病　　B. 先天性中胚层肾瘤
C. 输尿管肾盂连接处梗阻　　D. 多囊肾发育不良

5 患儿女，2岁，超声显示肾异常，行肾显像评估肾功能，最可能的诊断为：

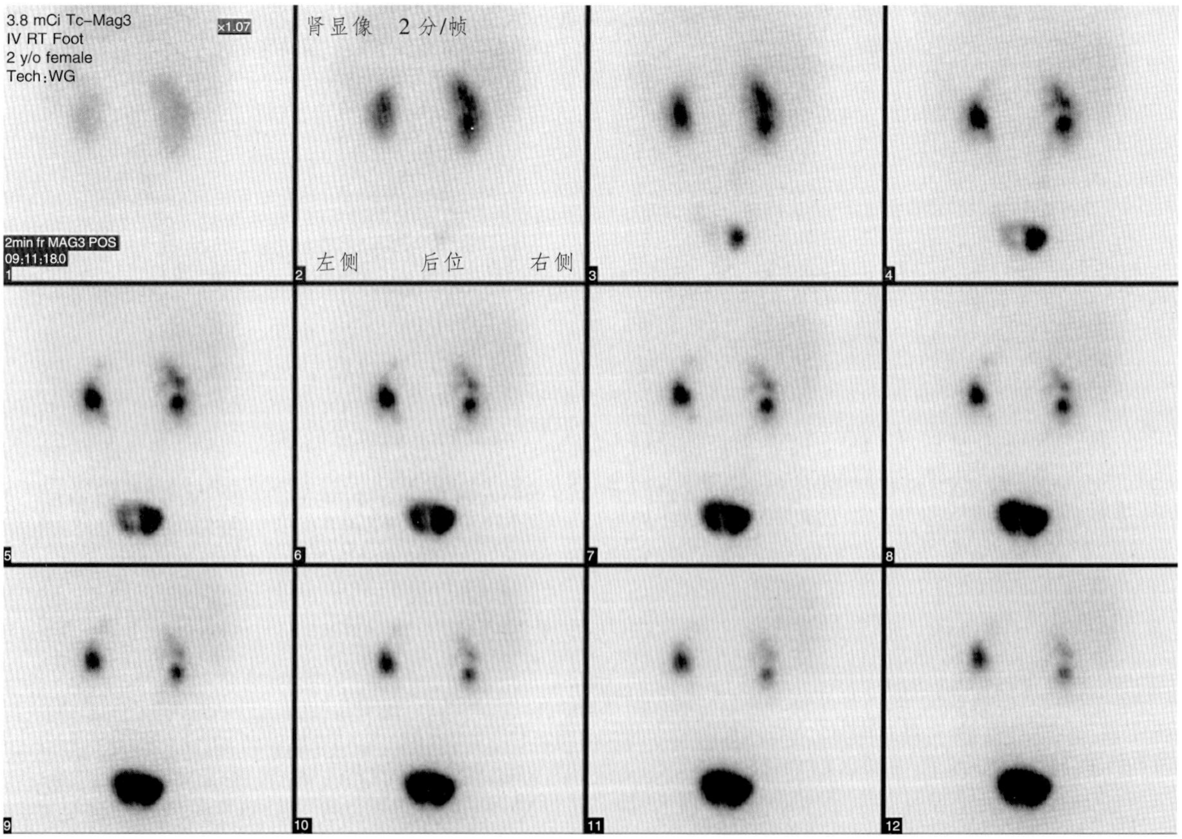

A. 结石
B. 憩室
C. 输尿管囊肿
D. 横纹肌肉瘤

6 患儿 18 个月，临床高度怀疑其遭受家庭暴力，常规骨骼检查结果不能确定。骨显像提示非意外性创伤最特异的骨折部位是：

A. 颅骨
B. 肩胛骨
C. 锁骨
D. 长骨骨干

7 患儿 15 岁，主诉下肢痛，有跑步运动史，行骨三相检查，提示胫骨纤维炎的特征性表现为：

A. 骨三相阳性
B. 梭形影
C. 后内侧皮质显影
D. 局灶性皮质摄取

8 患者 19 岁，主诉腰背痛，行前位和后位骨显像。患者检查完离开前，技术员请你阅读以下图像，你认为患者下一步最适合的检查是：

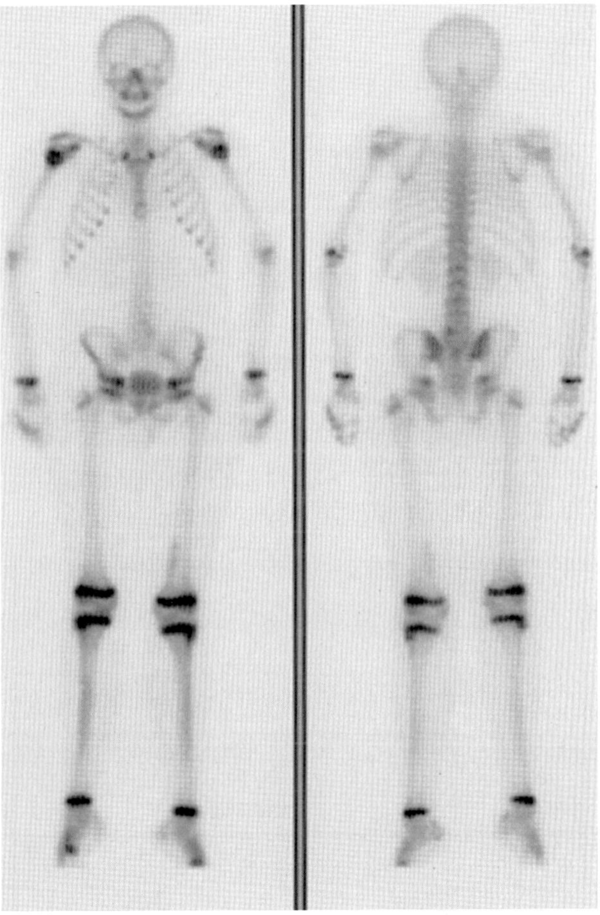

A. 腰椎 MR 扫描
B. 腰椎 CT 扫描
C. 腰椎 X 线摄影
D. 腰椎 SPECT
E. 无须进一步检查

9 患儿男，7 岁，左膝疼痛伴发热 2 天，X 线片未见异常。由于患儿植入人工耳蜗，因此不能行 MR 检查，遂行骨三相扫描，患儿最可能的诊断是：

A. 化脓性关节炎
B. 骨肉瘤
C. 骨折
D. 骨髓炎

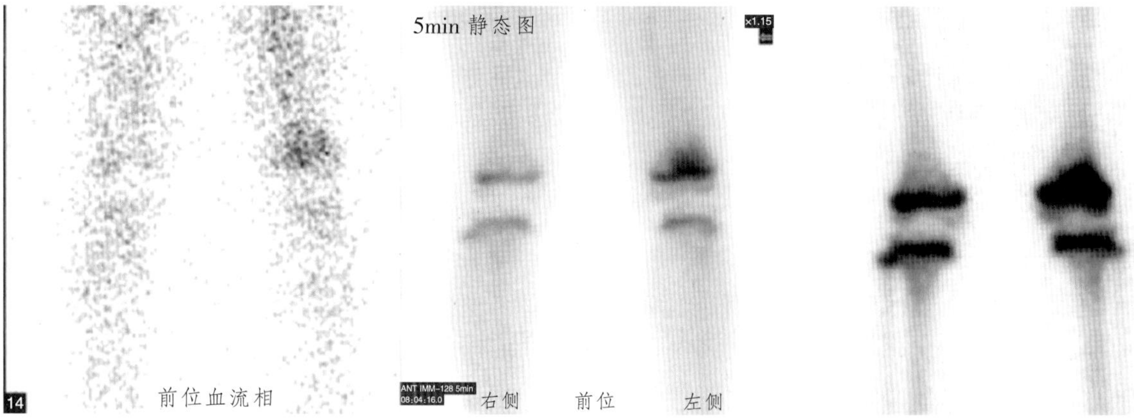

10 患儿神经功能损害，检查图像如下所示，最可能的诊断是：

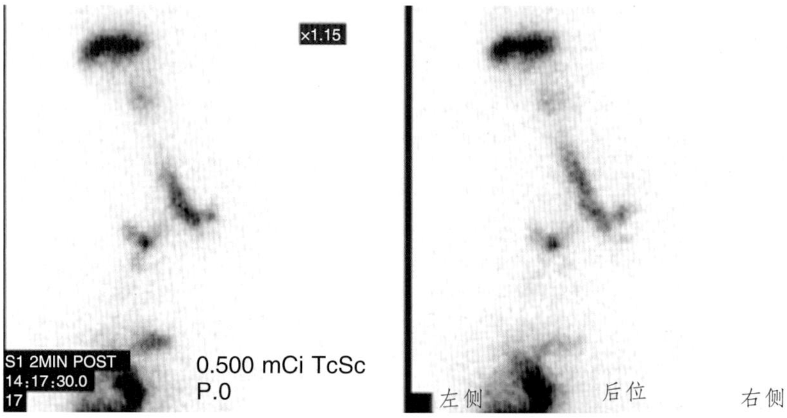

A. 胃食管反流　　B. 食管蠕动功能障碍

C. 胃排空　　D. 误吸

11a 患儿 6 月龄，检查图像如下所示，描述最准确的是：

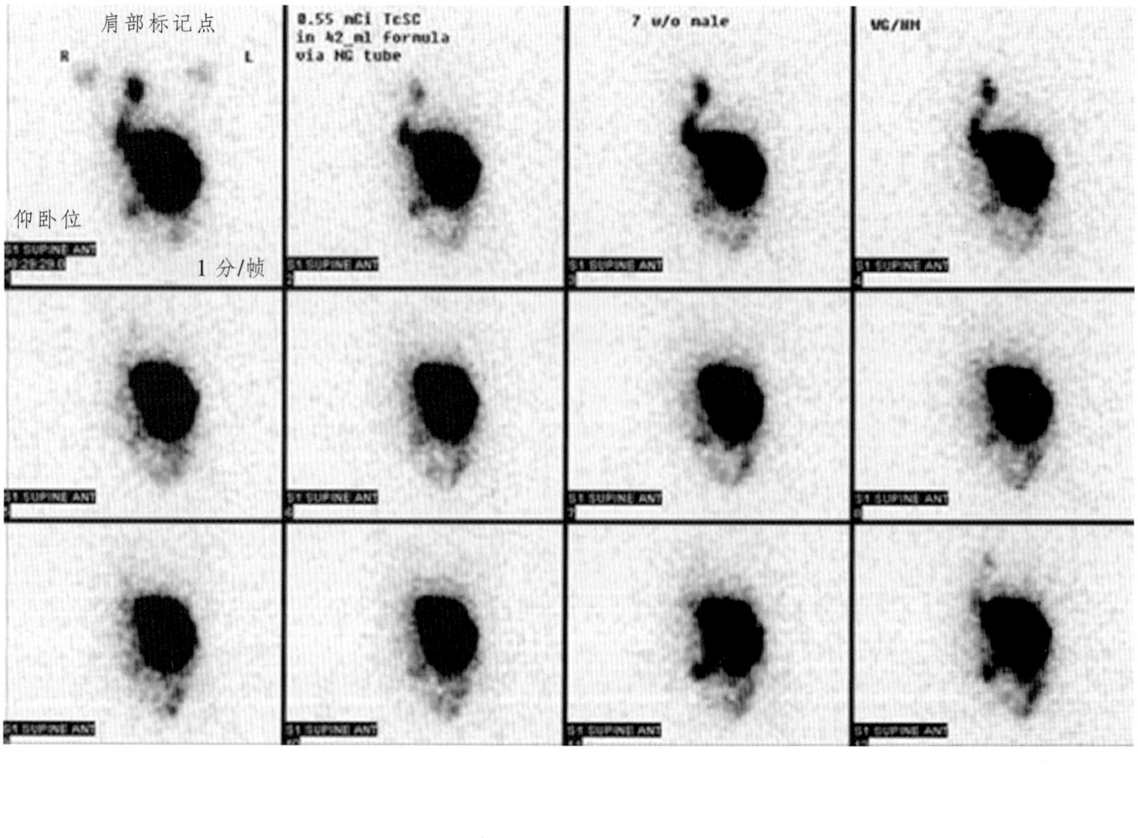

A. “金标准”检查　　B. 人工施加腹压

C. 食管钡餐造影更敏感　　D. 对于低月龄婴儿，该检查结果可能为生理性

11b 该患儿行放射性“牛奶”显像，半定量评估胃食管反流程度，结果判定为：

A. 轻度，<10s　　B. 轻度，≥10s

C. 重度，<10s　　D. 重度，≥10s

12 患儿 2 岁，因无痛性直肠出血行核医学检查，导致假阳性结果最可能的原因是：

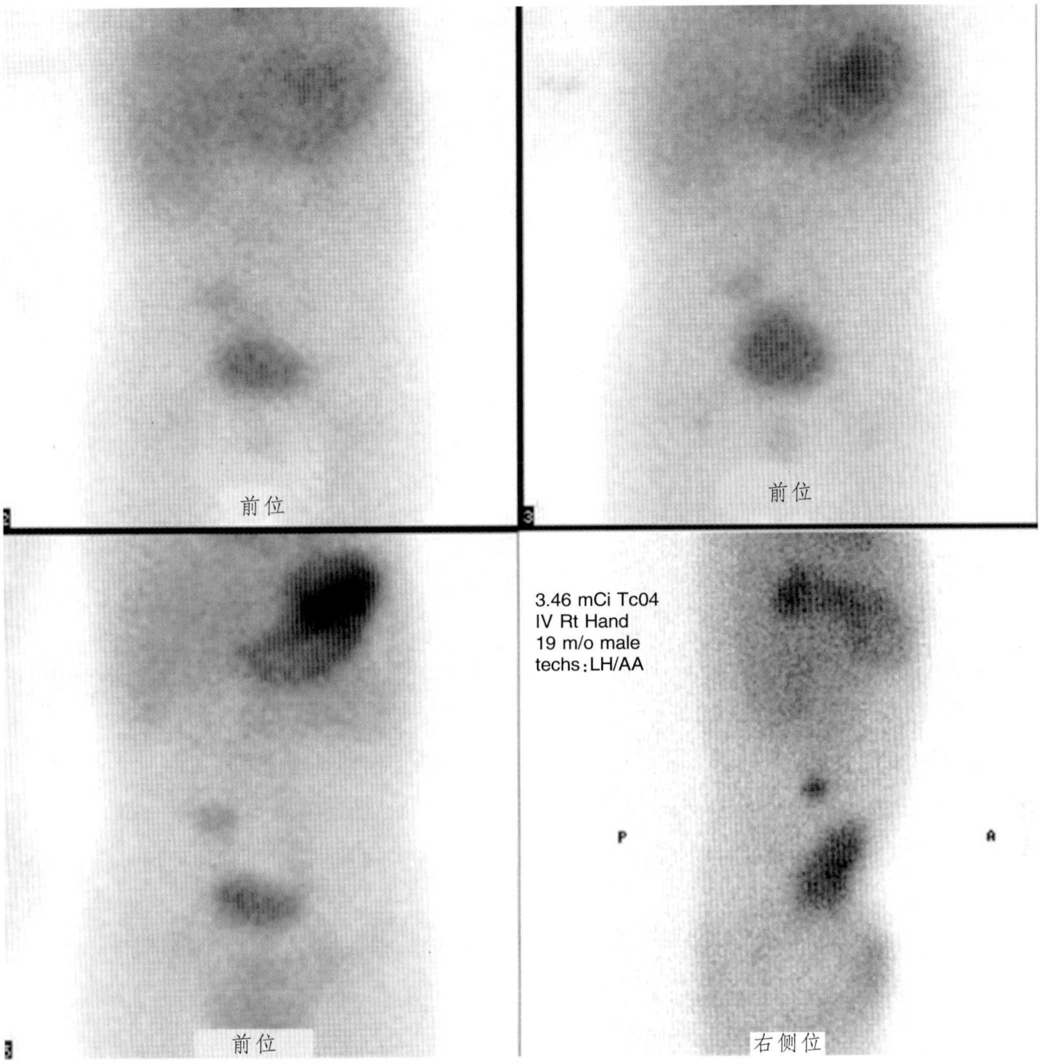

A. 阑尾炎　　B. 肠重复畸形囊肿

C. 泌尿生殖器官摄取　　D. 炎性肠病

13 西咪替丁提高^{99m}Tc－高锝酸盐检测 Meckel 憩室敏感性的机制为：

A. 增加摄取　　B. 减少排泄

C. 减少肠蠕动　　D. 增加血流

14 患儿男，2 月龄，因胆汁淤积性黄疸行^{99m}Tc 标记的 IDA 类药物肝胆动态显像，下图为 60min 显像结果，最可能的诊断是：

A. 胆道闭锁　　B. 新生儿肝炎

C. 无诊断意义　　D. α1－抗胰蛋白酶缺乏症

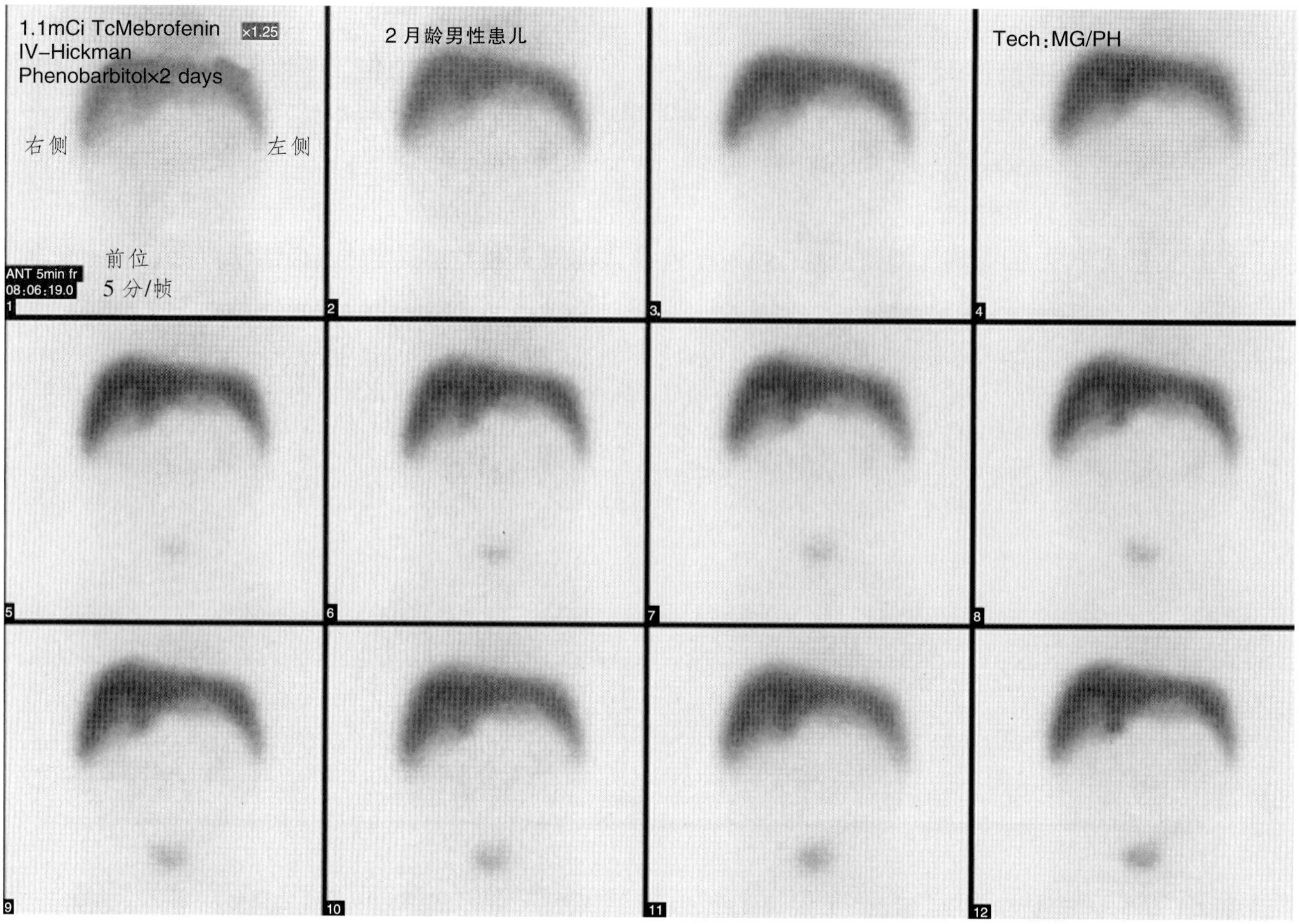

15 患儿新生儿黄疸,行^{99m}Tc 标记 IDA 类药物的肝胆显像。检查前 5 ~7 天,患儿每天口服苯巴比妥的目的是:

A. 提高敏感性　　B. 提高特异性

C. 缩短检查时间　　D. 减少放射性药物剂量

16 新生儿超声心动图显示左肺动脉狭窄,介入治疗前行肺灌注显像。检查注射 MAA 颗粒的最佳数量为:

A. 5000　　B. 10 000

C. 50 000　　D. 100 000

17 下图为^{99m}Tc－甲状腺显像前位及侧位图像,下列描述哪项最准确?

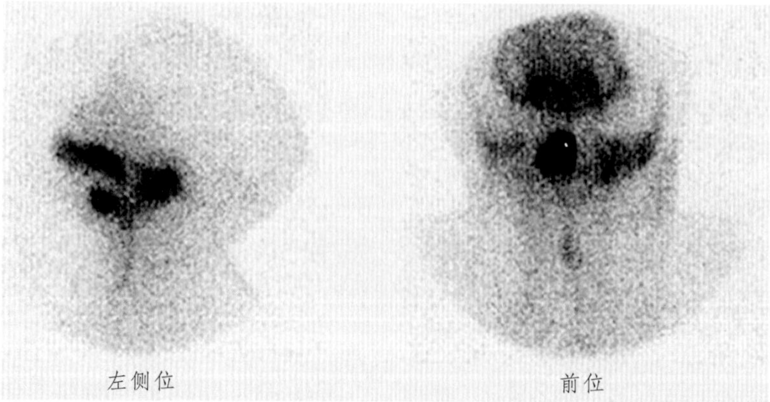

A. 正常位置甲状腺
B. 永久性甲状腺功能减退
C. T4 水平升高
D. 过氧化物酶缺乏
E. 过氯酸盐释放试验异常

18 患儿 3 岁，行核医学检查评估临床分期，其原发肿瘤最可能是：

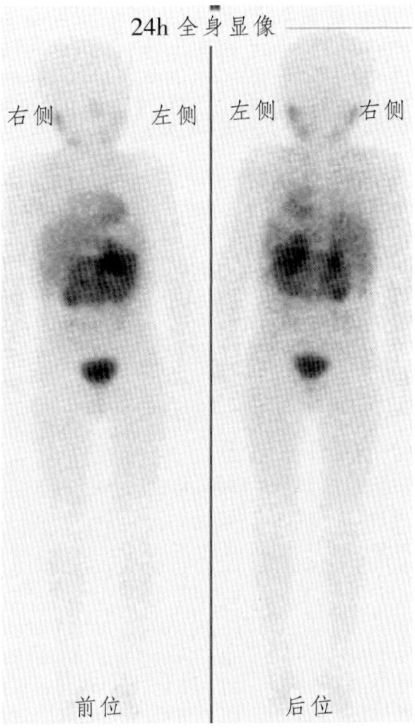

A. 神经母细胞瘤
B. 淋巴瘤
C. 肝母细胞瘤
D. 肾母细胞瘤

19 患儿 2 岁，行核医学检查评估临床分期，假设技术员使用的扫描参数、扫描时间、放射性药物均正确，那么该药物的主要光子能量为：

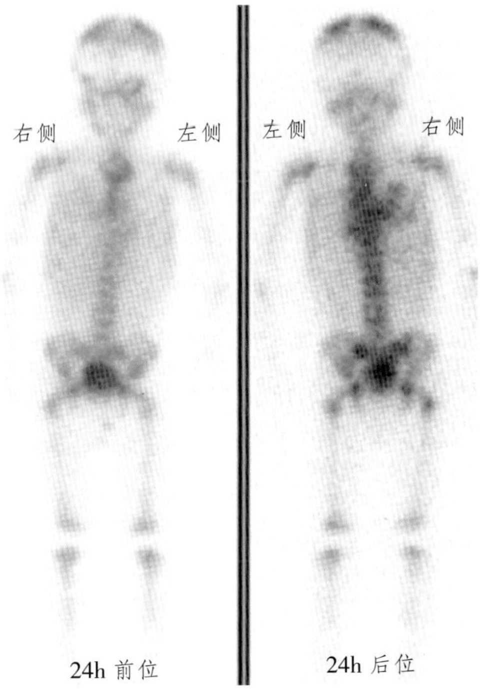

A. 140keV B. 159keV

C. 185keV D. 171keV

E. 245keV

20 患儿不明原因发热,行^{99m}Tc－HMPAO 标记白细胞显像评估腹部感染,最佳采集开始时间是:

A. 2h B. 4h

C. 12h D. 24h

21 患儿女,16 岁,多发性内分泌肿瘤综合征Ⅰ型,行^{111}In－喷曲肽显像评估胰腺病变,病变浓聚显像剂的机制为:

A. 细胞吞噬 B. 受体结合

C. 主动转运 D. 螯合作用

答案与解析

1a **答案 A。**^{99m}Tc - DMSA 通常用于检测儿童膀胱输尿管反流（VUR）所致的肾盂肾炎和瘢痕肾，其肾皮质显影的显像原理是 40% 注射药物因与近端肾小管巯基基团结合而滞留。MAG3 是肾小管分泌型显像剂，最常用于评估肾血流和功能。DTPA 是肾小球滤过型显像剂，可计算 GFR，也可评估肾血流和功能，但由于肾脏清除慢，本底摄取较高，图像质量不如 MAG3。^{123}I - 邻碘马尿酸钠可通过肾小管分泌和肾小球滤过，用于评估肾功能，但目前已被 MAG3 取代。

参考文献：Mettler FA, Guiberteau MJ. *Essentials of nuclear medicine imaging*, 6th ed. Philadelphia, PA: Saunders, 2012: 316 - 321, 336 - 338.

Ziessman HA, O' Malley JP, Thrall JH. *Nuclear medicine: the requisites*, 4th ed. Philadelphia, PA: Saunders, 2014: 173 - 174, 198 - 200.

1b **答案 C。**^{99m}Tc - DMSA 的前位和后位平面图像显示双肾轴异常、双肾下极相连，符合马蹄肾影像学表现（箭）；此外，右肾上极和下极可见多发放射性摄取缺损（箭头）；结合患儿急性发热的临床表现，考虑符合肾盂肾炎。

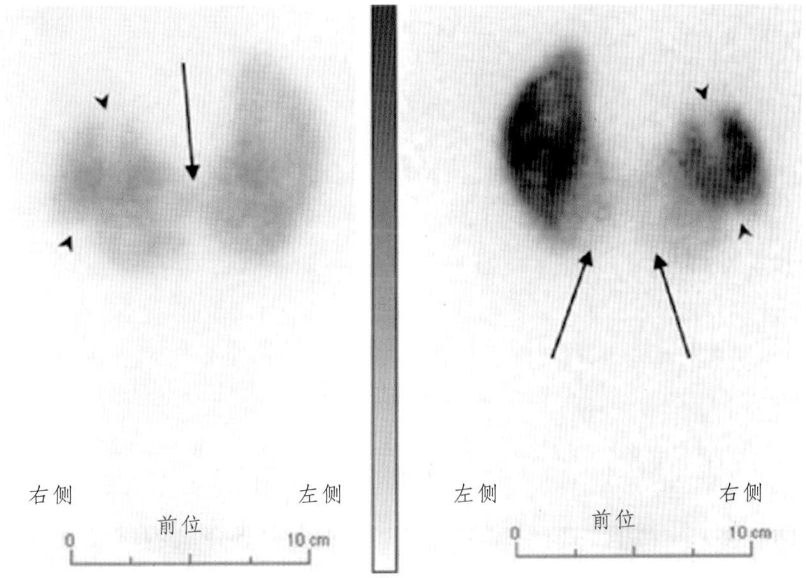

参考文献：Mettler FA, Guiberteau MJ. *Essentials of nuclear medicine imaging*, 6th ed. Philadelphia, PA: Saunders, 2012: 316 - 321, 336 - 338.

Ziessman HA, O' Malley JP, Thrall JH. Nuclear medicine: *the requisites*, 4th ed. Philadelphia, PA: Saunders, 2014: 295 - 297.

2 **答案 B。**VCUG 最主要优势为解剖结构显示清晰，准确进行 VUR 程度的分级。男性患儿 VUR 首诊推荐 VCUG 检查，可排除解剖性病变（后尿道瓣膜等）导致反流。RNC 的优势包括检测反流的敏感性高、辐射剂量低、能够计算膀胱残余尿量。RNC 在检查过程中能对尿路进行持续显像，诊断明显的 VUR 的敏感性高，但由于解剖分辨率低，可能漏诊轻度反流。VCUG 检查应用网格控制可变速率脉冲内镜，有效辐射剂量比之前的连续脉冲内镜减少约 7/8，但仍是 RNC 的 9 倍。

参考文献： Mettler FA, Guiberteau MJ. *Essentials of nuclear medicine imaging*, 6th ed. Philadelphia, PA: Saunders, 2012: 338.

Ward VL. Pediatric radiation exposure and effective dose reduction during voiding cystourethrography. *Radiology* 2008: 1002 – 1009.

Ziessman HA, O'Malley JP, Thrall JH. *Nuclear medicine: the requisites*, 4th ed. Philadelphia, PA: Saunders, 2014: 201 – 203.

3　**答案 D。** RNC 后位图像显示双侧肾盂肾盏放射性药物反流，右侧集合系统扩张，考虑 VUR，左侧中度、右侧重度。膀胱置管的直接法 RNC 是诊断反流最常用的检查，膀胱充盈、排泄和排泄后持续采集后前位动态影像。VUR 分级标准如下：轻度，输尿管显影（下图 *）；中度，肾盂肾盏显影（下图#）；重度，肾盂肾盏显影，集合系统扩张（下图##）。VUR 分级非常重要，因为重度比轻中度容易出现肾功能损伤。RNC 可用于尿路感染、可疑 VUR 患儿的评估和随访，也可用于 VUR 患者兄弟姐妹的筛查。^{99m}Tc – 硫胶体和^{99m}Tc – DTPA 不被膀胱和输尿管上皮细胞摄取，是 RNC 常用的显像剂。

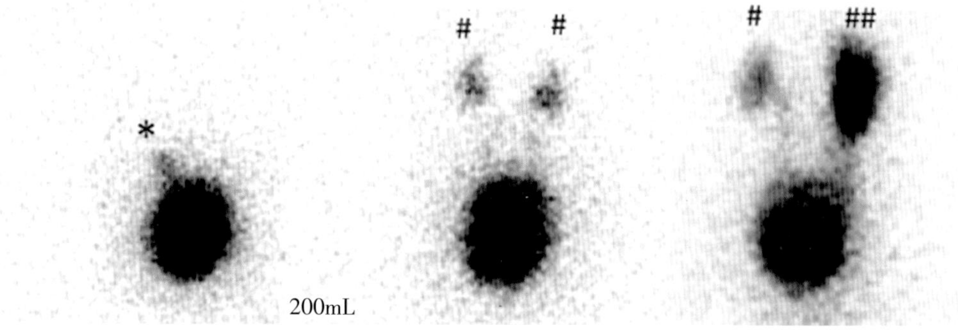

参考文献： Mettler FA, Guiberteau MJ. *Essentials of nuclear medicine imaging*, 6th ed. Philadelphia, PA: Saunders, 2012: 338.

Sandler M. *Diagnostic nuclear medicine*, 4th ed. Philadelphia, PA: Lippincott Williams & Wilkins, 2003: 1100 – 1102.

Ziessman HA, O'Malley JP, Thrall JH. *Nuclear medicine: the requisites*, 4th ed. Philadelphia, PA: Saunders, 2014: 201 – 203.

4　**答案 D。** 多囊肾发育不良（MCDK）典型超声表现是肾脏内多发、有分隔、大小不等、缺乏实质的囊性病变；肾显像表现为多发肾脏囊性病变且缺乏正常肾功能，可以证实诊断。选项中的其他肾病都存在一些有功能的肾实质。多囊肾常累及双侧肾脏，但本病例右肾仍然正常。

参考文献： Sandler M. *Diagnostic nuclear medicine*, 4th ed. Philadelphia, PA: Lippincott Williams & Wilkins, 2003: 1091.

Coley B. *Caffey's pediatric diagnostic imaging*, 12th ed. Philadelphia, PA: Elsevier Saunders, 2013: 1195.

5　**答案 C。** 早期图像显示膀胱左侧圆形放射性缺损区（长箭），符合输尿管囊肿影像表现；延迟图像显示左肾上极（短箭）中央部分放射性缺损（箭头），提示左肾上极集合系统积水伴中度肾功能受损；左肾下极集合系统无积水，肾功能正常；右肾也具有双套集合系统，但肾功能正常，右肾上极和下极集合系统无扩张。

异位输尿管囊肿常见于重复畸形患者，多位于肾上部，下部常出现反流。正如 Weigert - Meyer 规则所述，完全输尿管重复畸形，肾下部输尿管开口于正常膀胱三角区，而上部输尿管开口于其下内侧；这些患者通常用 MAG3 肾图评估肾上部集合系统梗阻情况。膀胱结石和横纹肌肉瘤也可引起膀胱显影缺损，但不伴有肾脏重复畸形；憩室表现为膀胱局部向外膨出，其内见放射性浓聚。

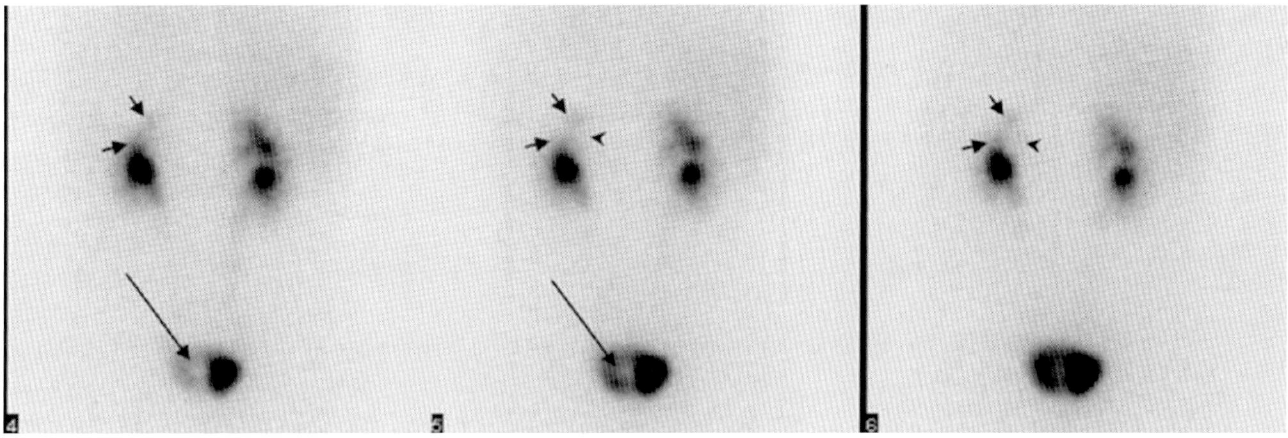

参考文献：Coley B. *Caffey's pediatric diagnostic imaging*, 12th ed. Philadelphia, PA: Elsevier Saunders, 2013: 1091.

Sandler M. *Diagnostic nuclear medicine*, 4th ed. Philadelphia, PA: Lippincott Williams & Wilkins, 2003: 1200 - 1202.

6 **答案 B**。晃动伤可导致肩胛骨骨折，多见于虐童，而颅骨、长骨骨干和锁骨骨折不具有特异性。X 线片能够显示颅骨骨折，但骨扫描很难显示；同样 X 线片能够很好显示沿生长板的细微骨折，而骨扫描由于生理性摄取很难发现。因此，X 线片比骨扫描更敏感，只有当临床高度怀疑非意外创伤，且常规 X 线片无法确定时，才考虑骨扫描检查。

参考文献：Coley B. *Caffey's pediatric diagnostic imaging*, 12th ed. Philadelphia, PA: Elsevier Saunders, 2013: 1588.

Habibian MR. *Nuclear medicine imaging: a teaching file*, 2nd ed. Philadelphia, PA: Lippincott Williams & Wilkins, 2009: 377 - 378.

7 **答案 C**。胫骨纤维炎的骨三相扫描特征性表现为，胫骨骨干后内侧至少 1/3 骨皮质延迟显像呈线样高摄取，而血流相和血池相为阴性。梭形骨、局灶性皮质摄取及骨三相阳性是应力性骨折的典型表现。

参考文献：Mettler FA, Guiberteau MJ. *Essentials of nuclear medicine imaging*, 6th ed. Philadelphia, PA: Saunders, 2012: 294.

Ziessman HA, O'Malley JP, Thrall JH. *Nuclear medicine: the requisites*, 4th ed. Philadelphia, PA: Saunders, 2014: 307 - 314.

8 **答案 D**。椎体峡部裂是年轻人，特别是运动员下腰部痛的常见原因。反复创伤是导致椎体峡部应力性损伤和破坏的主要因素。椎体峡部裂可为单侧或双侧，最常见于第 5 腰椎。骨显像定位应力损伤比 X 线片敏感，可能 X 线片上未见异常，腰椎平片和平面骨扫描均没有显示病变，但进一步 SPECT 或 SPECT/CT 断层显像显示椎板峡部摄取增高；此外，SPECT 断层显像可以进行解剖定位，鉴别摄取增高部位是位于椎板峡部还是椎小关节;SPECT/CT 还能显示椎板峡部裂及其相应退行性改变,例如硬化。此病例 SPECT 平面像显示轻度异常,SPECT 断层图像清晰可见第 5 腰椎椎体左侧放射性高摄取灶(箭),符合椎体峡部裂表现。

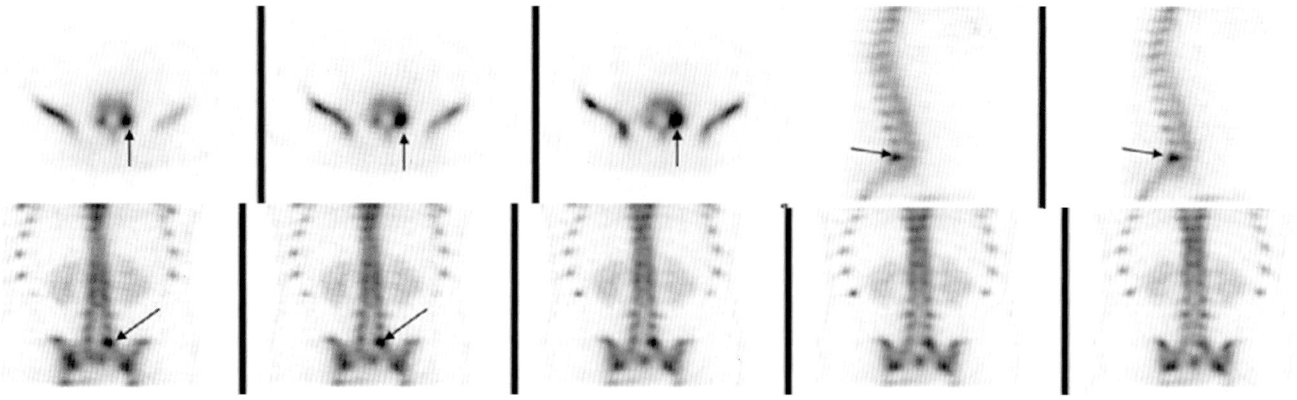

参考文献: Sandler M. *Diagnostic nuclear medicine*, 4th ed. Philadelphia, PA: Lippincott Williams & Wilkins, 2003: 1112.

Ziessman HA, O'Malley JP, Thrall JH. *Nuclear medicine: the requisites*, 4th ed. Philadelphia, PA: Saunders, 2014: 110.

Zukotynski K, Curtis C, Grant FD, et al. The value of SPECT in the detection of stress injury to the pars interarticularis in patients with low back pain. *J Orthop Surg Res* 2010: 13.

9 **答案 D**。静脉注射^{99m}Tc－双磷酸盐后行骨三相扫描,血流相显示左侧股骨远端局部血流增加,血池相和延迟相进一步显示左侧股骨远端干骺端放射性摄取异常增高,符合骨髓炎影像表现。虽然上述征象是骨髓炎的最常见表现,但仍需注意儿童骨髓炎早期由于骨髓腔内压力增高或静脉栓塞,也可表现为干骺端放射性摄取减低或缺损,而邻近长骨骨干放射性摄取增高。

骨髓炎是儿科常见病,好发于快速生长、血管丰富的干骺端,最常见于股骨远端和胫骨近端。早期 X 线检查常为阴性,尤其是发病前几周。MRI 是评估感染的最佳成像方式,但如果是多灶性感染,骨扫描因可获得全身扫描影像而较 MRI 更具有优势。患者有 MRI 检查禁忌证或者需要镇静,应考虑骨扫描,其敏感性优于 X 线检查,发病 24h 即可发现异常。

参考文献: Coley B. *Caffey's pediatric diagnostic imaging*, 12th ed. Philadelphia, PA: Elsevier Saunders, 2013: 1471－1474.

Sandler M. *Diagnostic nuclear medicine*, 4th ed. Philadelphia, PA: Lippincott Williams & Wilkins, 2003: 1108.

Ziessman HA, O'Malley JP, Thrall JH. *Nuclear medicine: the requisites*, 4th ed. Philadelphia, PA: Saunders, 2014: 123－124.

10 **答案 D**。唾液吸入显像是评估误吸敏感且简单易行的核医学检查。我们医院检查时患者取仰卧位,将^{99m}Tc－硫胶体(0.3～0.4mCi)与水均匀混合后滴于舌后,连续动态采集 1h,再分别采集 1h、3h 的静态图像。此例为肺吸入阳性,气管支气管树内可见显像剂(箭)。唾液吸入显像不能评价胃食管反流、胃排空和食管动力。唾液吸入显像诊断肺吸入较反流显像更加敏感。

参考文献：Ziessman HA, O'Malley JP, Thrall JH. *Nuclear medicine*: *the requisites*, 4th ed. Philadelphia, PA: Saunders, 2014: 288 – 294.

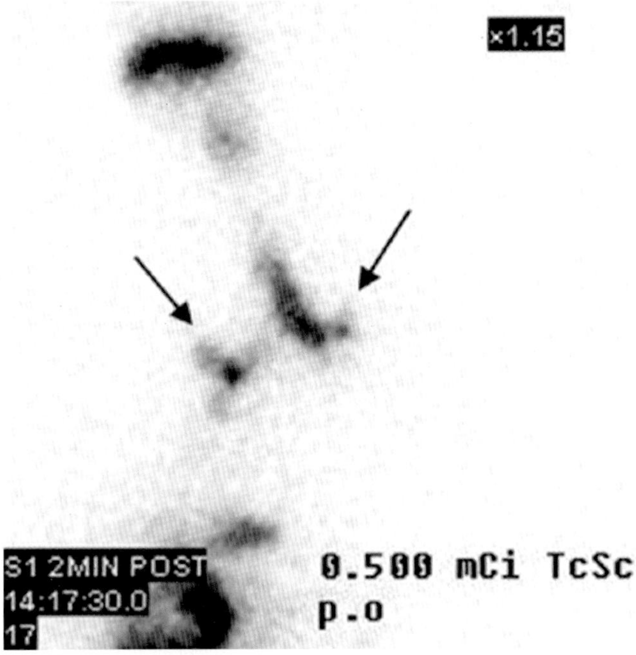

11a　**答案 D**。本例为典型的"牛奶"显像（即婴幼儿胃食管反流显像），检查方法为婴儿取仰卧位，口服^{99m}Tc – 硫胶体混合的牛奶或配方奶，连续动态采集 60min。胃食管反流（GER）是新生儿正常生理现象，约 1 岁时基本自行缓解。胃食管反流显像不能评估胃食管反流病（GERD）的并发症，影像表现与临床症状严重程度也不相关，但持续 GER 可导致严重并发症，如食管狭窄、复发性肺炎和生长停滞，因此明确诊断很重要。该显像基于生理过程，检测 GER 的敏感性高，且无创。食管内 pH 值监测是评估 GERD 的"金标准"，但具有侵入性，且检查技术要求严格。食管钡餐造影检测反流的敏感性低，主要评估梗阻的解剖学原因（如狭窄、恶性肿瘤、血管异常）。此外，胃排空显像可与胃食管反流显像同期进行，能提供更多信息，但是不推荐显像检查时使用腹带等外部加压措施。

参考文献：Coley B. *Caffey's pediatric diagnostic imaging*, 12th ed. Philadelphia, PA: Elsevier Saunders, 2013: 1019 – 1020.

Ziessman HA, O'Malley JP, Thrall JH. *Nuclear medicine*: *the requisites*, 4th ed. Philadelphia, PA: Saunders, 2014: 290 – 294.

11b　**答案 D**。此患儿出现多次重度反流（高度超过食管中段），每次持续时间大于 10s。该检查每分钟采集 1 帧图像，异常的图像帧数表示反流的持续时间。"牛奶"显像评估反流的半定量参数包括持续时间、反流高度、与进餐的时间关系。反流高度越高（高于食管中段）、反流持续时间越长（＞10min）、胃内容量越小，反流程度越严重。延迟显像能够发现反流同时伴有的肺吸入；评估肺吸入，唾液吸入显像具有更高的敏感性。

参考文献：Ziessman HA, O'Malley JP, Thrall JH. *Nuclear medicine*: *the requisites*, 4th ed. Philadelphia, PA: Saunders, 2014: 290 – 294.

12　**答案 C**。患儿静脉注射^{99m}Tc – 高锝酸盐后采集前位及侧位图像，右下腹可见局限性放射性核素中至重度浓聚，与胃黏膜同时显影；侧位像显影位于膀胱之前，故可排除是远端输尿管的影像;符合 Meckel 憩室伴异位胃黏膜表现,这是儿童最常见的先天性消化道异常。据报道,仅 10% ~30% 的 Meckel 憩室伴有异位胃黏膜,但 Meckel 憩室合并出血伴异位胃黏膜的比例高达 95% ~98% 。泌尿生殖系统摄取是 Meckel 憩室显像假阳性的最常见原因,肠重复囊肿、炎性肠病、阑尾炎也可导致假阳性,但很少见。

参考文献: Mettler FA, Guiberteau MJ. *Essentials of nuclear medicine imaging*, 6th ed. Philadelphia, PA: Saunders, 2012: 248 - 249.

Ziessman HA, O'Malley JP, Thrall JH. *Nuclear medicine: the requisites*, 4th ed. Philadelphia, PA: Saunders, 2014: 318 - 319.

13 **答案 B**。H_2 受体拮抗剂(西咪替丁、法莫替丁或雷尼替丁)阻断 Meckel 憩室异位胃黏膜产黏蛋白细胞释放高锝酸盐,从而增加检查的敏感性;类似药物还有五肽胃泌素和胰高血糖素,前者增加了高锝酸盐的黏膜摄取,后者降低肠蠕动(影响放射性示踪剂的迁移)。

参考文献: Mettler FA, Guiberteau MJ. *Essentials of nuclear medicine imaging*, 6th ed. Philadelphia, PA: Saunders, 2012: 248 - 249.

14 **答案 C**。静脉注射 ^{99m}Tc - 甲溴菲宁 60min 后采集前位图像,胆道和肠道均未见放射性摄取,但 1h 显像不能鉴别胆道闭锁和引起肝功能障碍的其他原因,因此需要显像直至给药后 24h。胆道闭锁表现为血池快速清除,肝脏放射性滞留,但没有胆道分泌;而新生儿肝炎则表现为血池清除延迟(肝脏放射性摄取降低),24h 延迟显像可见肠道显影。只要肝外胆道显影或者肠道显影,就能够除外胆道闭锁。此检查评估胆道闭锁敏感性接近 100% ,特异性为 75% ~80% 。该患儿肝脏越过中线,存在内脏异位,24h 延迟显像提示胆道闭锁,手术证实诊断。

参考文献: Mettler FA, Guiberteau MJ. *Essentials of nuclear medicine imaging*, 6th ed. Philadelphia, PA: Saunders, 2012: 261.

Ziessman HA, O'Malley JP, Thrall JH. *Nuclear medicine: the requisites*, 4th ed. Philadelphia, PA: Saunders, 2014: 146.

15 **答案 B**。苯巴比妥介入肝胆显像能够准确鉴别胆道闭锁与其他原因的新生儿黄疸。检查前婴儿口服苯巴比妥 5mg/(kg · d),连续 5 天血清苯巴比妥水平≥15μg/mL。苯巴比妥通过激活肝酶和增加胆汁以刺激肝脏分泌 IDA 类似物,放射性药物肝胆分泌增加使胆管结构显示更清晰,减少假阴性,提高特异性。苯巴比妥介入肝胆显像评估胆道闭锁敏感性达 100% ,特异性接近 93% 。

参考文献: Kwatra N, Shalaby-Rana E, Narayanan S, et al. Phenobarbital-enhanced hepatobiliary scintigraphy in the diagnosis of biliary atresia: two decades of experience at a tertiary center. *Pediatr Radiol* 2013: 1365 - 1375.

16 **答案 B**。新生儿的 MAA 颗粒数量应减少到 10 000;年龄 <5 岁的患儿,MAA 颗粒数量为 50 000 ~ 150 000。

参考文献: Ziessman HA, O'Malley JP, Thrall JH. *Nuclear medicine: the requisites*, 4th ed. Philadelphia, PA: Saunders, 2014: 206.

17 **答案 B**。静脉注射 ^{99m}Tc - 高锝酸盐后采集前位和侧位图像,图示患儿口底部放射性异常浓聚灶(长箭),最可能是舌异位甲状腺;其前下方于舌骨水平可见放射性异常浓聚灶(短箭),也可能是异位甲状腺组织;口腔内以及舌和下颌下腺(箭头)可见生理性摄取。异位甲状腺患者几乎终身伴有甲状腺功能减退，通常需要补充左甲状腺素。先天性甲状腺功能减退者的 T4 水平低下；几乎所有舌部异位甲状腺，颈部正常位置都没有甲状腺组织；甲状腺过氧化物酶缺乏的表现为甲状腺激素生成异常，但甲状腺位置正常。

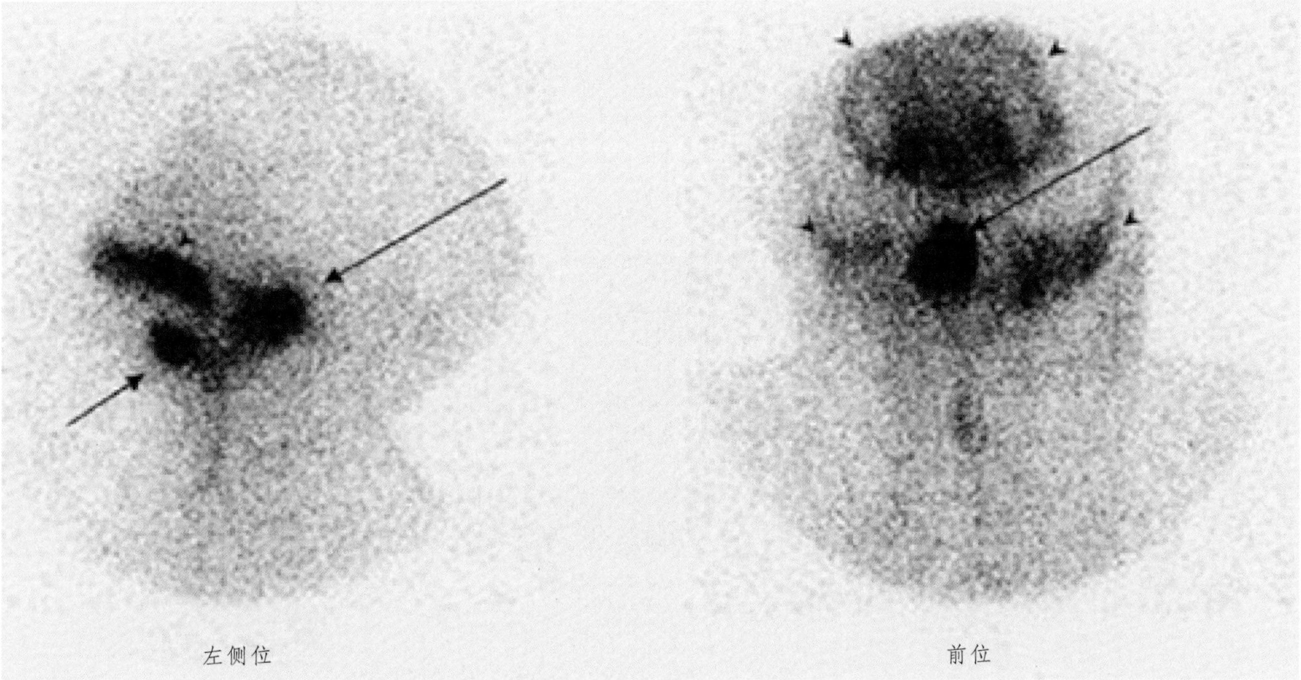

参考文献： Coley B. *Caffey's pediatric diagnostic imaging*, 12th ed. Philadelphia, PA: Elsevier Saunders, 2013: 151 - 155.

Habibian MR. *Nuclear medicine imaging: a teaching file*, 2nd ed. Philadelphia, PA: Lippincott Williams & Wilkins, 2009: 24 - 25.

18　**答案 A**。本例为^{123}I - MIBG 全身扫描，唾液腺、心脏、肝脏和泌尿生殖系统均可见生理性摄取；巨大腹膜后神经母细胞瘤可见显著放射性摄取。^{123}I - MIBG 检测神经母细胞瘤及其转移灶的敏感性和特异性均很高。其余选项均不属于亲 MIBG 肿瘤，不使用^{123}I - MIBG 显像评估。

参考文献： Mettler FA, Guiberteau MJ. *Essentials of nuclear medicine imaging*, 6th ed. Philadelphia, PA: Saunders, 2012: 342 - 343.

Ziessman HA, O'Malley JP, Thrall JH. *Nuclear medicine: the requisites*, 4th ed. Philadelphia, PA: Saunders, 2014: 271 - 273.

19　**答案 B**。这是^{123}I - MIBG 显像，因患儿胸部神经母细胞瘤伴有弥漫性骨髓受累，所以图像与全身骨显像相似。^{123}I 的主光子能量（PPE）为 159keV，^{123}I - MIBG 的正常生理性分布包括唾液腺、心肌和肝脏等受交感神经支配的器官（参见问题 18），但由于此患者肿瘤对放射性药物摄取显著，导致 MIBG 正常生理分布发生改变。考虑^{123}I - MIBG 显像原因：这些图像是静脉注射放射性药物后 24h 采集，而^{99m}Tc - MDP 骨扫描是给药后 3 ~ 4h 采集；由于^{99m}Tc（PPE 140keV）成像更优，图像分辨率比该图所示更好；若骨扫描采集峰或准直器错误，可能获得类似图像，但题干提示扫描参数正确，因此可以排除。^{67}Ga（PPE 为 83keV、185keV、300keV）和^{111}In - 奥曲肽（PPE 为 171keV 和 245keV）显像会出现肝脏和脾脏的生理性摄取,该患者未见相应表现。

参考文献: Ziessman HA, O'Malley JP, Thrall JH. *Nuclear medicine: the requisites*, 4th ed. Philadelphia, PA: Saunders, 2014: 271 – 273.

20 **答案 A**。胃肠道显影源于^{99m}Tc – HMPAO 标记白细胞显像的正常肝胆廓清,最早见于 1 ~2h。因此,腹部和盆腔检查应在注射放射性药物后 2h 内采集,4h、12h 和 24h 显像可能会干扰肠道生理性活动。

参考文献: Mettler FA, Guiberteau MJ. *Essentials of nuclear medicine imaging*, 6th ed. Philadelphia, PA: Saunders, 2012: 405 – 406.

Ziessman HA, O'Malley JP, Thrall JH. *Nuclear medicine: the requisites*, 4th ed. Philadelphia, PA: Saunders, 2014: 329 – 331.

21 **答案 B**。^{111}In – 喷曲肽通过与受体特异性结合定位肿瘤或其他病变,更具体地说,它定位于表达生长抑素受体的细胞。吞噬作用、主动转运和螯合是放射性药物定位病变的其他机制。

参考文献: Ziessman HA, O'Malley JP, Thrall JH. *Nuclear medicine: the requisites*, 4th ed. Philadelphia, PA: Saunders, 2014: 266 – 269.

(阚英 张抒欣 王昱 许燕峰 译 杨吉刚 卢洁 校)

第 11 章 其他肿瘤

问题

1 如下图所示，为减少患者异常^{18}F－FDG 摄取，下列哪项方法作用最小？

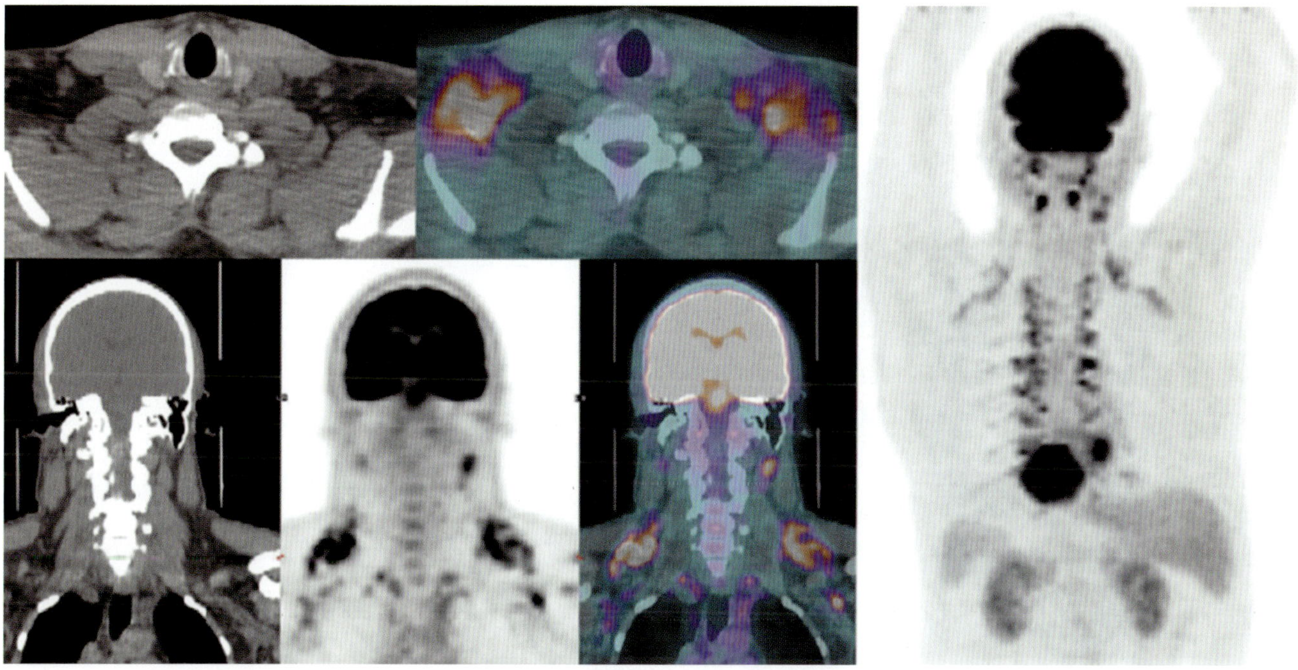

A. β 受体阻滞剂，如普萘洛尔　　B. 升高环境温度

C. 去氧肾上腺素　　D. 地西泮

2 ^{18}F－FDG 在乳腺癌临床应用中，下列哪项价值最小？

A. 肿瘤分期　　B. 淋巴结良恶性评估

C. 疗效监测　　D. 乳腺癌复发和转移再分期

3 ^{18}F－ FDG PET/CT 肿瘤显像前患者准备，以下最恰当的是：

A. 检查前禁食 12～24h　　B. 可不必停输右旋葡萄糖溶液

C. 检查前 12h 应停用降糖药　　D. 检查前 24h 内避免剧烈运动

E. 注射 FDG 药物前空腹血糖应 <250mg/dL

4 头颈部鳞状细胞癌患者^{18}F－FDG PET/CT 检查结果如下，心脏内异常摄取最可能的病因是：

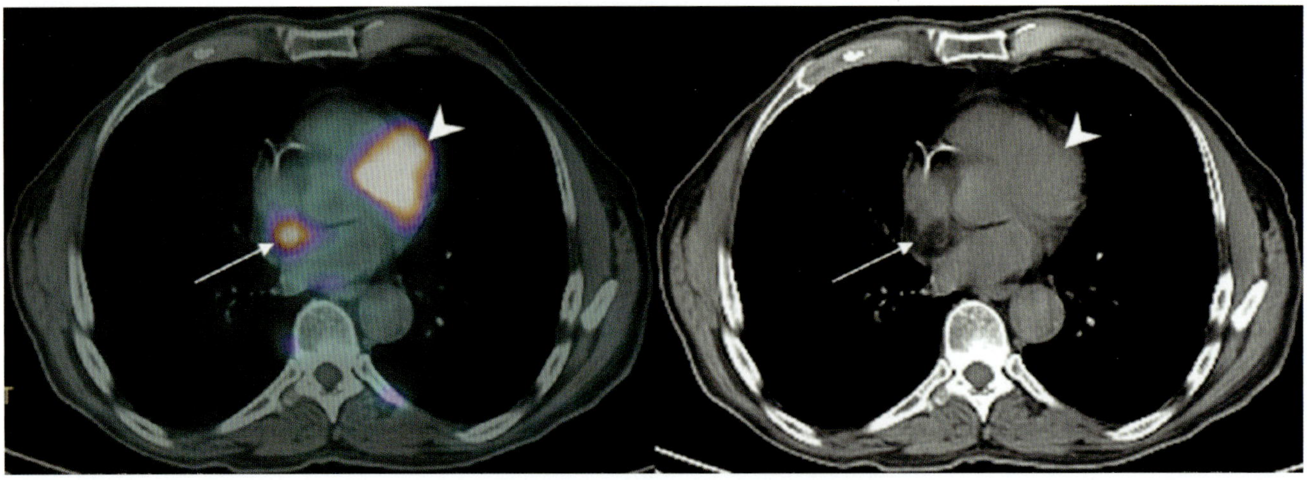

A. 心房血栓
B. 心室血栓
C. 原发性心脏恶性肿瘤
D. 感染性心内膜炎
E. 生理性摄取
F. 转移癌
G. 结节病

5 评估下列哪种恶性肿瘤时,^{18}F - FDG PET 可能出现假阴性结果?

A. 头颈部鳞状细胞癌
B. 肺鳞状细胞癌
C. 食管腺癌
D. 肺腺癌
E. 小细胞肺癌
F. 肺类癌

6 下图所示异常影像,最可能的原因是:

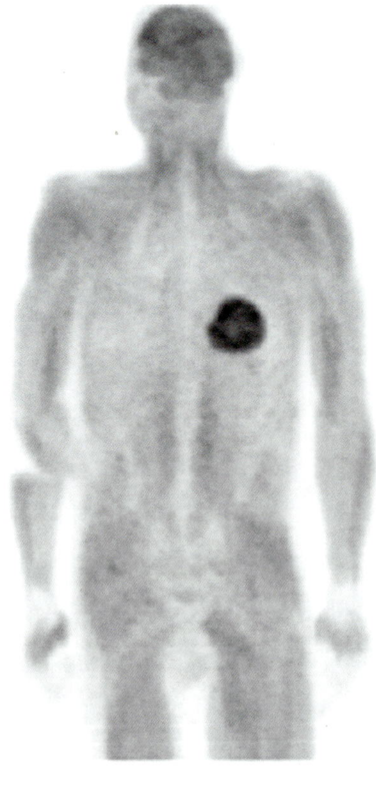

A. 感染
B. 炎症
C. 错用放射性药物
D. 内源性或外源性胰岛素

7 ^{90}Y – 替伊莫单抗(Zevalin)和^{131}I – 托西莫单抗(Bexxar)可治疗复发性、难治性或转化型淋巴瘤，这些药物的作用靶点是：

A. CD12　　B. CD18

C. CD20　　D. CD22

8 使用^{90}Y – 替伊莫单抗和^{131}I – 托西莫单抗对非霍奇金淋巴瘤行放射免疫治疗，以下哪项陈述最不准确？

A. 患者治疗前 1 天开始 SSKI 准备，并在托西莫单抗治疗后继续坚持 2 周。

B. 替伊莫单抗治疗无须行体内生物分布扫描。

C. 托西莫单抗储存和给药必须使用严密屏蔽设备。

D. 替伊莫单抗屏蔽采用塑料和丙烯酸材料。

E. 替伊莫单抗治疗患者出院前应测量残余放射性的剂量率。

9 替伊莫单抗放射免疫治疗的禁忌证是：

A. 淋巴瘤患者 20% 骨髓受累　　B. 组织学 B 淋巴细胞浸润

C. 血小板计数 160 000/mm^3　　D. 中性粒细胞计数 1300/mm^3

答案与解析

1 **答案C**。图像示双侧颈部、锁骨上、胸大肌下和椎旁可见异常FDG高代谢,同机CT扫描示相应部位为脂肪密度,此影像表现符合棕色脂肪组织(BAT)生理性摄取。BAT由交感神经支配,在寒冷和饥饿刺激下产热,生理性摄取通常在双侧颈部、锁骨上、腋窝、胸大肌下、椎肋旁和腹膜后/膈脚后,常见于寒冷天气、年轻女性和儿童。降低棕色脂肪FDG摄取的有效方法包括避免低温暴露、控制环境温度(用衣物或毛毯保暖,室温调节至24℃等)、停用交感神经兴奋剂(尼古丁、去氧肾上腺素、麻黄碱等)、使用交感神经抑制剂(β受体阻滞剂,如普萘洛尔)以及镇静剂(口服/静脉注射地西泮)。Agrawal等报道,患者注射^{18}F-FDG前60min口服40mg普萘洛尔,90%不会出现棕色脂肪摄取。地西泮对降低BAT摄取FDG效果的报道不一,Rajan等发现^{18}F-FDG给药前10min静脉注射5mg地西泮,棕色脂肪摄取显著降低。交感神经兴奋剂(如去氧肾上腺素)引起棕色脂肪代谢活跃,FDG摄取增高。

参考文献:Agrawal A, Nair N, Baghel NS. A novel approach for reduction of brown fat uptake on FDG PET. *Br J Radiol* 2009: 626-631.

Garcia C. Effective reduction of brown fat FDG uptake by controlling environmental temperature prior to PET scan: an expanded case series. *Mol Imaging Biol* 2010: 652-656.

Rakheja R. Intravenous administration of diazepam significantly reduces brown fat activity on (18)F-FDG PET/CT. *Am J Nucl Med Mol Imaging* 2011: 29-35.

2 **答案B**。新确诊的乳腺癌患者首选^{99m}Tc-硫胶体显像(含或不含蓝色染料)定位前哨淋巴结,对无法触及淋巴结的诊断有一定价值。^{18}F-FDG PET结果阴性并不能排除淋巴结受累,因此扫描意义有限。乳腺钼靶、MRI和超声是筛查和诊断乳腺癌的主要方法。^{18}F-FDG PET最适用于晚期乳腺癌患者的初始分期、治疗反应监测以及疑似肿瘤复发的评估。

参考文献:Rosen EL, Eubank WB, Mankoff DA. FDG PET, PET/CT, and breast cancer imaging. *Radio Graphics* 2007: S215-S229.

Ziessman HA, O'Malley JP, Thrall JH. *Nuclear medicine: the requisites*, 4th ed. Philadelphia, PA: Saunders, 2014: 254-256.

3 **答案D**。患者准备对^{18}F-FDG PET/CT评估恶性肿瘤至关重要,主要是最大程度增加肿瘤对^{18}F-FDG的摄取,同时尽可能减少其他正常组织对FDG的生理性摄取。为降低生理葡萄糖水平及血清胰岛素水平,应嘱患者注射^{18}F-FDG前至少4~6h不喝饮料(水除外),含葡萄糖的静脉注射液或肠外营养也应停用。高血糖降低肿瘤对^{18}F-FDG摄取,血糖水平>200mg/dL时,大多数医院会安排患者改期检查。为减少肌肉对FDG的生理性摄取,美国国家癌症研究所(NCI)和美国风湿病学会(ACR)建议检查前至少24h避免剧烈运动,如慢跑、骑自行车、举重、重家务劳动和性生活。所有口服药物均可按规定服用,包括口服降糖药。虽然目前尚无指南明确规定,但我院嘱患者检查前一晚服用长效胰岛素的剂量减半,以避免发生低血糖。

参考文献:Surasi DS. (18)F-FDG PET and PET/CT patient preparation: a review of the literature. *J*

Nucl Med Technol 2014：5－13.

4　**答案 E。**^{18}F－FDG PET／CT 轴位融合图像示左心房和右心房之间可见局限性 FDG 异常浓聚，CT 图像显示相应部位为脂肪密度（箭），此为房间隔脂肪瘤样肥厚的 FDG 异常浓聚。颅内隔膜脂肪瘤样肥厚亦可表现出程度不一的 FDG 摄取。该患者体内其他部位有棕色脂肪组织的 FDG 高摄取，房间隔 FDG 高摄取也可能源于其内的棕色脂肪组织。图中所示左心室大面积 FDG 高摄取（箭头）为左心室前壁心肌生理性摄取。心肌利用脂肪酸还是葡萄糖代谢与患者营养状况有关，因此表现为不同程度的^{18}F－FDG 摄取。

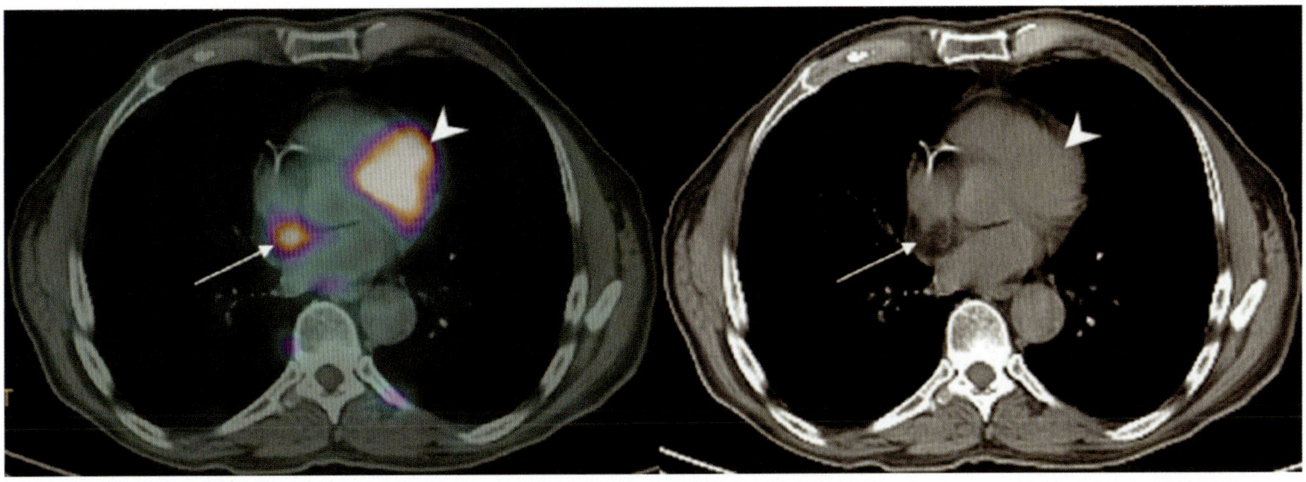

参考文献：Rao PM，Woodard PK，Patterson GA，et al. Myocardial metastasis or benign brown fat? Circ *Cardiovasc Imaging* 2009：e25－e27.

5　**答案 F。**葡萄糖代谢活性较低的肿瘤（如细支气管肺泡癌和类癌）可出现 PET 假阴性结果；分化良好的鳞状细胞为主的腺癌也可呈 FDG PET 假阴性；也有报道黏膜相关淋巴组织（MALT）、淋巴结外边缘区淋巴瘤和慢性淋巴细胞白血病（CLL）FDG PET 呈假阴性。但研究发现，FDG PET 检测 Richter 综合征转化，如慢性淋巴细胞白血病转化为大细胞淋巴瘤，敏感性、特异性和阴性预测值均较高。直径＜1cm 的病变由于 PET 分辨率低而可能呈假阴性。

参考文献：Bruzzi JF. Detection of Richter's transformation of chronic lymphocytic leukemia by PET/CT. *J Nucl Med* 2006：1267－1273.

Kostakoglu L，Agress H，Goldsmith SJ. Clinical role of FDG PET in evaluation of cancer patients. *RadioGraphics* 2003：315－340.

Weiler-Sagie M.（18）F-FDG avidity in lymphoma readdressed：a study of 766 patients. *J Nucl Med* 2010：25－30.

6　**答案 D。**前位 MIP 图像示肌肉组织 FDG 摄取弥漫性增加，心肌呈高摄取，而脑灰质和肝脏摄取相对少，该影像常见于内源性或外源性胰岛素导致的肌肉组织摄取增加。此外，引起肌肉弥漫性高摄取的原因还有检查前 24h 剧烈运动，但运动造成的 FDG 高摄取范围不会如此广泛，仅会累及运动肌肉群。

参考文献：Surasi DS.（18）F-FDG PET and PET/CT patient preparation：a review of the literature. *J Nucl Med Technol* 2014：5－13.

7　**答案 C。**^{90}Y 替伊莫单抗（Zevalin）和^{131}I 托西莫单抗（Bexxar）是与靶点 CD20 抗原相结合的鼠 IgG 单克隆抗体。CD20 抗原存在于 90% 的 B 细胞淋巴瘤中，但正常造血细胞、已产生抗体的成熟浆细胞、早期前体 B 细胞或其他淋巴组织细胞的细胞膜表达较低。这些药物一旦与抗原结合即激活免疫系统，同时发射高能 β 射线破坏肿瘤细胞。

参考文献： Mettler FA, Guiberteau MJ. *Essentials of nuclear medicine imaging*, 6th ed. Philadelphia, PA: Saunders, 2012: 356 - 358.

Ziessman HA, O'Malley JP, Thrall JH. *Nuclear medicine: the requisites*, 4th ed. Philadelphia, PA: Saunders, 2014: 274 - 276.

8 **答案 E。** 替伊莫单抗是 ^{90}Y 标记，只发射 β 射线，塑料和丙烯酸类材料可屏蔽，不应使用铅屏蔽，因为会产生更多穿透性的轫致辐射。β 粒子辐射距离较短，仅 5mm，替伊莫单抗治疗患者的看护人员接受辐照剂量 <1mrem。因此，患者治疗后可立即出院，无须接受放射衰减率或残留放射性活性检测。虽然最初替伊莫单抗治疗需要用 ^{111}In - 标进行生物分布扫描，但目前美国已不再强制执行。与托西莫单抗不同，替伊莫单抗已经获批为 CD20 阳性非霍奇金淋巴瘤的一线治疗药物。

与替伊莫单抗不同，托西莫单抗是 ^{131}I 标记，发射的 364keV γ 射线可用于显像，因此，托西莫单抗的储存和给药都必须有严密的屏蔽设备。为减少对他人的辐射暴露，患者离开前必须接受放射衰减率检测，并严格遵守规定。为预防脱标的放射性碘对甲状腺造成不必要的辐射损害，患者至少在托西莫单抗治疗前 1 天服用饱和碘化钾溶液 (SSKI)，并在治疗后继续服用 2 周。

参考文献： dMettler FA, Guiberteau MJ. *Essentials of nuclear medicine imaging*, 6th ed. Philadelphia, PA: Saunders, 2012: 356 - 358.

Ziessman HA, O'Malley JP, Thrall JH. *Nuclear medicine: the requisites*, 4th ed. Philadelphia, PA: Saunders, 2014: 274 - 276.

9 **答案 D。** 替伊莫单抗或托西莫单抗放射免疫治疗的禁忌证包括：①已知对鼠蛋白过敏；②淋巴瘤骨髓受累 >25%；③骨髓储备受损（如 >25% 骨髓接受外照射放疗、既往使用脊髓毒性药物）；④中性粒细胞计数 <1500/mm³；⑤血小板计数 <100 000/mm³（100 ~ 150k 可酌情减少治疗剂量）。

替伊莫单抗治疗的指征是 CD20 阳性 B 细胞型非霍奇金淋巴瘤。

参考文献： Mettler FA, Guiberteau MJ. *Essentials of nuclear medicine imaging*, 6th ed. Philadelphia, PA: Saunders, 2012: 356 - 358.

Ziessman HA, O'Malley JP, Thrall JH. *Nuclear medicine: the requisites*, 4th ed. Philadelphia, PA: Saunders, 2014: 274 - 276.

（杨园园 杨旭 刘志谋 译 杨吉刚 卢洁 校）

第 12 章 物理基础、伪影、核管理、质量控制和辐射安全

问题

1 如下图所示，该放射性药物的光子能量是：

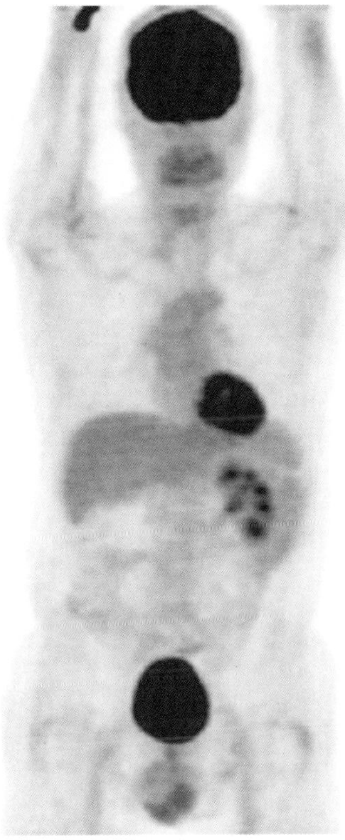

A. 511keV
B. 1022keV
C. 511MeV
D. 1022MeV

2 获取下列图像使用的准直器是：

A. 汇聚型准直器
B. 发散型准直器
C. 平行孔准直器
D. 针孔型准直器

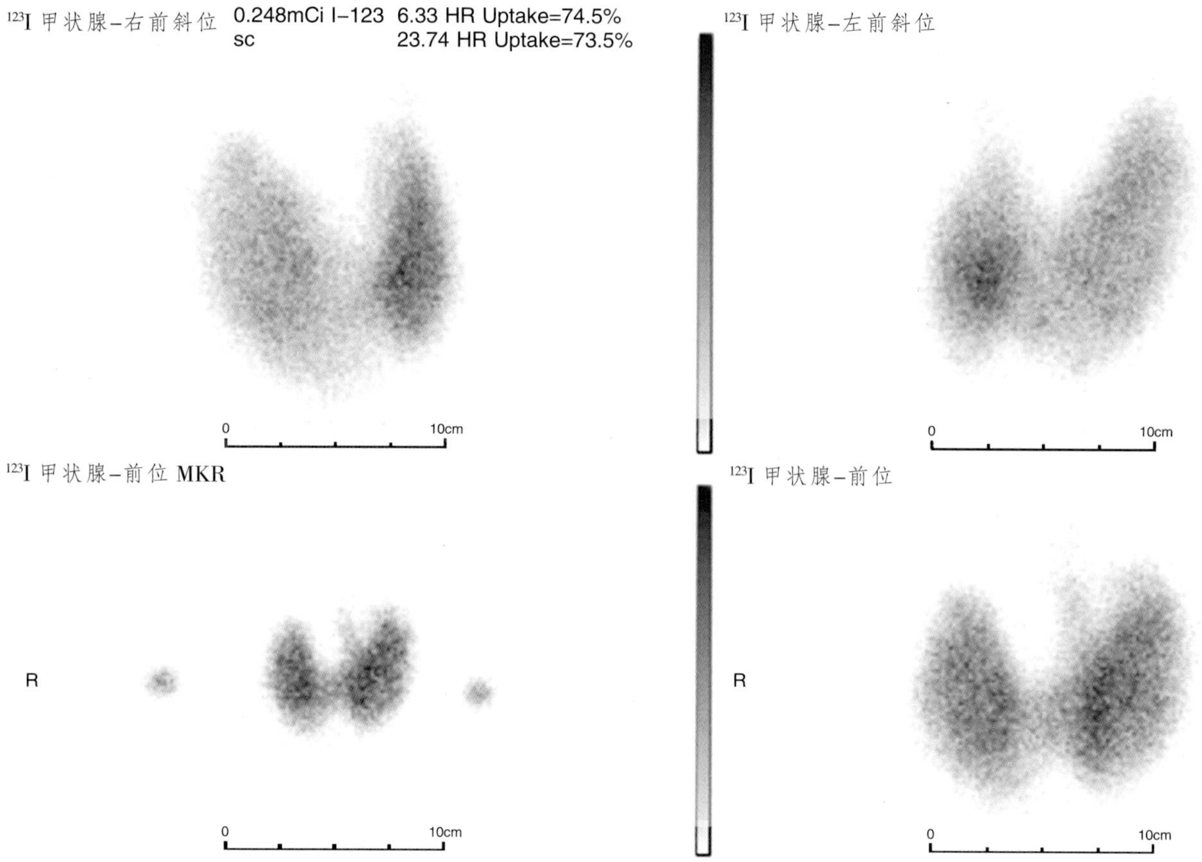

3 晶体厚度为5/8英寸和3/8英寸的 γ 相机采集图像的区别是:

A. 提高分辨率

B. 提高敏感性

C. 减少 γ 射线的相互作用

D. 增加 γ 射线的传送

E. 减少光产量

4 因^{99m}Tc-硫胶体试剂盒过量的铝而显影的器官是:

A. 肝脏

B. 肌肉

C. 心脏

D. 肺

E. 脑

5 技术员早晨查看质量控制图像时,发现系统泛源图像(探测器加上准直器后获得的泛源图像)有以下现象,而该现象在固有泛源图像(探测器不加准直器时获得的泛源图像)上则不存在,产生这个现象最可能的原因是:

A. 获取泛源图像的密封源问题
B. 准直器问题
C. γ 相机探测器问题
D. 处理数据的软件问题

6 台面上溅洒了一种未知的放射性核素，可以识别核素种类的设备是：

A. 盖革－穆勒计数器
B. 电离室监测计
C. 活度计
D. 井型计数器

7 检测放射性污染的仪器是：

A. 盖革－穆勒计数器
B. 电离室监测计
C. 活度计
D. 井型计数器

8 评价剂量校准仪内放射源因体积和放置位置不同所引发效应的质量控制方法是：

A. 准确性检测
B. 稳定性检测
C. 线性检测
D. 几何性检测

9 核药师使用校准铅屏蔽模拟较低放射性活度的方法测定一小瓶高活性^{99m}Tc，用于以下哪种质量确认？

A. 准确性检测
B. 稳定性检测
C. 线性检测
D. 几何学检测

10 下图所示仪器是：

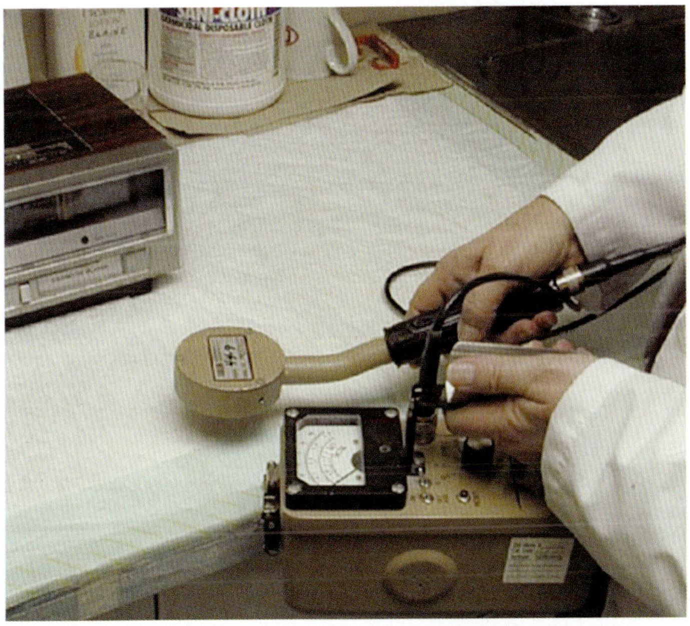

A. 盖革－穆勒计数器
B. 辐射泄漏检测仪
C. 活度计
D. 井型计数器

11 下图为鞘内注射 500μCi ^{111}In－DTPA 后 4h 和 24h 采集的脑池造影图像，给药后 4h 图像不佳的原因是：

A. 显像剂渗漏
B. 之前进行过核医学检查
C. 光电峰偏移
D. 相邻房间内有患者进行^{111}In 扫描

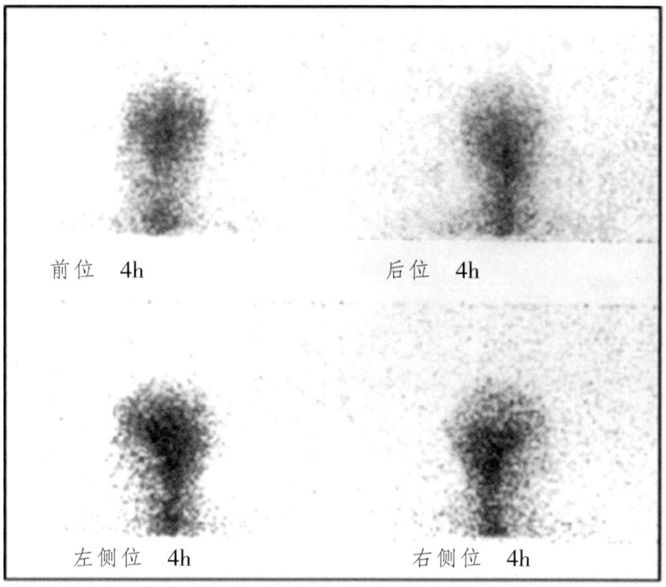

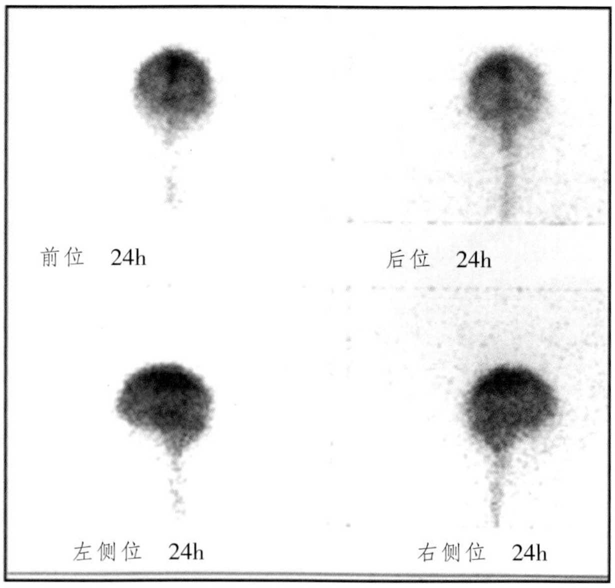

12 技术员早晨进行固有均匀性评估，图像如下，最可能的原因是：

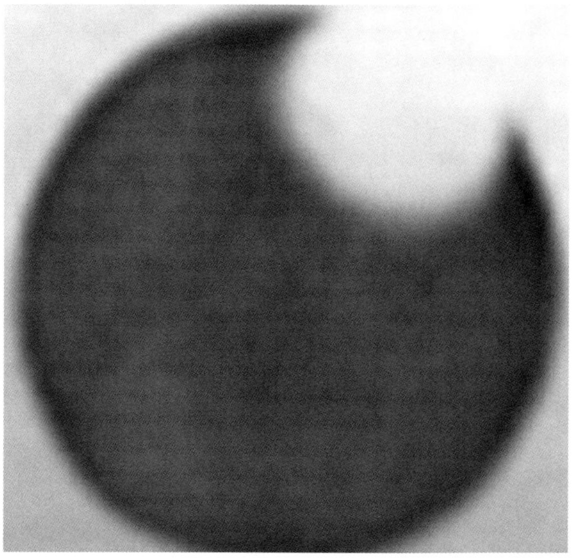

A. 晶体破裂　　B. 准直器破裂

C. 旋转中心异常　　D. 光电倍增管失效

13 下图的质量控制评价内容是：

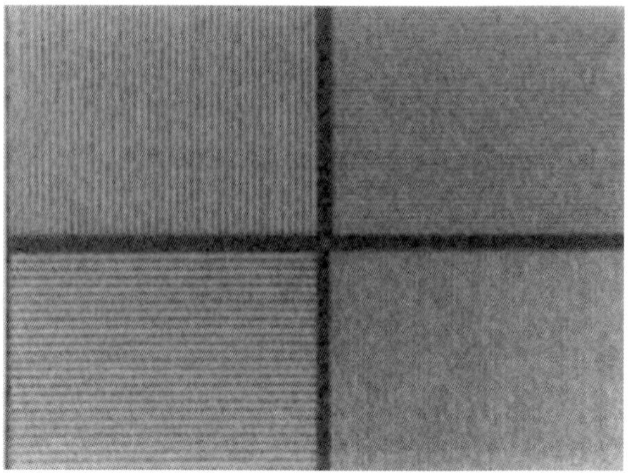

A. 空间分辨率　　B. 能量分辨率
C. 能量线性　　D. 准直器完整性
E. 均匀性

14 下列图像是同一患者的^{99m}Tc－硫胶体胃排空显像，导致上面两排和下面两排图像差异最可能的原因是：

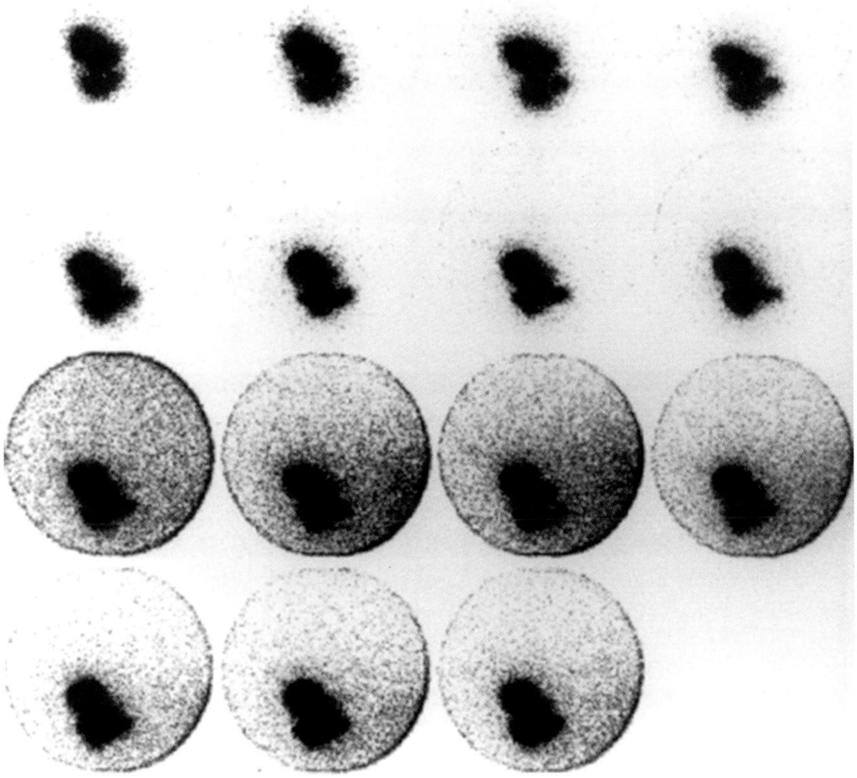

A. 放射性示踪剂衰变　　B. 显像剂渗漏
C. 游离的高锝酸盐　　D. 其他放射性核素干扰

15 泛源均匀性的检测频率是：
A. 每天 1 次　　B. 每周 1 次
C. 每两周 1 次　　D. 每个月 1 次
E. 每季度 1 次　　F. 每年 1 次

16 空间分辨率的检测频率是：
A. 每天 1 次　　B. 每周 1 次
C. 每两周 1 次　　D. 每个月 1 次
E. 每季度 1 次　　F. 每年 1 次

17 评估骨转移行全身骨显像，下图这种结果最可能的原因是：
A. 光电峰偏移　　B. 显像剂渗漏
C. 甲状腺炎　　D. 游离的高锝酸盐
E. 之前进行过核医学显像　　F. 光电倍增管故障

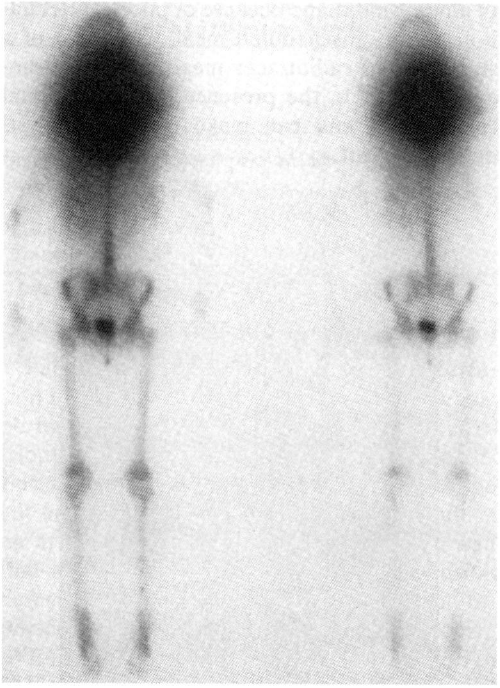

18 钼/锝发生器淋洗液允许^{99}Mo的最大限值是：

A. 0.15μCi/mCi　　B. 1.5μCi/μCi

C. 1.5mCi/mCi　　D. 1.5mCi/μCi

E. 1.5μCi/mCi

19 门诊^{131}I治疗患者允许造成公众暴露的最大辐射限值是：

A. 0.5mSv　　B. 1mSv

C. 5mSv　　D. 10mSv

E. 50mSv

20 下图儿童骨扫描图像的异常所见，最可能的原因是：

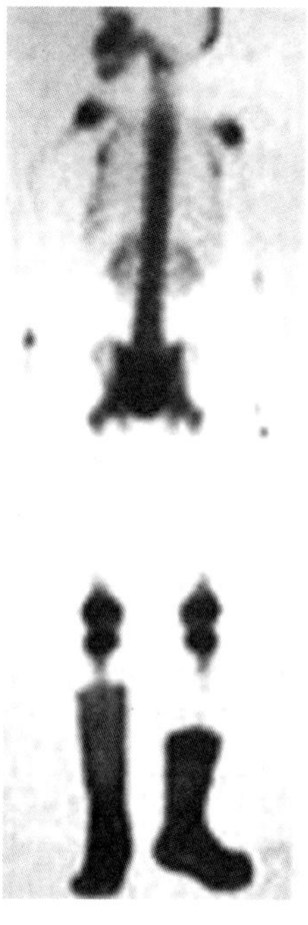

A. 双侧反射性交感神经营养不良　　B. 污染
C. 动脉注射　　D. 静脉注射
E. 静脉淤滞

21 医学放射从业人员怀孕后，妊娠期胎儿/胚胎辐射剂量限值是：
A. 0.5mSv　　B. 1.5mSv
C. 5mSv　　D. 15mSv

22 医学放射从业人员全身/年辐射剂量限值是：
A. 0.5mSv　　B. 5mSv
C. 50mSv　　D. 500mSv

23 医学放射从业人员每年晶状体辐射剂量限值是：
A. 0.15mSv　　B. 1.5mSv
C. 15mSv　　D. 150mSv

24 下图为 PET/CT 扫描的 CT 图像，技术员发现其图像质量比胸部诊断 CT 图像差，最可能的原因是：

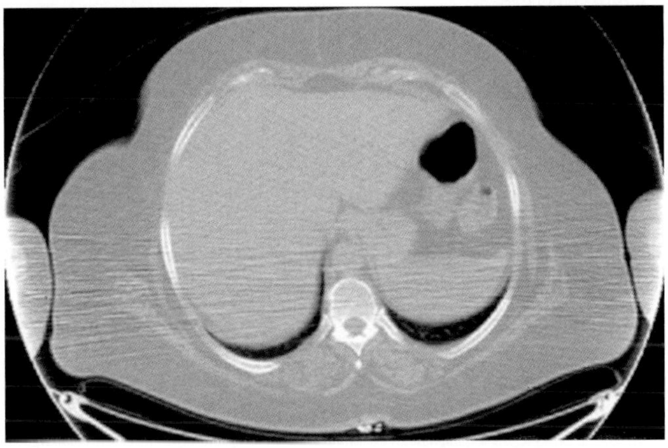

A. 线束硬化伪影　　B. 对比剂外渗
C. FDG 显像剂外渗　　D. 波纹干扰

25 单位放射性废液池的年度剂量限值是：
A. 1Ci　　B. 10Ci
C. 100Ci　　D. 没有限制
E. 不能故意将放射性废液倾倒在废液池

26 ^{131}I 治疗后，住院医发现地板上有药液，技术员检测后发现地板、在场人员的鞋均被污染，这些物品应隔离多久才能再次使用？
A. 8h　　B. 8 天
C. 30 天　　D. 60 天
E. 80 天　　F. 120 天
G. 160 天

27 下图骨扫描图像异常摄取的原因是：
A. 近期静脉注射过 CT 对比剂　　B. 游离高锝酸盐
C. 胶体形成　　D. 近期接受过 FDG－PET 检查

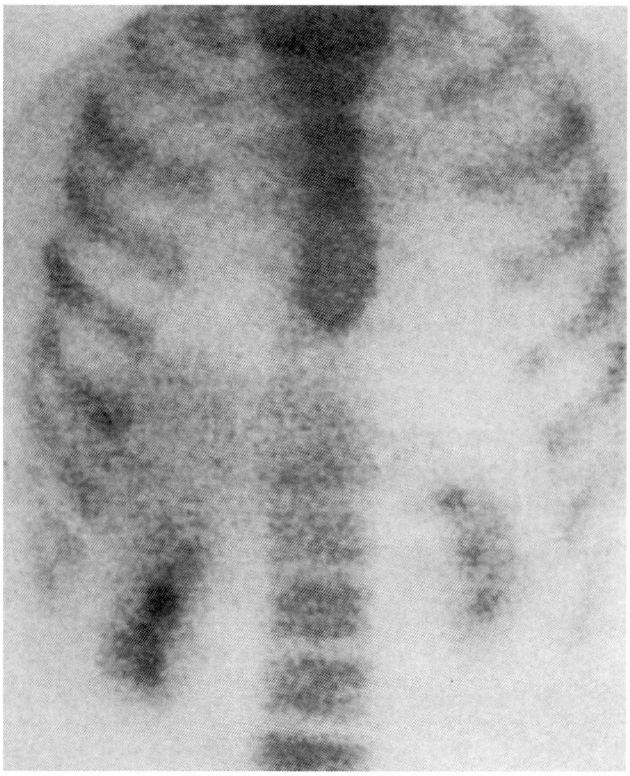

28 下图为静脉注射^{99m}Tc－MAG3 后采集的颈部图像，图像异常的原因是：

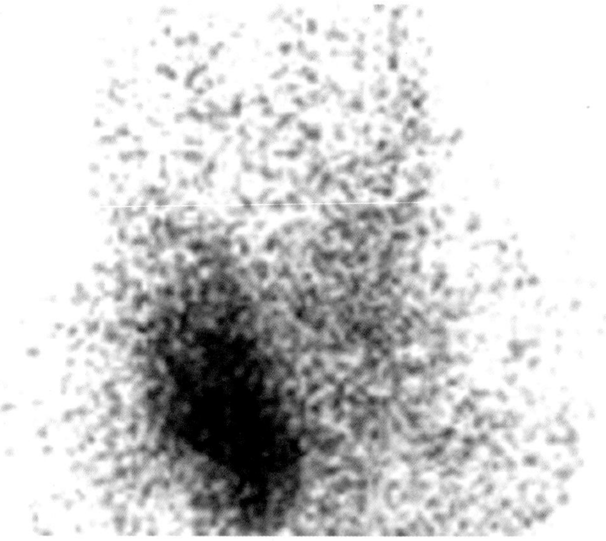

A. 早期显像 MAG3 通常被甲状腺摄取　　B. 延迟显像甲状腺对 MAG3 进行摄取

C. 游离高锝酸盐　　D. 甲状腺炎

29 薄层或纸层析法检验的是：

A. 标记效率　　B. 无菌性

C. 致热原　　D. 放射性核素纯度

30 核医学科的^{99m}Tc 药品进行无菌/热原检测的时间是：

A. 标记试剂盒之前　　B. 制备完成后

C. 发生器淋洗液出来之后　　D. 不需要检测无菌性

31 根据下图所示，放射性药物哪项质量控制检测不合格？

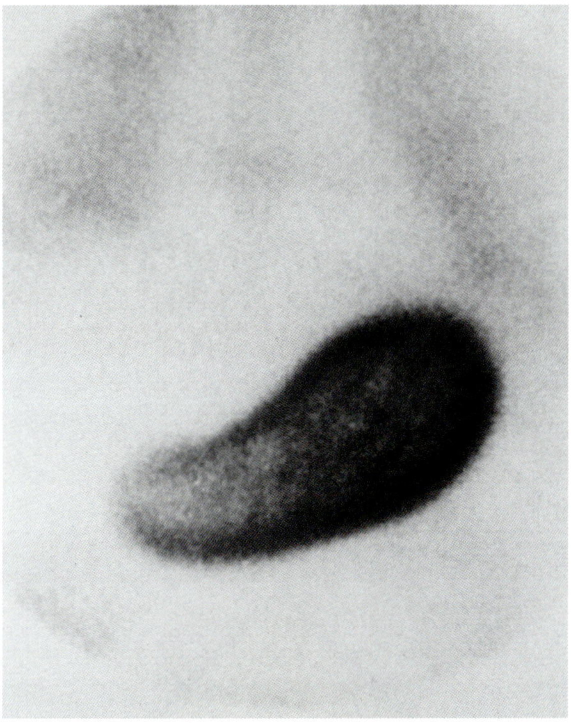

A. 放射化学纯度　　B. 化学纯度

C. 放射性核素纯度　　D. 无菌性

32 钼/锝发生器淋洗液中,铝的限量值是:

A. $<10\mu g/mL$　　B. $<100\mu g/mL$

C. $<10mg/mL$　　D. $<100mg/mL$

33 以下标识表示距包裹 1m 处的最大允许剂量率是:

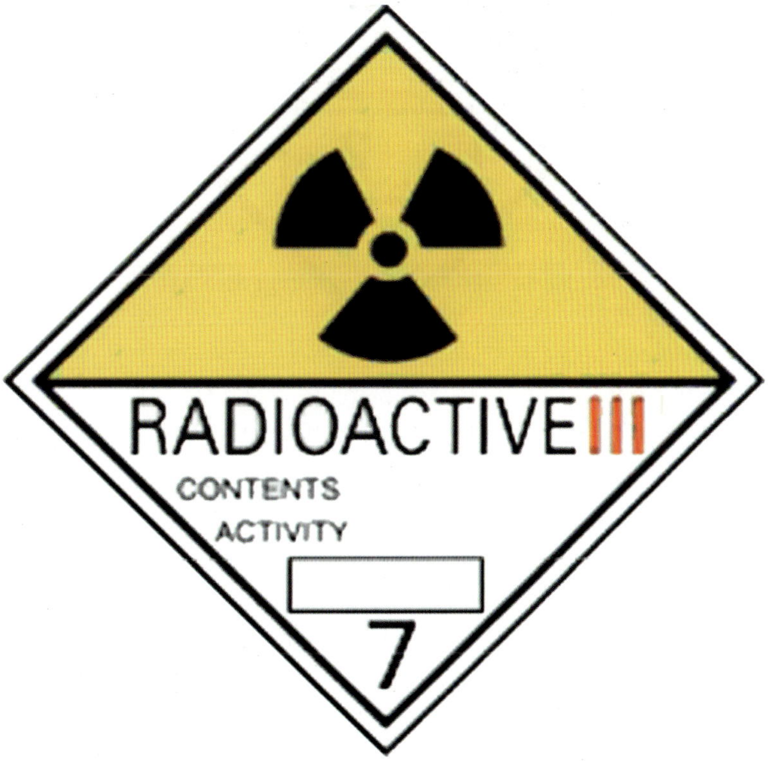

A. 1mrem/h　　B. 10mrem/h

C. 100mrem/h　　D. 1000mrem/h

34 核药师将检验样品与鲎变形细胞溶解物（LAL）在 pH 值为 7 的条件下温育，30min 后形成凝胶，这种情况提示：

A. 正常预期结果　　B. 样品温育的 pH 值错误

C. 存在致热原　　D. 存在化学杂质

35 淋洗钼/锝发生器后，^{99m}Tc 累积到最大活度需要多少小时？

A. 3h　　B. 6h

C. 13h　　D. 17h

E. 23h　　F. 27h

G. 33h

36 根据下图标牌所示运输指数，最大剂量率应该是：

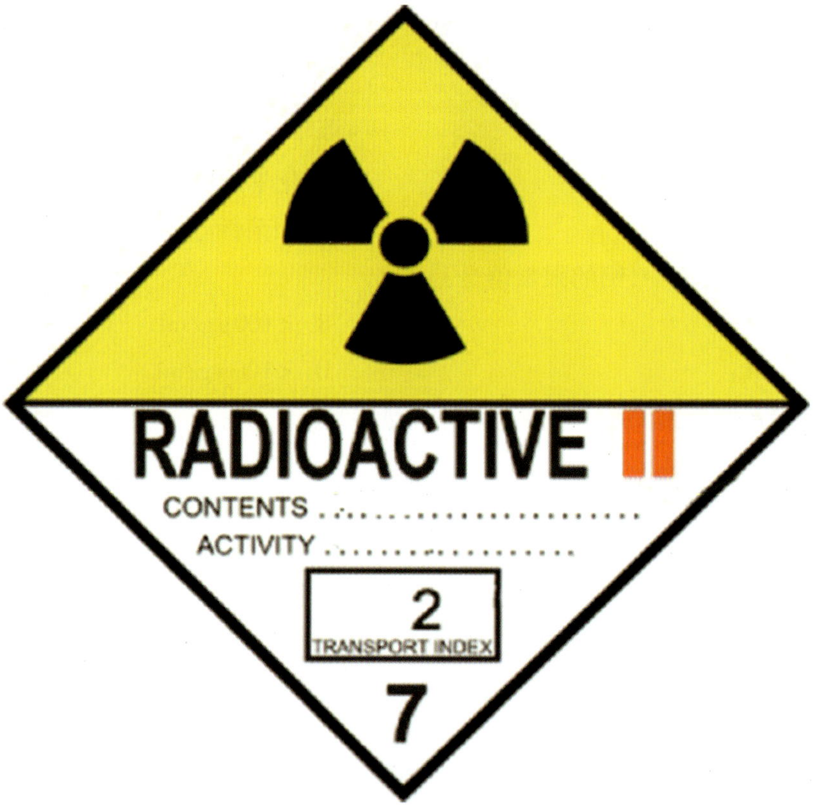

A. 表面辐射 <2mrem/h　　B. 距离 1m 处的辐射 <2mrem/h

C. 表面辐射 <2rem/h　　D. 距离 1m 处的辐射 <2rem/h

37 如何执行美国各州制定的辐射法规与核管理委员会（NRC）的法规？

A. 同时遵守州辐射法规与 NRC 法规。　　B. 州辐射法规比 NRC 更严格。

C. 州法律范围内，州辐射法规不如 NRC 法规严格。　　D. NRC 法规与州辐射法规无关。

38 以下哪项可以调整深部组织与外周组织的射线衰减差异？

A. 迭代重建　　B. 滤波反投影

C. 衰减校正　　D. 使用滤波过滤器

E. 边缘填充

39 下图患者^{123}I－MIBG 异常分布最可能的原因是：

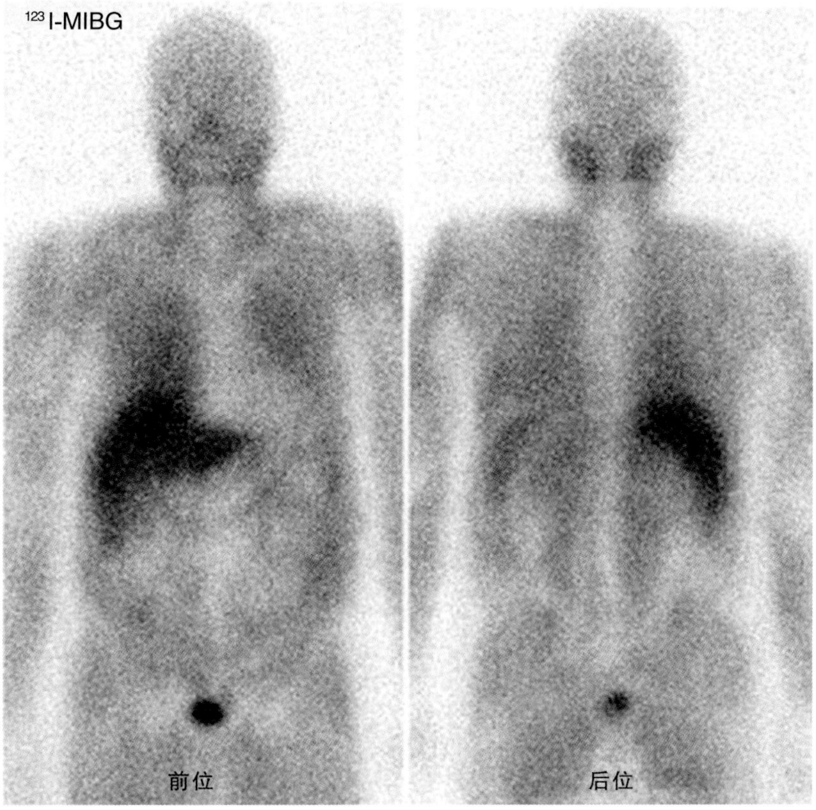

A. 肾衰竭
B. 污染
C. 餐后状态
D. 药物竞争
E. 采集图像过早

40 与 SPECT 相比，PET 计数率更高的原因是：

A. 吸收准直
B. 电子准直
C. 随机符合
D. 均匀性校正

41 ^{123}I 试剂被^{124}I 污染，^{124}I 含量(占比)随时间推移会：

A. 保持不变
B. 减少
C. 增加

42 PET 成像的均匀性校正频率为：

A. 每天 1 次
B. 每周 1 次
C. 每个月 1 次
D. 每半年 1 次
E. 每年 1 次

43 产妇接受如下检查后多久可以恢复哺乳？

A. 立即
B. 2h
C. 4h
D. 8h
E. 24h
F. 48h
G. 终止哺乳直到下次妊娠

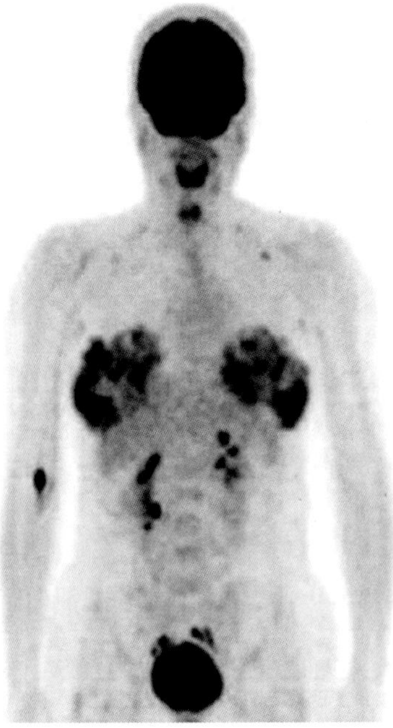

44 物理师获得 γ 相机^{99m}Tc 能峰半高宽(FWHM)百分比,检测的是哪项性能?

A. 能谱 B. 空间分辨率

C. 敏感性 D. 能量分辨率

45 进行均匀性评估时,装满^{99m}Tc 水的塑料罐与固体钴塑料面源的主要区别是:

A. 对伪影的敏感性降低 B. 技术需求提高

C. 视野的均匀性降低 D. 破裂晶体的探测率增加

46 采集中能同位素图像时,使用低能准直器会导致:

A. 敏感性下降 B. 分辨率下降

C. 散射减少 D. 无变化

47 下图最可能是哪种准直器采集的?

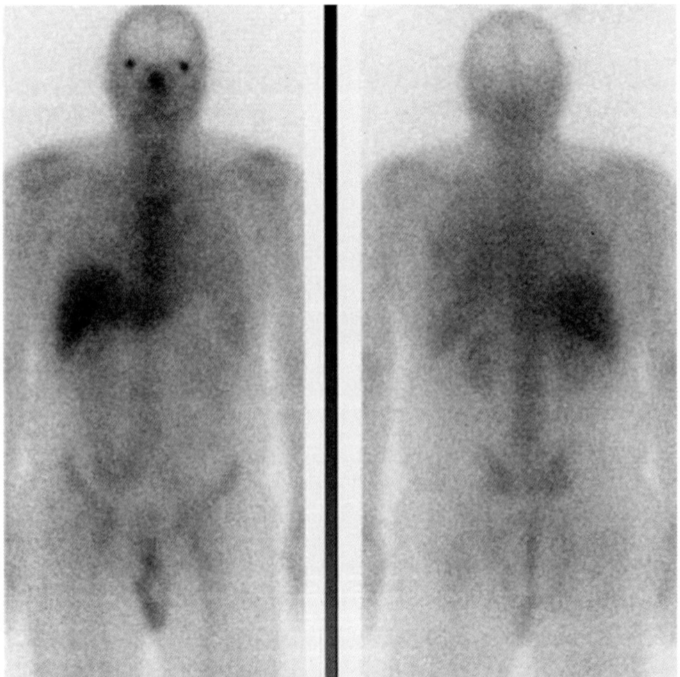

A. 低能通用

B. 中能

C. 高能

D. 发散型

E. 聚焦型

48 患者男,45 岁,分化型甲状腺癌(高危),10 天前进行 100mCi ^{131}I 清甲治疗,治疗后显像应选择哪种准直器?

A. 低能通用

B. 中能

C. 高能

D. 发散型

E. 聚焦型

49 下图为 SPECT 心肌灌注显像,哪个主要器官可以判断使用的放射性药物?

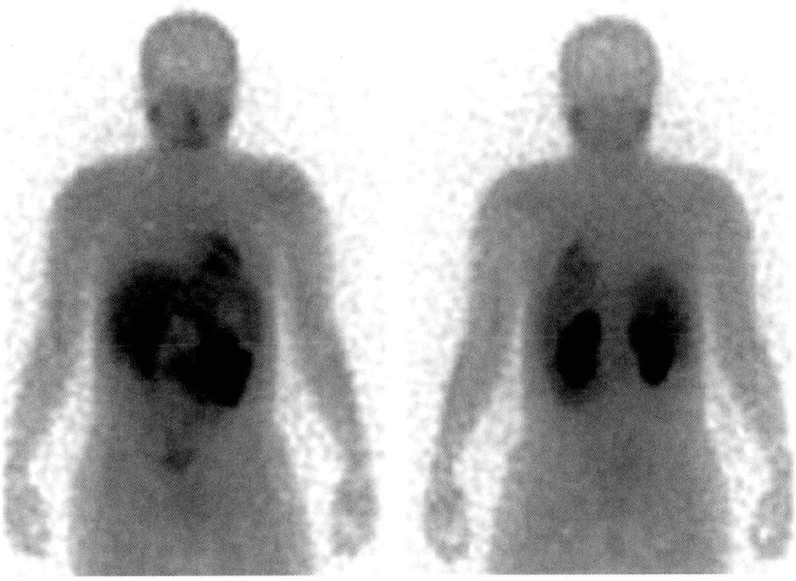

A. 心肌

B. 肠

C. 肾脏

D. 胆囊

E. 膀胱

答案与解析

1 **答案 A**。前位 MIP 图像显示放射性药物在脑灰质、颈部腺体组织、心肌、肝脏、消化系统和泌尿系统的生理性分布,这是 ^{18}F - FDG PET 显像。探测器探测 ^{18}F - 原子核发射的正电子与组织电子相互作用发生湮灭时产生的一对能量相同、方向相反的 511keV 光子。符合计数用于区分真实事件和随机事件/噪声。下图所示为正电子湮灭事例。

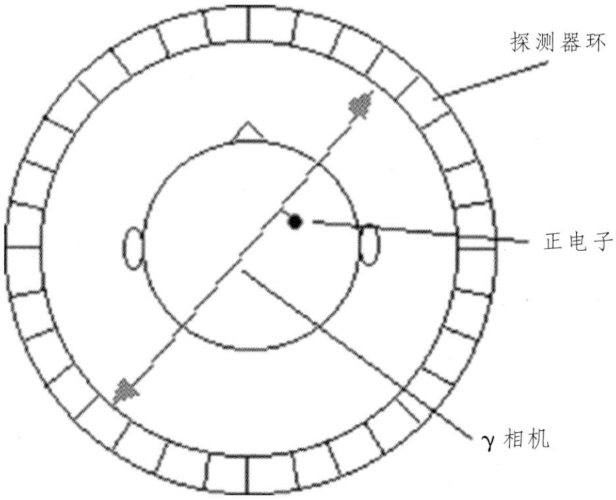

参考文献: Mettler FA, Guiberteau MJ. *Essentials of nuclear medicine imaging*, 6th ed. Philadelphia, PA: Saunders, 2012: 43 - 48.

Saha GB. *Fundamentals of nuclear pharmacy*, 6th ed. New York, NY: Springer, 2010: 45.

2 **答案 D**。图示为使用针孔型准直器获取的甲状腺图像。针孔型准直器适用于小器官显像,如甲状腺。当靶器官小于探头尺寸时,使用汇聚型准直器;而当靶器官大于探头尺寸时,使用发散型准直器。大多数检查使用平行孔准直器,是核医学科最常用的扫描准直器。

参考文献: Mettler FA, Guiberteau MJ. *Essentials of nuclear medicine imaging*, 6th ed. Philadelphia, PA: Saunders, 2012: 29 - 31.

3 **答案 B**。增加 γ 相机晶体厚度能增加射线与晶体的相互作用以及射线在晶体内的吸收,从而产生更多光子,增加探测敏感性,但晶体厚度增加会降低分辨率。

参考文献: Saha GB. *Fundamentals of nuclear pharmacy*, 6th ed. New York, NY: Springer, 2010: 41 - 42.

4 **答案 D**。^{99m}Tc - 硫胶体试剂盒中过量的铝会引起肺组织弥漫性摄取。

参考文献: Goldfarb CR. *Nuclear medicine board review*. New York, NY: Thieme, 1998:18.

5 **答案 B**。探头上装载准直器采集的是系统(非固有)泛源图像。系统泛源图像发现异常提示准直器出现问题,如准直器破裂。如果 γ 相机探头或密封源出现问题,那么无论有无准直器,采集的图像均有异常。如果想区分是探头还是密封源问题,可以使用不同源重复采集泛源图像。

参考文献: Mettler FA, Guiberteau MJ. *Essentials of nuclear medicine imaging*, 6th ed. Philadelphia, PA: Saunders, 2012: 55 - 60.

Ziessman HA, O' Malley JP, Thrall JH. *Nuclear medicine: the requisites*, 4th ed. Philadelphia, PA: Saunders, 2014: 47 -48.

6 **答案 D**。盖革 - 穆勒计数器是用于检测少量放射性污染物的手持式仪器，灵敏度非常高。探测器内充满气体，在阳极和阴极之间施加高电压后产生单个 γ 光子的级联式放大。由于无法识别能量高低且具有较长的死时间，限制了高辐射区域的使用。电离室监测计用于测量低或高暴露率。电离室内充满气体或空气，在阳极和阴极之间施加相对低的电压，因此死时间更短，可以用于高辐射暴露区域的测量。活度计是用于测定装有已知放射性药物小瓶/注射器放射性活度的电离测量装置。井型计数器由 NaI 晶体组成，内部有一个用来放置样品的孔，因此，只能检测非常少量的放射性活度。由于高检测效率和较长的死时间，不能用于检测大剂量的放射性活度。本例可以将井型计数器与多通道分析仪组合使用，进行能谱分析，从而确定溅洒在工作台面上的放射性同位素种类。

参考文献： Mettler FA, Guiberteau MJ. *Essentials of nuclear medicine imaging*, 6th ed. Philadelphia, PA: Saunders, 2012: 23 -25.

7 **答案 A**。盖革 - 穆勒计数器是非常灵敏的用于检测少量放射性污染物的手持式仪器。探测器内充满气体，在阳极和阴极之间施加高电压后产生单个 γ 射线的级联式放大。由于无法识别能量高低且具有较长的死时间，限制了在高辐射区域的使用。带有扁平外形探头的盖革 - 穆勒计数器是定位所有表面污染的最佳工具。电离室监测计用于测量低或高暴露率。电离室内充满气体或空气，在阳极和阴极之间施加相对低的电压，因此死时间更短，可以用于高辐射暴露区域的测量。活度计是用于测定装有已知放射性药物小瓶/注射器放射性活度的电离测量装置。井型计数器由 NaI 晶体组成，内部有一个用来放置样品的孔，因此只能检测非常少量放射性活度（如 Wipe 检测）。

参考文献： Mettler FA, Guiberteau MJ. *Essentials of nuclear medicine imaging*, 6th ed. Philadelphia, PA: Saunders, 2012: 23 -25.

8 **答案 D**。剂量校准仪的响应取决于放射源容器的位置、大小、形状和材料以及放射源的体积。几何性检测是质量保证测试，用于评估活度计中由于放射源的体积和位置改变而产生的影响。该测试在安装以及修理、重新校准和移动仪器之后进行。几何效率是活度计探测到的放射性计数占发射源发射的放射性计数的百分比。

线性是活度计准确测量所有临床使用的由低至高各种水平放射性活度的能力。

准确性是活度计准确测量所有临床使用各种能量（低、中和高）放射性核素样品的能力，安装时需要检测准确性，之后每年检测一次。

稳定性测量的是仪器精密度，即测量结果的可重复性。长半衰期核素如 ^{137}Cs 需要每天测量，测量值应在 ±5% 之内，安装时需要检测稳定性，之后每天检测一次。

参考文献： Mettler FA, Guiberteau MJ. *Essentials of nuclear medicine imaging*, 6th ed. Philadelphia, PA: Saunders, 2012: 56.

Ziessman HA, O' Malley JP, Thrall JH. *Nuclear medicine: the requisites*, 4th ed. Philadelphia, PA: Saunders, 2014: 13.

9 **答案 C**。核药师需要进行线性检测。线性（下图所示）是活度计准确测量临床使用的各种水平放射性活度的能力,通过以下两种方法中任一种进行评估:① 80h 内测定装有^{99m}Tc 的高活性小瓶;②使用校准铅屏蔽测定装有高活性^{99m}Tc 小瓶以模拟较低水平活性。在设备安装时应该进行线性检测,之后每季度检测一次。

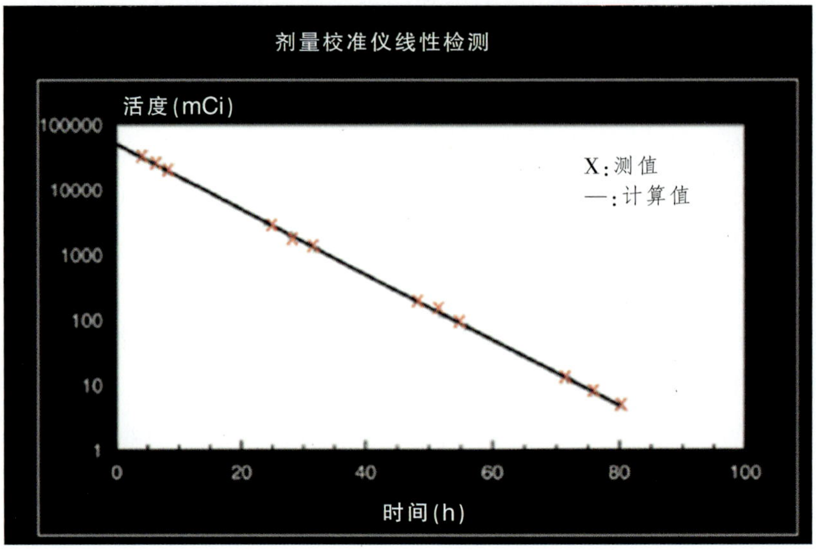

参考文献: Mettler FA, Guiberteau MJ. *Essentials of nuclear medicine imaging*, 6th ed. Philadelphia, PA: Saunders, 2012: 56.

Ziessman HA, O'Malley JP, Thrall JH. *Nuclear medicine: the requisites*, 4th ed. Philadelphia, PA: Saunders, 2014: 13.

10 **答案 A**。这是装配扁平外形探头的盖革 - 穆勒计数器,也可以装配圆柱形探头。详见第 6 题解析。

参考文献: Mettler FA, Guiberteau MJ. *Essentials of nuclear medicine imaging*, 6th ed. Philadelphia, PA: Saunders, 2012: 23 - 25.

11 **答案 C**。4h 图像质量差、计数很低,24h 图像质量好、计数高,产生这种差异的原因可能是能峰漂移。早期 4h 图像采集的能峰可能错误,而 24h 图像采集的能峰正确。因为放射性药物能峰和能窗的选择决定了图像的分辨率和敏感性,所以采集能峰错误会降低图像的分辨率和敏感性。虽然显像剂渗漏时计数也很低,但如果显像剂渗漏,24h 图像也应有相同表现,因此无法解释为什么 24h 图像质量好。相邻房间有其他患者进行高能放射性药物显像(如^{18}F - FDG)时,图像质量会下降;但若相邻房间是^{111}In 显像,则不会影响图像质量。没有证据表明患者本次显像前曾进行其他核素显像,因为图像的放射性分布没有改变。

参考文献: Habibian M. *Nuclear medicine imaging: a teaching file*, 2nd ed. Philadelphia, PA: Lippincott Williams & Wilkins, 2009: 516 - 521.

12 **答案 D**。图像显示泛源图像的外围有新月形缺损,这是光电倍增管失效的典型表现。晶体破裂时出现的缺损不是圆形(下图)。旋转中心(COR)异常只在 SPECT 断层图像中显现,无法在平面图像中看到。可接受的最大未校正 COR 误差为 0.5 个像素。当 COR 误差较小时,点源会显得模糊;当 COR 误差较大时,点源呈“甜甜圈”样改变(下图)。

参考文献: Mettler FA, Guiberteau MJ. *Essentials of nuclear medicine imaging*, 6th ed. Philadelphia, PA: Saunders, 2012: 57 - 61.

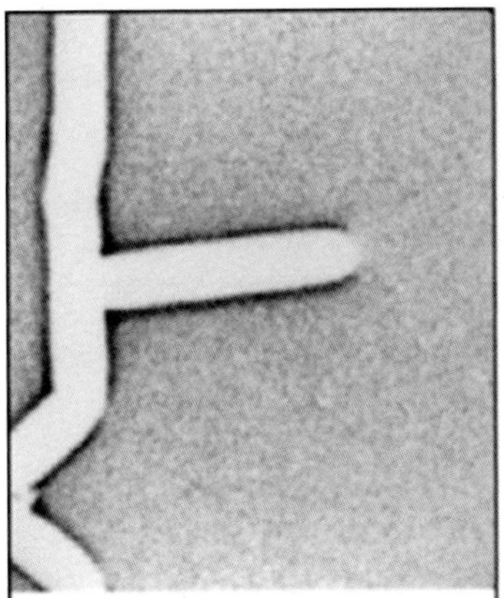

晶体破裂

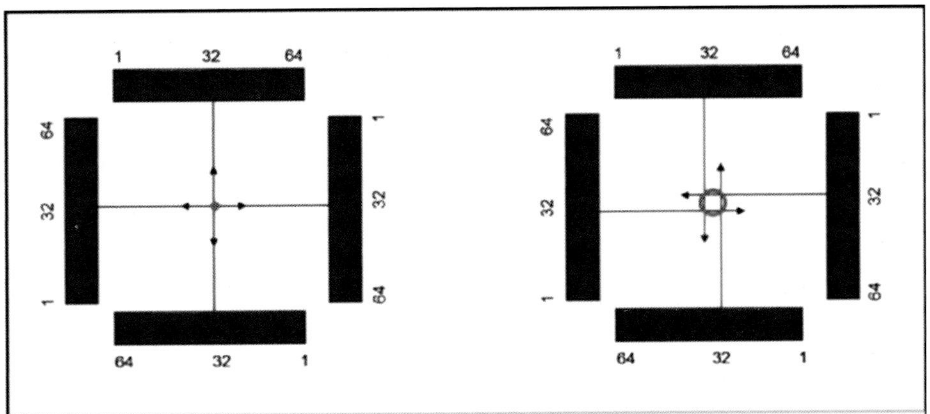

旋转中心异常

13 **答案 A**。每周用条形(铅栅)体模进行空间分辨率和线性评估。每个象限中铅栅的宽度和间隔都不相同,但差异很小。系统分辨率是设备清晰显示铅栅的能力,应将体模旋转 90°检查相机每个象限的分辨率。线性检测是观察铅栅影像是直的还是波浪形。能量分辨率用百分比表示的 ^{99m}Tc 半高宽评价。能量线性检测是测试多个放射性核素光电峰是否在其真实值 ±5% 范围内。高计数率泛源检测准直器完整性。泛源成像均匀性检测需每天进行。

参考文献: Mettler FA, Guiberteau MJ. *Essentials of nuclear medicine imaging*, 6th ed. Philadelphia, PA: Saunders, 2012: 55 –56.

14 **答案 D**。下排图像显示本底显著增高,是高能光子散射造成的。可能在该患者检查期间,有刚进行了 PET 显像的患者进入相邻房间。^{99m}Tc 的半衰期为 6h,因此检查过程中 ^{99m}Tc 衰减不会导致图像质量下降。另外,为确保胃排空百分比的准确性,还要进行采集计数的衰变校正。因为胃排空的显像剂是口服餐,所以不可能发生显像剂渗漏。胃和甲状腺会摄取游离高锝酸盐,但不会影响本底活性,预期的本底活性应该不会发生改变。

参考文献: Habibian M. *Nuclear medicine imaging: a teaching file*, 2nd ed. Philadelphia, PA: Lippincott Williams & Wilkins, 2009: 516 –521.

15 **答案 A**。泛源均匀性检测应每天进行,用以评估 γ 相机的固有性能和装上准直器之后的系统(非固有)性能。所有相机的视野在一定程度上不完全均匀,通常可以通过采集泛源图像校正。使用视野不均匀的相机会导致显像结果的误读。

参考文献: Mettler FA, Guiberteau MJ. *Essentials of nuclear medicine imaging*, 6th ed. Philadelphia, PA: Saunders, 2012: 56 –57.

16 **答案 B**。空间分辨率应每周检测一次。空间分辨率是指系统辨别离散而不是连续分布放射源的能力。固有空间分辨率是指晶体、光电倍增管探测器和附带的电子设备记录碘化钠晶体光脉冲确切位置的能力。总体空间分辨率是整个系统的分辨率性能,包括相机、准直器分辨率、隔栅穿透和散射辐射。总体空间分辨率用条形体模或半高宽进行测试。

参考文献: Mettler FA, Guiberteau MJ. *Essentials of nuclear medicine imaging*, 6th ed. Philadelphia, PA: Saunders, 2012: 34 –35.

17 **答案 E**。图像显示颈部放射性摄取增高,突出于颈部轮廓外。游离^{99m}Tc－高锝酸盐浓聚不会如此明显。骨显像剂不会浓聚于甲状腺,因此不是甲状腺炎改变。这项检查所见是该患者近期做了放射性碘显像。当显像有不合理的生理性分布,应考虑是否是药物干扰或患者前期是否接受过其他核医学检查。显像时光电峰选择错误将导致图像分辨率/计数不佳,但无法解释颈部显著高摄取。由于放射性药物经外周静脉注射,因此颈部显像剂渗漏不常见,且渗漏也不能解释突出颈部轮廓的高活性。此病例异常结果是由放射性碘穿透低能准直器隔栅引起。光电倍增管发生故障显示冷区而不是热伪影。

参考文献: Habibian M. *Nuclear medicine imaging: a teaching file*, 2nd ed. Philadelphia, PA: Lippincott Williams & Wilkins, 2009: 516－521.

Mettler FA, Guiberteau MJ. *Essentials of nuclear medicine imaging*, 6th ed. Philadelphia, PA: Saunders, 2012: 59.

18 **答案 A**。注射放射性药物时,每 1mCi ^{99m}Tc 中^{99}Mo 含量的最大允许值是 0.15μCi。过量^{99}Mo 会导致患者接受不必要的辐射剂量。由于^{99}Mo 半衰期(2.8 天)比^{99m}Tc 长,随着时间推移,其在样品的比例逐渐增加。将洗脱液置于 6mm 厚铅容器,来自^{99m}Tc 的 140keV 光子全部被阻挡,检测到的是^{99}Mo 产生的 740keV 和 780keV 光子,此方法可以检测洗脱液中的^{99}Mo 含量。

参考文献: Saha GB. *Fundamentals of nuclear pharmacy*, 6th ed. New York, NY: Springer, 2010: 77.

19 **答案 C**。根据现行规定,如果经授权医生确定接受单次^{131}I 治疗患者的家庭成员或照顾者受到的最大有效剂量当量 <5mSv(即 0.5rem),则患者可以出院。

美国核管理委员会(NRC)认为目前的标准基于合理的辐射防护原则,能保护公众健康和安全,降低医疗成本,并允许患者享受舒适的家庭环境。

参考文献: NRC. gov. http://www.nrc.gov/materials/miau/med-use-toolkit/faqs-part35.html#p1

20 **答案 B**。图像示双侧足部显著放射性摄取,仔细辨识后发现该异常影像不在软组织或骨骼内,而是分布于患者衣服,具体定位于双足袜子内,通常被称为"靴子征",这种征象由尿液污染引起。反射性交感神经营养不良(RSD)通常用三相骨显像评估,并且根据 RSD 病情阶段不同,延迟显像可以表现为关节周围摄取增加或减少。如果示踪剂意外注射进动脉,会导致注射位点远端肢体的示踪剂增加;静脉淤滞会导致下肢软组织摄取增加;但此病例放射性分布位于衣服。

参考文献: Ziessman HA, Rehm P. *Nuclear medicine: case review series*, 2nd ed. Philadelphia, PA: Elsevier, 2011: 278－280.

21 **答案 C**。怀孕的放射医学工作者在整个妊娠期间,由于职业暴露造成的胚胎/胎儿的剂量当量不应超过 5mSv(0.5rem)。胚胎/胎儿的剂量当量＝妊娠女性深部组织剂量当量＋胚胎/胎儿以及妊娠女性体内放射性核素所产生的剂量当量。应尽量避免妊娠女性每月辐射暴露剂量过大。

参考文献:NRC. gov. http://www.nrc.gov/reading-rm/doc-collections/cfr/part020/part020－1208.html

22 **答案 C**。根据 NRC 指南,总有效剂量当量的年度职业剂量限值为 50mSv(5rems)。

参考文献: NRC. gov. http://www.nrc.gov/reading-rm/doc-collections/cfr/part020/part020－1201.html

23 **答案 D**。根据 NRC 指南,年度职业剂量限值如下:

晶状体剂量当量为 150mSv(15rems)。

深部组织剂量当量和晶状体以外各器官或组织的剂量当量之和为 500mSv (50rems)。

全身皮肤或肢体皮肤的表浅组织当量剂量为 500mSv(50rem)。

参考文献:NRC. gov. http://www. nrc. gov/reading-rm/doc-collections/cfr/part020/part020-1201. html

24 **答案 A**。患者手臂向下摆放的轴位 CT 图像出现明显条纹状伪影。这种伪影在 PET/CT 的 CT 图像上更加明显,这是因为衰减校正 CT 的管电流低于诊断 CT。增加管电流能减少这种伪影,但会增加患者的辐射剂量。对比剂和 FDG 外漏都不能解释这种伪影;但注射位点处 FDG 外漏的高活度会造成 PET 图像出现伪影。莫尔伪影(下图所示)是图像上的波纹状影像。

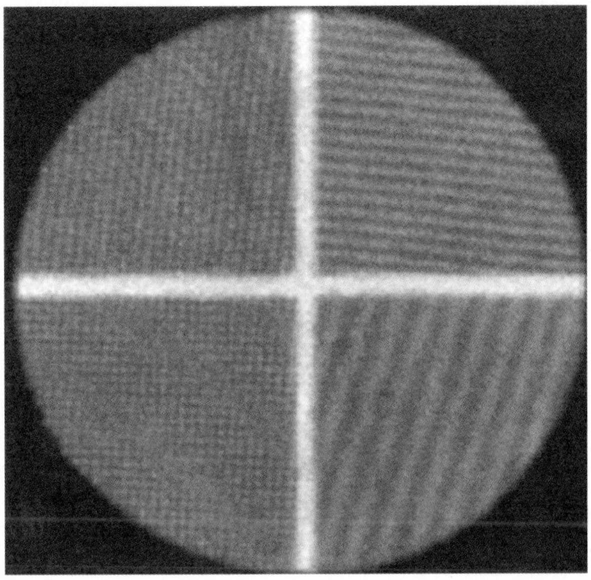

莫尔伪影

参考文献: Bushberg JT. *The essential physics of medical imaging*, 2nd ed. Philadelphia, PA: LWW, 2002: 369 371.

Lee MJ, Kim S, Lee SA, et al. Overcoming artifacts from metallic orthopedic implants at high-feld-strength MR imaging and multi-detector CT. *Radiographics* 2007: 791 – 803.

25 **答案 A**。"热池"是核医学科唯一允许倾倒放射性废液的位置。每次进行废液处理的同位素种类、数量、日期和处理人员姓名都应记录在专门记录本上。单个医院内所有机构排放废液总和的剂量限值通常是每年 1Ci(包括所有放射性同位素种类),不包括接受放射性诊断或治疗患者的放射性排泄物。

参考文献: NRC. gov. http://www. nrc. gov/reading-rm/doc-collections/cfr/part020/part020-2003. html

26 **答案 E**。如果放射性物质的物理半衰期 < 120 天,被其污染的废物/垃圾/衣物需存放到衰减至本底水平或 10 个半衰期后。碘的半衰期是 8 天,因此,被污染物需隔离 80 天。通常放射性废物需根据其放射性药物的半衰期分别储存在屏蔽区域。下图所示为锐器桶按照半衰期分类,周围垒上铅砖。

参考文献: Mettler FA, Guiberteau MJ. *Essentials of nuclear medicine imaging*, 6th ed. Philadelphia, PA: Saunders, 2012: 439 – 440.

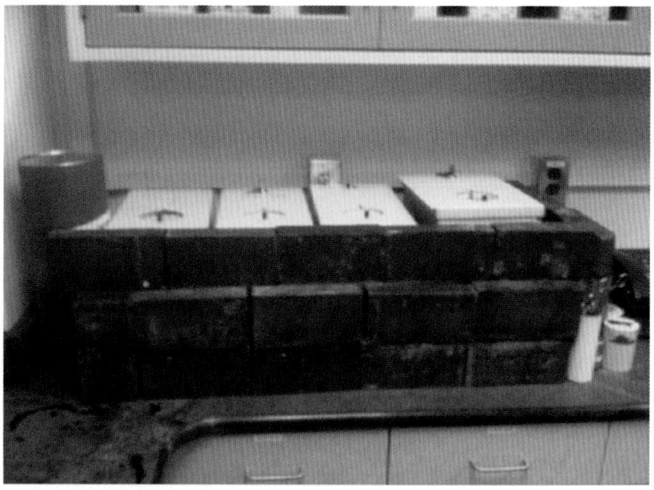

27 **答案 C**。骨显像显示肝脏异常摄取,由于呈弥散分布,所以排除恶性肿瘤。骨显像中最可能原因是铝污染而形成胶体。游离高锝酸盐的表现是胃和甲状腺摄取增高。近期静脉注射 CT 对比剂不会影响骨扫描的肝摄取,但对比剂肾病可能引起肾脏异常影像。PET 探测光子能量明显高于骨显像(511keV 对 140keV)。如果近期进行 PET 扫描,高能 PET 光子穿透准直器隔栅,会导致探测活度急剧增加。

参考文献: MacDonald J. Idiopathic hepatic uptake of (99m)Tc methylene diphosphonate: a case report. *J Nucl Med Technol* 2001: 32 -36.

Ziessman HA, O'Malley JP, Thrall JH. *Nuclear medicine: the requisites*, 4th ed. Philadelphia, PA: Saunders, 2014: 98.

28 **答案 C**。即使患者有甲状腺病变,^{99m}Tc - MAG3 早期或延迟图像甲状腺均不应显影。甲状腺显影表明放射性药物标记不完全,存在游离高锝酸盐。薄层色谱层析法进行质量控制,可以检出此类放射化学杂质。

参考文献: Mettler FA, Guiberteau MJ. *Essentials of nuclear medicine imaging*, 6th ed. Philadelphia, PA: Saunders, 2012: 18.

29 **答案 A**。薄层色谱层析法用于测定标记效率,又称放射化学纯度。色谱层析法检测过程中,样品不同成分根据其各自的分布系数,分布在吸附剂(纸或凝胶)和溶剂中。

参考文献: Mettler FA, Guiberteau MJ. *Essentials of nuclear medicine imaging*, 6th ed. Philadelphia, PA: Saunders, 2012: 16 -18.

Saha GB. *Fundamentals of nuclear pharmacy*, 6th ed. New York, NY: Springer, 2010: 154 -165.

30 **答案 B**。进行无菌性生物测试的同时,短半衰期放射性药物如锝可以注入患者体内。如果测试结果阳性,则对患者进行随访,如患者出现症状则需治疗。核医学药品公司制备的锝标核素产品,在运往医院前需进行检测。

参考文献: Saha GB. *Fundamentals of nuclear pharmacy*, 6th ed. New York, NY: Springer, 2010: 170 -173.

31 **答案 A**。胃的放射性摄取说明存在游离高锝酸盐,这是一种放射化学杂质,最常用薄层色谱层析法检测。

参考文献: Saha GB. *Fundamentals of nuclear pharmacy*, 6th ed. New York, NY: Springer, 2010: 156.

32 **答案 A**。^{99m}Tc 淋洗液中铝含量的最大限值为 10μg/mL。过多的铝会形成锝铝颗粒,导致肝脏摄取增高。

参考文献：Mettler FA, Guiberteau MJ. *Essentials of nuclear medicine imaging*, 6th ed. Philadelphia,PA: Saunders, 2012: 16.

33 **答案 B**。这是Ⅲ类黄色标签，其运输指数（TI）为离开外表面 1m 处所允许的最大限值为 10mrem/h，标签直观指示包裹中危险品的类型和危险程度。标签主要依靠符号表达危险，虽然运输放射性物品的包裹是根据包装内的活度制定，但是包裹上的标签是根据包裹对外部的辐射危害制定。根据包裹外部的相对辐射水平，放射性物质是唯一具有三种标签的危险物品。此外，放射性物品标签是唯一需要运送人填写数字的标签，这个数字即 TI，代表距离包裹外表面 1m 处的最高辐射水平。

这 3 种标签通常称为Ⅰ类白色、Ⅱ类黄色和Ⅲ类黄色，对应标签颜色和上面醒目的罗马数字。3 种标签的外表面辐射限值和距离外表面 1m 处的辐射限值如下：

标签	外表面辐射限值	1m 处的辐射限值
白色Ⅰ类	<0.5mrem/h	不适用
黄色Ⅱ类	<50mrem/h	并且 <1mrem/h
黄色Ⅲ类	>50mrem/h 但 <200mrem/h	或者 >1mrem/h 但 <10mrem/h

因为 TI 指的是距离外表面 1m 处的辐射水平，所以如表中所示，Ⅰ类白色标签没有 TI 数值，Ⅱ类黄色标签的 TI 数值必须 <1，而Ⅲ类黄色标签 TI 为 1 ~ 10。如果 TI > 10，则包裹须由封闭专用车辆运输。

参考文献：Mettler FA, Guiberteau MJ. *Essentials of nuclear medicine imaging*, 6th ed. Philadelphia, PA: Saunders, 2012: 430 - 431.

NRC. gov. http://www. nrc. gov/reading-rm/basic-ref/teachers/labeling. html

34 **答案 C**。鲎试剂是鲎（Limulus polyphemus）的血液细胞（变形细胞）水提取物，能够与革兰阴性细菌细胞膜的细菌内毒素或脂多糖反应形成凝胶。凝胶的形成表明存在热原，凝胶越厚表明样品的热原数量越多。

参考文献：Saha GB. *Fundamentals of nuclear pharmacy*, 6th ed. New York, NY: Springer, 2010: 168 - 172.

35 **答案 E**。^{99m}Tc 是由^{99}Mo 衰变产生，经历约^{99m}Tc 4 个半衰期后达最大活度，一旦达到平衡，二者衰变相匹配。淋洗后 23h，^{99m}Tc 的活度累积到最大值。如临床需要可以更早将^{99m}Tc 从发生器中淋洗出来，但产量会减低。

同样要注意，^{99m}Tc 随着发生器中^{99}Tc 的积累而不断衰减，数天未经淋洗的发生器中累积大量的^{99}Tc，它与^{99m}Tc 竞争，降低放射性药物标记率，因此，最好每天淋洗发生器，包括周末。

参考文献：Saha GB. *Fundamentals of nuclear pharmacy*, 6th ed. New York, NY: Springer, 2010: 71 - 76.

36 **答案 B**。TI 表示距包裹或容器外表面 1m 处的最大辐射水平（mrem/h）。本例 TI 为 2，表示距离包裹 1m 处的最大辐射水平不应超过 2mrem/h，相当于 0.02mSv/h。如果被验收包裹在其 1m 处辐射量大于标签上标明辐射量，应考虑包装是否有损坏、是否运送了错误的放射性药物以及标签是否有误，发生上述情况应通知相关部门。

参考文献：NRC. gov. http://www. nrc. gov/reading-rm/basic-ref/teachers/labeling. html

37 **答案 A**。许多州与 NRC 达成协议,承担其管辖范围内放射性核素副产品、来源和特殊核材料的管理责任,称为州协议,他们的规定至少与 NRC 的规定一样严格。有意向根据"原子能源法案 1954 年修正版"建立承担 NRC 监管权力章程的州,NRC 会向其提供援助。根据其监管法规的第 274 条,NRC 向各州的监管机构下放了部分监管权限,包括给予从业许可以及管理副产品材料(放射性同位素)、原料和一定数量的特殊核材料。

参考文献: http://www.nrc.gov/reading-rm/basic-ref/teachers/labeling.html

38 **答案 C**。衰减是指由于光子在人体内被吸收或散射出探测器视野这些真实事件造成的损失。由于源自人体深处的光子必须通过更多组织行进更长距离,因此深部组织的辐射衰减比表浅部位更大。此外,不同组织对光子衰减程度不同(肺部最少,骨骼最多)。衰减校正图可以解决这种差异。通常用 CT 扫描或穿透放射源获取衰减校正图。

有趣的是,虽然湮灭光子(511keV)的能量大于 SPECT 显像的 γ 光子能量,但 PET 却存在更明显衰减问题,这是因为 PET 是符合线路成像,通过两个光子入射到相反方向的探测器以计算它们位置,其中每个光子都进行独立衰减。然而 PET 定位光子起点位置更精确,具有更好的衰减校正效果。

参考文献: Mettler FA, Guiberteau MJ. *Essentials of nuclear medicine imaging*, 6th ed. Philadelphia, PA: Saunders, 2012: 50 - 51.

39 **答案 D**。^{123}I - MIBG 图像示肌肉异常弥漫性摄取。该显像剂主要分布于富含肾上腺素能神经支配的器官(例如,唾液腺、心脏和肝脏)。药物是引起 MIBG 生物分布发生改变的最常见原因之一。因此,注射 MIBG 前应对患者进行常规干扰药物筛查。这位特殊患者正在服用干扰 MIBG 生物分布的三环类抗抑郁药。已知干扰 MIBG 分布的药物包括:

1. 抗高血压药:拉贝洛尔和钙通道阻滞剂(例如,地尔硫䓬、硝苯地平、维拉帕米)。
2. 三环类抗抑郁药:阿米替林、丙咪嗪、多虑平等。
3. 拟交感神经药(例如,感冒药):去氧肾上腺素、伪麻黄碱、麻黄素等。
4. 可卡因。

参考文献: Saha GB. *Fundamentals of nuclear pharmacy*, 6th ed. New York, NY: Springer, 2010: 370 - 371.

Ziessman HA, O'Malley JP, Thrall JH. *Nuclear medicine: the requisites*, 4th ed. Philadelphia, PA: Saunders, 2014: 217.

40 **答案 B**。PET 成像使用电子准直,没有装配物理准直器,因此光子被吸收的少。相比之下,SPECT 成像使用的传统 γ 相机,需要装配具有铅栅的准直器,以减少散射事件造成的噪声。铅栅准直器吸收光子从而减少了 SPECT 的探测计数。

参考文献: Mettler FA, Guiberteau MJ. *Essentials of nuclear medicine imaging*, 6th ed. Philadelphia, PA: Saunders, 2012: 43 - 50.

41 **答案 C**。^{123}I 的半衰期为 13.2h,^{124}I 的半衰期为 4.2 天。因此,被^{124}I 污染的^{123}I 试剂,^{124}I 剂量占比随着时间推移而逐渐增加。例如,在某一校准时间测得样品含有 6% 污染物^{124}I,24h 后^{124}I 含量将升高至 18%。同时,^{124}I 发射更高能量的光子会降低图像质量,因此,临床收到^{123}I 试剂后应尽快使用。

参考文献：Mettler FA, Guiberteau MJ. *Essentials of nuclear medicine imaging*, 6th ed. Philadelphia, PA: Saunders, 2012: 9.

42 **答案 A**。每天都应该检测 γ 相机和 PET 扫描仪的均匀性。

参考文献：Mettler FA, Guiberteau MJ. *Essentials of nuclear medicine imaging*, 6th ed. Philadelphia, PA: Saunders, 2012: 56 – 57.

43 **答案 D**。^{18}F – FDG 前位图像示脑、腮腺、颈部淋巴组织、声带、肝脏、消化系统和泌尿系统均有生理性放射性摄取。值得注意的是，该患者乳腺呈显著放射性摄取，常见于产后生理性摄取。然而，^{18}F – FDG 不会分泌到乳汁，所以母乳喂养婴儿主要的潜在辐射危害是近距离接触乳房（外照射），而不是吸入乳汁（内照射）。因此，有些学者建议哺乳期患者可在注射^{18}F – FDG 8h 后哺乳。不愿意停止母乳喂养的患者，可用吸奶器吸出母乳后交由他人用奶瓶喂乳，可减少对婴儿的辐射。

参考文献：Hicks RJ, Binns D, Stabin MG. Pattern of uptake and excretion of (18)F-FDG in the lactating breast. *J Nucl Med* 2001: 1238 – 1242.

Mettler FA, Guiberteau MJ. *Essentials of nuclear medicine imaging*, 6th ed. Philadelphia, PA: Saunders, 2012: 372.

44 **答案 D**。光电峰半高宽是系统能量分辨率的测量方法，这项检测应每年进行一次。放射性核素光电峰的能量谱检测应每天进行一次。空间分辨率是用四象限铅栅板检测，通常每周进行一次，但一些较新设备不需要检测。灵敏度检测方法是 15% 窗宽内每毫居里的计数率，此法也用于计算准直器的灵敏度，应每年进行一次。

参考文献：Mettler FA, Guiberteau MJ. *Essentials of nuclear medicine imaging*, 6th ed. Philadelphia, PA: Saunders, 2012: 56 – 57.

45 **答案 C**。进行均匀性评估时，使用装满水的含有 ^{99m}Tc 的塑料罐作为放射源，与使用固体钴面源的结果应该一致。两种检测方法最大的差异是，使用前一种方法必须注意要将^{99m}Tc 与水充分混匀，并尽可能排除溶液中的气泡，否则将出现非均匀表现。这是检测技术问题，而不是 γ 相机真正的问题。

参考文献：Saha GB. *Fundamentals of nuclear pharmacy*, 6th ed. New York, NY: Springer, 2010: 128.

46 **答案 B**。γ 相机是通过使用准直器定位放射性来源。为了防止高能粒子成像时的散射，中、高能准直器的孔径更长、孔与孔的间隔更厚，而低能准直器的孔间隔则相对较薄。如果高能核素成像使用低能准直器，准直器的间隔穿透性增加，导致分辨率下降。

参考文献：Mettler FA, Guiberteau MJ. *Essentials of nuclear medicine imaging*, 6th ed. Philadelphia, PA: Saunders, 2012: 29 – 31.

Ziessman HA, O'Malley JP, Thrall JH. *Nuclear medicine: the requisites*, 4th ed. Philadelphia, PA: Saunders, 2014: 44 – 46.

47 **答案 B**。前位和后位显像显示泪腺、鼻黏膜、肝脏、肾脏、肠和骨髓可见放射性药物的生理性分布。由此说明这是^{67}Ga 显像，图像采集需要用中能准直器，采集能峰包含 93keV、185keV 和 300keV 3 个光电峰，窗宽 20%。

通常低能准直器采集的最大能量是 150keV，而中能准直器采集的最大能量是 400keV。^{111}In 标记放射性药物用中能准直器成像，窗宽 20%，采集光电峰包括 173keV 和 247keV。虽然^{123}I 可以用低能准直器成像，但少量（<3%）高能光子（2.4% 能量范围为 440 ~ 625keV，0.15% 能量范围为 625 ~ 784keV）降低了图像质量。因此，^{123}I – MIBG

通常选用中能平行孔准直器。^{131}I 成像用高能准直器。低能高分辨率或低能通用准直器用于 ^{99m}Tc 标记显像剂成像。

参考文献: Mettler FA, Guiberteau MJ. *Essentials of nuclear medicine imaging*, 6th ed. Philadelphia, PA: Saunders, 2012: 29 - 31.

Ziessman HA, O'Malley JP, Thrall JH. *Nuclear medicine: the requisites*, 4th ed. Philadelphia, PA: Saunders, 2014: 267 - 270.

48 **答案 C**。^{131}I 成像使用高能准直器。

参考文献: Mettler FA, Guiberteau MJ. *Essentials of nuclear medicine imaging*, 6th ed. Philadelphia, PA: Saunders, 2012: 29 - 31.

Ziessman HA, O' Malley JP, Thrall JH. *Nuclear medicine: the requisites*, 4th ed. Philadelphia, PA: Saunders, 2014:267 - 270.

49 **答案 C**。图像显示鼻黏膜、唾液腺、心脏、肾脏、肝脏和脾脏可见显像剂生理性分布,其中肝脾呈轻度摄取。SPECT 心肌灌注显像剂经肾脏排泄的仅有^{201}Tl,其光子能量低所造成的衰减增加、半衰期较长(3 天)造成的注射剂量较低均导致图像质量差。^{99m}Tc 标记心肌灌注显像剂(替曲膦和 MIBI)通过肝胆系统排泄,因此,肝脏和肠道可见放射性摄取(下图)。肾脏是确定^{201}Tl 心肌灌注显像剂的关键器官。胆囊是确定^{99m}Tc 标记心肌灌注显像剂的关键器官。

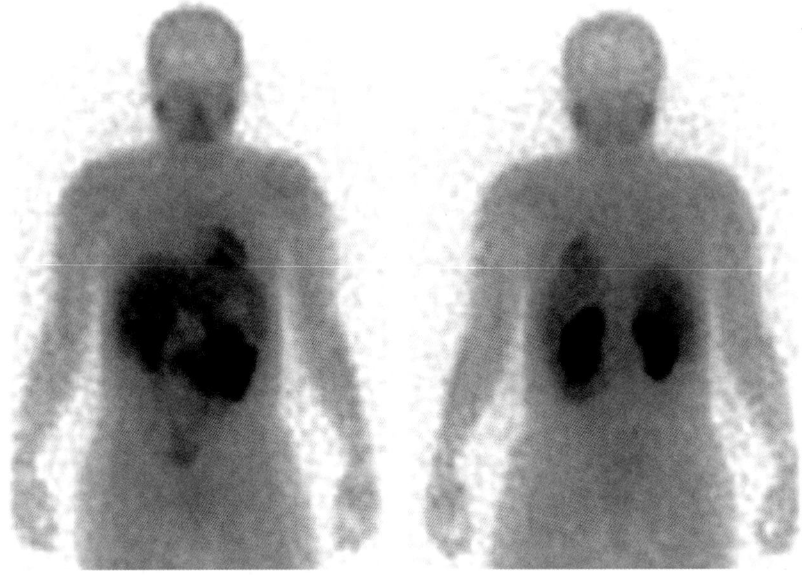

参考文献: SNMMI Nuclear Medicine Radiation Dose Tool. Available at http://www. snmmi. org/ClinicalPractice/doseTool. aspx? ItemNumber = 11216&navItemNumber = 11218

(李坦 常玉婷 张腾 译 杨敏福 单宝慈 卢洁 校)

索 引